中药熏蒸疗法（第二版）

主　编　梅全喜　何庭华

中国中医药出版社
·北　京·

图书在版编目（CIP）数据

中药熏蒸疗法/梅全喜，何庭华主编．—2 版．—北京：中国中医药出版社，2017. 3（2024.9 重印）

ISBN 978 - 7 - 5132 - 3990 - 5

Ⅰ. ①中…　Ⅱ. ①梅…　②何…　Ⅲ. ①熏洗疗法
Ⅳ. ①R244. 9

中国版本图书馆 CIP 数据核字（2017）第 008223 号

中国中医药出版社出版
北京经济技术开发区科创十三街 31 号院二区 8 号楼
邮政编码　100176
传真　010-64405721
河北省武强县画业有限责任公司印刷
各地新华书店经销

开本 880 × 1230　1/32　印张 12. 5　字数 292 千字
2017 年 3 月第 2 版　2024 年 9 月第 8 次印刷
书　号　ISBN 978 - 7 - 5132 - 3990 - 5

定价　38. 00 元
网址　www. cptcm. com

如有印装质量问题请与本社出版部调换（010-64405510）

服务热线　010-64405510
购书热线　010-89535836
微信服务号　zgzyycbs

微商城网址　https://kdt. im/LIdUGr
官 方 微 博　http://e. weibo. com/cptcm
天猫旗舰店网址　https://zgzyycbs. tmall. com

《中药熏蒸疗法》编委会

主　编　梅全喜　何庭华

副主编　高玉桥　田素英　周建扬　何启烽

编　委　（以姓氏笔画为序）

田素英　李红念　李振鹏　岑锦城
何启烽　何庭华　张东淑　张建湘
范文昌　翁思颖　高玉桥　梅全喜
戴卫波　魏　升

再版前言

近年来，随着大健康概念的提出，人们对于健康的追求已超越过去任何时代，保健产业的发展得到了空前的机遇，特别是中医传统应用于“治未病”的适宜技术更是受到重视和欢迎。中药熏蒸疗法，作为中医外治法的重要组成部分，既是中医药学中最具特色的传统疗法，也是最常用的中医治未病的适宜技术，已受到医疗机构、保健会所，甚至是普通家庭的欢迎。

为了更好地推动中药熏蒸疗法深入研究和广泛应用，让人们更好、更方便地应用中药熏蒸疗法，早在2009年广州中医药大学附属中山中医院的中药研究团队就与广东康柏力电子科技有限公司电蒸气专家团队开展了中药熏蒸器械的研发合作，正如中华中医药学会顾问温长路教授在本书第一版的序言中描述的那样，“梅全喜教授和何庭华先生……他们一位是从事中药研究与应用30余年、对中药药性药理和中药外治疗法有颇多研究的国内知名中药专家；一位是专门从事电蒸气产品的研究生产、有数十种蒸气家电面世、年出口创汇达数亿元人民币的企业老板。他们作为对中医药理论和实践与电蒸气行业具有精深研究的专家，通过数年来坚持不懈对‘中药+电蒸气’项目的真诚合作，终于在中药熏蒸疗法这一领域中走出了自己的路子”，研发出系列家用中药熏蒸治疗仪，广泛应用于健康、亚健康人群以及各种疾病患者的保健、预防和调养，取得显著效果。

同时，我们在总结自己研究成果、借鉴历代医家有关中药熏蒸研究应用的经验和综合现代医家研究成果的基础上，整理编写出版了国内第一本《中药熏蒸疗法》专著，由中国中医药出版社于2012年8月正式出版，受到业界及普通百姓的欢迎。国家中医药管理局中医药文化建设与科学普及专家委员会专家，中华中医药学会学术顾问、首席健康科普专家温长路教授为本书写序，河北省中医药科学院曹东义教授、原中国医药报广东记者站主任记者黄每裕等为本书撰写书评向读者推介，受到广大读者的欢迎。该书首次印刷1万册，很快销售一空，并已连续加印5次。

该书出版至今已有近5年时间，在此期间，中药熏蒸疗法又取得了长足的进步，广东康柏力电子科技有限公司在熏蒸器械的研发上也取得了显著成绩，2015年更名为广东康柏力医疗器械有限公司，已成为国内最大的专门从事中药熏蒸器械研发生产的厂家。而在另一方面，由国家中医药管理局立项，中华中医药学会组织实施，宁波市中医院承担的“中医治未病技术操作规范——熏蒸”项目也已基本完成，这是我国第一个中药熏蒸疗法指导操作的规范性文件。它的问世将对规范中药熏蒸疗法的操作、提高中药熏蒸疗法的有效性、安全性发挥重要作用。为了充分反映我国中药熏蒸行业在研发、生产和应用方面的最新进展，我们邀请了宁波市中医院中药熏蒸疗法团队加入到我们的编写队伍中，在《中药熏蒸疗法》第一版的基础上进行了补充修改，编写出版《中药熏蒸疗法》第二版，以满足广大中药熏蒸疗法爱好者的需求。值得特别说明的是，本书介绍的140多种常见病的中药熏蒸疗法绝大多数收录于各种公开发行的医药杂志等资料中，患者在参考应用时应在医务人员的指导下根据自身的具体情况选用，即中药熏蒸疗法也要遵循中医的辨证施治原则，不可以在不清楚自己病证寒热虚实的情况下贸然应用。

本书适合于广大临床医药工作者参考，也适合于中药熏蒸疗法爱好者及广大患者和热衷于养生保健的普通老百姓在医务人员指导下参考应用。

由于编者水平有限，书中遗漏和错误之处在所难免，请广大读者和同仁提出宝贵意见，以便再版时修订提高。

梅全喜　何庭华

2016年12月9日于广东中山

前　　言

中药熏蒸疗法是以中医药基本理论为指导，利用中药煮沸后产生的蒸气来熏蒸机体，以达到治疗疾病、养生保健目的的方法，是中医学外治疗法的重要组成部分。中医学对于熏蒸疗法有广义和狭义之分。广义的熏蒸疗法，包括烧烟熏、蒸气熏和药物熏蒸三法；狭义的熏蒸疗法仅指药物熏蒸的治疗方法。本书介绍的熏蒸疗法是指狭义的熏蒸疗法。熏蒸疗法是通过药效和热力作用于患部，产生一定的刺激以后使皮肤毛孔开放，微血管扩张，药物的有效成分渗透入皮肤达到肌肉的深部或通过毛细血管吸收循环至全身，而达到缓解病痛、治疗疾病的目的。中药熏蒸疗法集中了中药治疗、热疗、超声波雾化、气疗、中药离子渗透等多种疗法，集热度、湿度、药性于一体，是行之有效的防病治病、强身健体的方法，加之中药熏蒸疗法具有使用方便、药简价廉、适用面广、安全可靠的特点，且疗效显著，医者可用以防治疾病，患者可用以自疗保健，因此，为历代医家和患者所喜爱并普遍应用。

据记载，中药熏蒸疗法远在奴隶社会殷商时期就有应用，在战国早期文史地理古籍中就有对中药熏蒸疗法的文字描述，如《礼记·曲礼》就有“头有疮则沐，身有疡则浴”的论述。医学著作中最早对熏蒸疗法记载的是《五十二病方》，该书明确提出用中药煎煮的热药蒸气熏蒸治疗疾病，其中有熏蒸洗浴八方，记载了用熏蒸治疗痔瘘、烧伤、毒虫咬伤等多种病症。《黄帝内经》还提出“其有邪者，渍形以为汗”，此“渍形”即是熏蒸治疗，并记载使用椒、姜、桂和酒煮沸熏蒸治疗痹证。张仲景在《金匮要略》中记载使用熏蒸治疗大量疾患，充分发挥了其简、验、便、廉的特点。晋·葛洪《肘后备急方》、陈延之《小品方》中均有熏蒸方治疗内科急症的记录，如《肘后备急方》载“治霍乱心腹胀痛……浓煮竹叶汤五六升，令灼已转筋处”中“灼”者即熏蒸治疗。《肘后备急方》还记述了用煮黄柏、黄芩熏洗治疗创伤与疡痈等。至唐宋金元时期，熏蒸疗法得到了宫廷的重视，在唐代，宫廷皇妃就用温泉、鲜花浴身。元代《御药院方》记载了皇帝、皇后的熏蒸药方，及治疗关节痛、痔疮、阳痿、阴囊肿痛等多种熏蒸药方。同时期，非药物熏蒸在百姓生活中很流行，如宋·洪刍在《香谱》中记载了当时流行的香熏衣被的方法，而著名诗人白居易则更有“红颜未老恩先断，斜倚熏笼坐到明”的佳句。明清至近代，中药熏蒸疗法更是受到了高度重视，无论是在乡野民间还是贵族官宦之家，或是在宫廷太医院里，中药熏蒸疗法都得到了大量的应用，为防病治病、保障人民身体健康发挥了重要作用。

今天，中药熏蒸疗法已越来越受到人们的重视。为了更好地推动中药熏蒸疗法的深入研究和广泛应用，让人们更好、更方便地应用中药熏蒸疗法，我们经过几年的努力合作，研发出系列家用中药熏蒸治疗仪，广泛应用于健康、亚健康人群以及各种疾病患者的保健、预防和调养，取得了显著效果。同时，我们在总结自己研究成果、借鉴历代医家有关中药熏蒸研究应用的经验和综合现代医家的研究成果的基础上，整理编撰了这本《中药熏蒸疗法》。

本书分总论和各论两大部分，总论扼要叙述了中药熏蒸疗法的历史沿革、作用机理、特点和适用范围、种类及具体操作方法、使用注意及熏蒸疗法器械等。各论部分以常见疾病为纲，以中药熏蒸方为目，介绍了内科、外科、骨科、妇科、儿科、男科、皮肤科、五官科及肛肠科等140多种常见疾病的中药熏蒸疗法，每种病证首先简要介绍主要症状、病因病机、常规治疗及中药熏蒸治疗的优势。随后按中药熏蒸方法不同而逐条分述，每一方法下又按药物组成与方法、治疗效果、典型病例、讨论等逐项叙述。每章之后集中列出参考文献，书后还附有病名索引，以利读者查询。

本书在编写过程中力求做到条理清晰、资料新颖、来源可靠、组方用药简单、方法简便易操作，突出实用性、科学性、通俗性，力争反映出现代中药熏蒸疗法的显著疗效、先进水平和独有特色。本书既适用于广大的临床医药工作者参考，也适宜于众多的中医爱好者及患者自行选用。

本书在编写过程中得到有关单位和专家的大力支持和指导，国家中医药管理局中医药文化建设与科学普及专家委员会专家、中华中医药学会学术顾问、科普专业委员会名誉主任委员、首席健康科普专家温长路教授为本书写序，中华中医药学会首席健康科普专家、广东省中医药学会副会长兼秘书长金世明教授审阅全书并提出宝贵修改意见，中山市康柏力电子科技有限公司为本书的出版提供了经费支持，在此一并表示衷心的感谢！在编写中还参考引用了部分医药杂志公开发表的文献资料，借此也对这些文献的原作者及杂志社表示衷心感谢！

由于编者水平有限，书中遗漏和错误之处在所难免，恳请广大读者和同仁提出宝贵意见，以便再版时修订提高。

梅全喜　何庭华

2012 年 5 月于广东中山

序

中医外治法，是中医学宝库中的一颗璀璨明珠，在养生保健及疾病防治领域一直发挥着重要的作用。在人类对疾病的防治史上，继药物口服、注射方法成为主导给药途径的大气候之后，外治法渐次成为人们认知的新宠，甚至被称为新时期“药物使用史上的第三次革命”。

中药熏蒸疗法，作为中医外治法的重要组成部分，是中医学最具特色的疗法之一。它历史悠久，是古代文明中沐浴活动的延续和深化，是先贤们在综合水浴、药浴、熏浴、蒸气浴特点的基础上对保持和调理人类健康的又一杰出创造和贡献。长期的实践应用和研究升华，使中药熏蒸疗法逐渐形成了一套完整的理论体系和操作规程，成为人类奔向健康征途中不可或缺的法宝。

有人把人生的意义总结为“享受生活，创造价值，品味人生，留下美好”四条标准，而“享受生活”是首当其冲的。作为人生经历的生－老－病－死四个阶段，“享受生活”的主题自然要体现到每一个环节中去。因此，社会的进步不仅要把“快活的生”“安乐的死”的理念推到历史的前台，而且要把连接生与死之间的“无痛苦（减少痛苦）和带有享受性治疗”的理念推向时代的前沿。传统意义上把对疾病的治疗与治疗的痛苦、恐惧混为一谈的概念，不是人类真实意愿的反映，越来越多的人期盼着防治疾病的手段如何能体现出容易被接受的愉悦化和人性化的问题。中药熏蒸疗法，适应了人们的这一需求，与新的健康观有了更强的针对性、更多的选择性和更大的优越性。用水汽和药汽熏洗身体，不仅具有清热解毒、活血化瘀、祛风除湿、益肾壮腰、减肥降脂、养生美容等多种养生、预防、医疗、康复的功效，而且还显示出途径便捷、取效快、无痛苦和安全实用、毒副作用小等优势。

“善养病者，不如善慎疾；善治病者，不如善治食”（陈直《养老奉亲书》)。在当今，药物的毒副作用问题已经成为社会的重要公害，我国仅每年死于不安全注射抗生素的人数已多达数万人。人们迫切希望找到不用吃药打针就能够防治多种疾病的医疗方法，希望找到把疾病防治方法与机体保健、美容、美肤的享乐之美融为一体的新途径。外治法有优于药物口服和注射方法的长处，通过皮肤这张大网使药物直达病所，既达到了保健机体、治疗相关疾病的目的，又避免了药物“过境”之累，减少或降低了内脏分解药物毒素的危险因素，实现了健身美肤、自得其乐、外病防治、不走弯路、内病外治、相得益彰的愿望。好比战法中“农村包围城市”的模式，以大皮肤包围小内脏，成为相对理想的给药方式。笔者也是外治法的热衷者和践行者之一，20 世纪 90 年代初就着手于相关理念的推广和药物的研发，曾先后开发出“中国国药浴浆”和“中国国药浴醋”两大系列的有关止痛、止痒、美肤、温肤、降压、降脂、减肥、促眠等众多品种，在当时欧美市场上也荡起过不小的漩涡，每百克的售价达到 100 美元以上，可见在健康问题上的人心所向和开发外治法的潜力之大。

随着人们对医学认知的不断加深和普及，包括中药熏蒸疗法在内的外治法被青睐和推崇更是情理之中的事了。中医药界一批有识之士，将传统的熏洗疗法与现代科技方法结合在一起，使这一宝藏焕发出了新的青春活力，涌现出了一批安全有效的中药熏蒸治疗药方和器械，把中药熏蒸疗法的研究、应用与发展推进了一大步。梅全喜教授和何庭华先生，就是这批有识之士中的佼佼者：一位是从事中药研究与应用30余年、对中药药性药理和中药外治疗法有颇多研究的、国内知名的中药专家；一位是专门从事电蒸气产品的研究生产、有数十种蒸气家电面世、年出口创汇达数亿元人民币的企业家。他们作为对中医药理论和实践与电蒸气行业具有精深研究的专家，通过数年来坚持不懈对“中药+电蒸气”项目的真诚合作，终于在中药熏蒸疗法这一领域中走出了自己的路子，成功筛选出一批中药熏蒸配方，开发出一批功能齐备的熏蒸器械，并分别应用于头面四肢、皮肤神经、关节骨骼、五脏六腑等全身相关部位的保健和相关疾病的熏蒸治疗和预防中，取得了可喜的效果。

“知者行之始，行者知之成。圣学只一个功夫，知行不可分作两事。”（明·王守仁《传习录》）《中药熏蒸疗法》一书，是该书作者及其团队合作经验的总结和研究成果的结晶。书中在系统介绍中药熏蒸疗法的历史沿革、作用机理、使用特点和适用范围、操作方法、应用宜忌等的同时，还详细介绍了140多种常见疾病的中药熏蒸疗法。无论是对于中医药临床工作者，还是对于热爱中医药、追求健康长寿的普通老百姓，都将是一本非常不错的参考书籍。相信该书的出版，对于推动中药熏蒸疗法的深入研究和广泛应用会起到积极作用，使中药熏蒸疗法这朵中医药中的奇葩在人类自我保健、养生调理以及和病痛做斗争中发挥出更好的作用，绽放出更绚丽的光彩。

我与梅全喜教授是相交多年的好友，在新书付梓之际，应他之约写了这些感受，算是作为对该书的祝贺，也权以充序吧！

2012年5月于北京

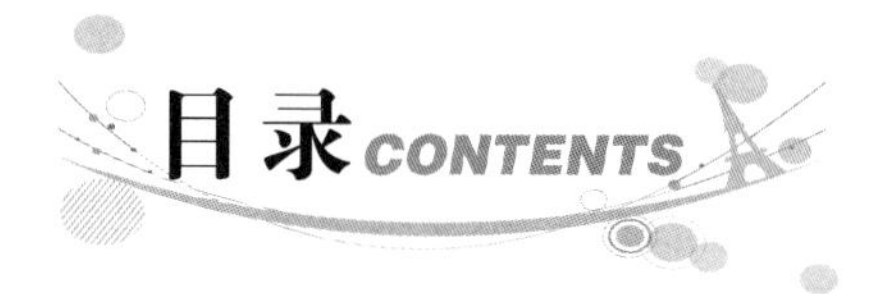

总　论

各　论

总 论

中药熏蒸疗法，是以中医药基本理论为指导，利用中药煮沸后产生的蒸气来熏蒸机体，以达到治疗疾病、养生保健目的的方法，又称为中药蒸煮疗法、中药汽浴疗法、药透疗法、热雾疗法等，是中医学外治疗法的重要组成部分。中医学对于熏蒸疗法有广义和狭义之分。广义的熏蒸疗法，包括烧烟熏、蒸气熏和药物熏蒸三法；狭义的熏蒸疗法仅指药物熏蒸的治疗方法。本书介绍的熏蒸疗法是指狭义的熏蒸疗法。熏蒸疗法是通过药效和热力作用于患部，产生一定的刺激以后使皮肤毛孔开放，微血管扩张，药物的有效成分渗透入皮肤达到肌肉的深部，或通过毛细血管吸收循环至全身，而达到缓解病痛、治疗疾病的目的。中药熏蒸疗法集中了中药治疗、热疗、超声波雾化、气疗、中药离子渗透等多种疗法，集热度、湿度、药性于一体，是行之有效的防病治病、强身健体的方法，为历代医家和患者所推崇并普遍使用。

一、熏蒸疗法的历史沿革

熏蒸疗法历史悠久、源远流长。早期，当人们用水洗浴身体，用树叶、柴草等点燃熏烤身体某一部位，发现可以起到减轻或消除病痛的作用，这就是熏蒸疗法的起源。据记载，熏蒸疗法远在奴隶社会殷商时期就有应用，在战国早期历史的文史地理古籍中就有对中药熏蒸疗法的文字描述，如《礼记·曲礼》也有“头有疮则沐，身有疡则浴”的论述。艾叶是比较早应用于熏蒸疗法的药物，如《孟子》载“犹七年之病，求三年之艾也”，《庄子》载“越人熏之以艾”，孔璠之的《艾赋》有“奇艾急病，靡身挺烟”的记载，可见当时艾叶是广泛用于熏治疾病的。

医学著作中最早对熏蒸疗法有记载的是《五十二病方》，该书明确提出用中药煎煮的热药蒸气熏蒸治疗疾病，其中有熏蒸洗浴八方，如用骆阮熏治痔疮；用韭和酒煮沸熏治伤科病症等。该书还记载了用熏蒸治疗痔瘘、烧伤、毒虫咬伤等多种病症，仅痔瘘的熏蒸治疗就分直接熏、埋席下熏、置器皿熏、地下挖洞燔药坐熏等多种。另有记载用当时的熏洗器治疗小腿外伤、烧伤久致溃疡者，煮汤药于容器，内置滚动木踏，患者置足于药汤熏洗时，足踩木踏，可随意滚动木踏，容器也可以随时加温，使药汤始终保持适宜的温度。这是对熏洗外用器械的最早记载。

至秦汉时期，古人开始了对熏蒸理论的探索。如《黄帝内经》有言“善治者治皮毛，其次治肌肤……”认为疾病乃邪气由外入侵所致，对疾病的治疗也应从外而解。《黄帝内经》还提出“其有邪者，渍形以为汗”，“除其邪则乱气不生”，此“渍形”即是熏蒸治疗，并记载使用椒、姜、桂和酒煮沸熏蒸治疗痹证。最早的熏蒸医案记载为西汉的《史记·扁鹊仓公列传》，淳于意治疗韩女腰背痛“窜以药，旋下，病已”，窜即为药物熏蒸治疗。东汉时期，张仲景在《金匮要略》中记载使用熏蒸治疗大量疾患，充分发挥了其简、验、便、廉的特点，如雄黄熏蒸治疗狐惑蚀于肛；苦参汤熏洗狐惑“蚀于下部则咽干”，“二阳并病……刚气怫郁在表，当解之熏之”，具体方法是用薪火烧地，辅以树叶，洒上水，或用桃叶等熬水，置患者于其上，熏蒸取汗解表。华佗甚至将熏蒸治疗引入肠胃外科手术，如《后汉书》“若疾……在肠胃，则截断熏洗，除去疾秽；既而缝合……一月之内皆平复”。

魏、晋、南北朝时期，熏蒸治疗得到了延伸和发展，葛洪《肘后备急方》、陈延之《小品方》中均有熏蒸方治疗内科急症的记录，如《肘后备急方》载“治霍乱心腹胀痛……浓煮竹叶汤五六升，令灼已转筋处”中“灼”者即熏蒸治疗。《肘后备急方》还记述了用煮黄柏、黄芩熏洗治疗创伤与疡痈症等。

至唐宋金元时期，熏蒸疗法获得较快发展。在熏蒸阴部、熏蒸足部的基础上，又提出熏眼、熏发等方法。熏蒸疗法已广泛用于内、外、妇、儿、皮肤、五官等各科疾病的防治中，孙思邈的《千金要方》更将熏蒸疗法分为烟熏法、气熏法、淋洗法等细门，并加以病例佐述，如烟熏法“治咽喉中痛痒，吐之不出，咽之不入，……以青布裹麻黄烧，以竹筒盛，烟熏咽中”。孙思邈还在《千金要方》中记述了用大剂黄芪防风汤熏蒸治疗柳太后中风不语使其苏醒的方药与手法，中药熏蒸疗法用于宫廷深院救治皇太后的中风重症，足可窥中药熏蒸疗法在当时的作用和影响之一斑。王焘的《外台秘要》整理记录了西晋张苗用桃叶蒸法治疗伤寒无汗证。此外《太平圣惠方》载熏蒸方163首，《圣济总录》载有熏蒸方40余首。可见当时熏蒸疗法是比较普及的。张从正在《儒门事亲》中从理论上对熏蒸疗法做了系统的论述，将熏蒸归于“汗法”，认为凡宜解表或汗者皆宜用之，可见当时对熏蒸疗法已有深入的认识。金元时代的《外科精要》则进一步总结推广前人熏蒸疗法经验，列有《溻渍疮肿法》专论。《疮疡经验全书》中对熏蒸疗法的论述已十分详细，所列熏蒸、熏洗疗法处方众多。

这一时期，宫廷熏蒸也得到了发展。宫廷熏蒸由来已久，在唐代宫廷皇妃就用温泉、鲜花浴身。元代《御药院方》记载了皇帝、皇后的熏蒸药方及治疗关节痛、痔疮、阳痿、阴囊肿痛等多种熏蒸药方。同时期，非药物熏蒸在百姓生活中很流行，如宋·洪刍在《香谱》中记载了当时流行的香熏衣被的方法，而著名诗人白居易则更有“红颜未老恩先断，斜倚熏笼坐到明”的佳句。

明清时期，熏蒸疗法趋于成熟，王肯堂的《证治准绳》，陈实功的《外科正宗》，张介宾的《景岳全书》，以及《奇效良方》《万病回春》《寿世保元》等医书中均大量记载了中药熏蒸治疗各类疾病。仅《本草纲目》所载熏蒸方就过百首，如“咳逆打呃，硫黄烧烟，嗅之立止”“痔疮肿痛，冬瓜煎汤熏洗之”，燃干艾熏中风不仁，焚甘松、玄参熏劳瘵等。同时期的《串雅外编》将熏蒸疗法分为熏法门、蒸法门，分列诸方更切临床实用，如治疗手多汗用“黄芪一两，葛根一两，荆芥三钱，水煎汤一盆，热熏而温洗，三次即无汗”。清·俞震治“痹痛由痰饮者”用“曝干棉子一斗燃之，以被围之，勿令气泄，使患人坐，熏良久……病遂愈”。

尤其在清代，熏蒸方在清宫方药中占有很大的比例。在《慈禧光绪医方选议》中就曾收载慈禧光绪常用熏蒸方 65 首。其中熏身方 20 首，熏头方 16 首，熏面方 3 首，熏眼方 15 首，熏蒸四肢方 7 首，坐熏蒸方 4 首。可见熏蒸疗法在宫廷中已广泛应用于身体各个部位，受到了高度重视。

约刊行于 1805 年的《急救广生集》（又名《得生堂外治秘方》）汇总了清嘉庆前千余年的外治方法，其中关于熏蒸治疗的内容尤多，此外，《理瀹骈文》《外治寿世方》都是专门论述外治法的专著，也收载了大量熏蒸验方。《理瀹骈文》成书于1864年，为“外治之宗”吴师机所著，载熏蒸外治方数百首，对熏蒸疗法的理法方药、主治及适应证、注意事项等，都有系统的阐述。该书认为，“熏蒸渫洗之能汗，凡病之宜发表者，皆可以此法”。熏蒸的基本作用是“枢也，在中兼表里者也，可以转运阴阳之气也”，“可以折五郁之气而资化源”，“可以升降变化，分清浊而理阴阳”，则“营卫气通，五脏肠胃既和，而九窍皆顺，并达于腠理，行于四肢也”，并认为此法“最妙，内外治贯通在此……可必期其效”。吴氏使熏蒸疗法在前人临床应用基础上上升到了理论的高度，并将其理论创造性应用到临床实践中，使熏蒸疗法更臻于完善。

新中国成立后，随着科学技术的日新月异，中药熏蒸疗法无论是理论还是实践均有突飞猛进的发展，中药熏蒸疗法已经成为治疗某些疾病的常用方法或预防疾病的保健方法。一些中医药院校和科研机构的有识之士，已经着手从理论和科研的高度对中药熏蒸疗法进行探讨和研究。也有一批很有影响的专著如《自然疗法大全》《当代中药外治临床大全》等有关书籍中介绍到中药熏蒸洗浴疗法。随着人们对健康养生理念的追求，对中药熏蒸疗法也愈来愈重视，这也刺激了新的科研手段不断开展，许多科研单位和生产企业积极投身于中药熏蒸疗法的研究和产品开发实践中，目前国内生产中药熏蒸器械的厂家多达20余家，但真正做得好的企业并不多，在网上看到一篇题为“2014年国内中药熏蒸治疗器重点企业分析”的文章，文章专门介绍了2014年度全国中药熏蒸器械生产厂家前5位的企业是苏州好博医疗器械有限公司、大连麦迪科技开发有限公司、张家港市兴鑫医用设备制造有限公司、广东今博电业集团电子科技有限公司（广东康柏力电子有限公司）和深圳市纽唯盛机电有限公司。专门从事中药熏蒸医疗器械研制生产的广东康柏力电子科技有限公司是全国首家专业生产和销售中药熏蒸家电的高科技企业，是第一个申请二类医疗器械资格的熏蒸养生家电企业，也是熏蒸家电生产行业的标准制订者。作为中药熏蒸家电行业的倡导者，康柏力公司深知安全和环保的重要性，投资了数百万元建立符合国家 IT 认证的安全检测室和 ROSH 环保实验室，并成立了中国第一家中药熏蒸研究所，获得省市各级科研基金的立项资助，已获多项创新技术，成功申请了几十项专利，还成立了我国第一家“中药熏蒸研究所”。为了更加专注于中药熏蒸器械的研制生产，广东康柏力电子科技有限公司 2015 年更名为广东康柏力医疗器械有限公司，并聚集国内著名的中医药和电蒸气方面的专家，积极开展熏蒸器械、熏蒸中药组方及熏蒸疗法的临床疗效研究，取得显著成绩。现已研制出 KB－2008F－A 中药手足熏蒸仪、KB－2010－A 中药手足熏蒸仪、KBP－2015A 中药手足熏蒸仪、KBP－2011C－B 美颜熏蒸仪、KBP－2011C－A 肩肘熏蒸仪、2011C－C 鼻熏仪、ZX14A 臀部坐熏仪、XZC13A 腰背熏蒸床、XZC13B 足浴熏蒸床以及眼熏仪、乳熏仪等新产品，临床应用于多种疾病的保健和治疗，取得显著效果。部分产品已获得医疗器械准字号，其中 KB－2010A 型熏蒸仪在佛山市第一人民医院及广州医学院第二附属医院进行临床对比试验，采用多中心、分层区段随机、单盲、阳性对照临床试验设计，以评价产品的临床效果及安全性，共观察 96 例膝关节骨关节炎患者，每个研究中心各入组 48 例，受试者按照 1：1 的比例随机到试验组或对照组，试验组接受广东康柏力医疗器械有限公司生产的 KB－2010A 精细化家用熏蒸治疗仪治疗，对照组接受某医疗器械有限公司生产的 JS－809D 四肢熏蒸智能汽疗仪治疗。“临床报告”结果表明：通过对入选患者分别于治疗前、治疗10次后进行WOMAC骨关节炎指数评分评定和参考《中药新药治疗骨性关节炎的临床研究指导原则》，对治疗前后症状量化积分的变化情况等数据的统计。广东康柏力医疗器械有限公司精细化熏蒸仪工作（作用）机理明确、设计定型、工艺成熟，且临床未见严重不良事件记录及产品缺陷；证实KB－2010家用中药熏蒸治疗仪，治疗膝关节炎、骨关节炎是有效和安全的。该款中药熏蒸仪在“第八届中国—东盟博览会”获得国际传统医药优秀成果奖，并获2015年度中山市科技进步奖等，这在国内的熏蒸器械生产厂中是处于领先地位的。

2014年12月由国家中医药管理局立项，中华中医药学会组织实施，宁波市中医院承担的“中医治未病技术操作规范——熏蒸”（SATCM—2015—BZ〔334〕）项目已基本完成，该项目确定宁波市中医院周建扬主任医师为项目负责人，邀请了国医大师王琦教授以及王忆勤、林嬿钊、梅全喜、柴可夫、宋康等国内著名的中医药专家担任项目的咨询认证专家，按照《国中医药法监法标便函［2015］3号“关于印发2015年中医临床诊疗指南和治未病标准制修订项目工作方案的通知”》要求积极开展工作，开展了文献研究、两轮专家问卷调查、五次专家论证会、同行征求意见、临床评价（方法学质量评价、临床一致性评价）等工作，并在项目工作组多次系统分析研究的基础上，按照中医技术操作规范编写规则进行了编写，形成了《中医治未病技术操作规范——熏蒸》草稿，包括：名称、范围、术语和定义、诊断、操作步骤与要求、注意事项和禁忌证，以及参考文献和说明等部分。经专家指导组审核，在此基础上，基本形成了《中医治未病技术操作规范——熏蒸》，这是我国第一个中药熏蒸疗法指导操作的规范性文件。

它的问世将对规范中药熏蒸疗法的操作、提高中药熏蒸疗法的有效性、安全性发挥重要作用。

有关中药熏蒸的临床实验及基础实验研究结果不断地引入临床治疗，同时也为中药熏蒸治疗疾病提供了新的理论依据，中药熏蒸治疗真正步入了科学合理治疗新阶段，加速了中药熏蒸的现代化研究。随着熏蒸疗法的应用和研究工作广泛深入的开展，熏蒸疗法将会为防病治病、保障人民身体健康发挥出更重要的作用。

二、熏蒸疗法的作用机理

中药熏蒸疗法作用机理在历代文献中已有所涉及，如《外科精义》提出："溻渍疮肿之法，宣通行表，发散邪气，使疮内消也。"认为熏蒸可发散行表，使邪外散。《外科大成》提出："……使气血疏通以舒其毒，则易于溃散而无瘀滞也。"又说："疏通气血，解毒止痛，去痕脱腐。"认为熏蒸可疏通气血而达到活血祛瘀、解毒止痛的功效。《外科正宗》亦有"使气血得疏，患者自然爽快，亦取瘀滞得通，毒气得解，腐肉得脱，疼痛得减……"。清代医家吴师机的外治疗法专著《理瀹骈文》中对熏蒸疗法作用机理进行了较深入系统的阐述。该书认为"熏蒸渫洗之能汗，凡病之宜发表者，皆可以此法"，熏蒸的基本作用是"枢也，在中兼表里者也，可以转运阴阳之气也"，"可以折五郁之气而资化源"，"可以升降变化，分清浊而理阴阳。营卫气通，五脏肠胃既和，而九窍皆顺，并达于腠理，行于四肢也"，并认为此法"最妙，内外治贯通在此……可必期其效"。由此可见，熏蒸疗法是具有多种医疗作用的。

皮肤是人体最大的器官，除了有抵御外邪侵袭的保护作用外，还有分泌、吸收、渗透、排泄、感觉等多种功能。中药熏蒸就是利用皮肤这些生理特性，使药物通过皮肤表层吸收，角质层渗透和真皮层转运进入血液循环而发挥药效。药物熏蒸使皮肤毛细血管扩张，促进血液及淋巴液的循环和新陈代谢，并能使体内五脏六腑的“毒气”“邪气”“寒气”通过汗腺迅速排出体外，既扶元固本又消除疲劳，给人以舒畅之感，故能疏通经络、益气养血，调节机体阴阳平衡，从而达到养生保健、治疗疾病之目的。西医学认为，熏蒸疗法通过熏、蒸将药力和热力有机地结合在一起，促进皮肤和患处对药物的吸收，促进血液和淋巴的循环，加强糖、脂肪和蛋白质的代谢和体内废物的排泄，有利于组织间液的回流吸收，增强白细胞的吞噬能力、调节神经体液，增强机体的抗病能力。

1. 促进血液循环作用 热是一种物理因子，可刺激引起周身体表毛细血管网充分扩张、开放，外周血容迅速增多，导致体内储血重新分布，进而引发全身血液大循环。在疏通腠理、舒张血管、通达血脉、促进血液循环的同时能增进药物的吸收，而随着红花、丹参、川芎、当归等活血化瘀药物的吸收并发挥药效，又能使因热效应产生的活血化瘀作用更加突出、持久。另有药理实验研究表明，熏蒸疗法有改善模型动物血液流变学、降低血液黏滞度和改善微循环的作用。

2. 促进药物的吸收作用 中药熏蒸的药物治疗作用直接与皮肤相关，皮肤是人体与外界进行交换的器官。对皮肤体表的痈疽疮疡及各种皮肤病，熏蒸药物的有效成分可直接在接触的肌肤部位产生药效或在向体内转运的透皮吸收过程即发挥其抑菌消炎、杀虫止痒、活血化瘀、消肿止痛等作用。

（1）熏蒸中的芳香性、挥发性成分对人体表数以百万计的汗孔、毛囊、皮脂腺等组织有很好的亲和性，在温热状态下，十分有利于这些中药粒子的通过和进入。

（2）皮肤角质层在熏蒸状态温热、水汽、药物的共同作用下被充分水合，水合后的角质层具有很好的亲水性和输运功能，因而是中药粒子进入体内的主要与便捷通道。

（3）生物体细胞的膜结构存有跨膜扩散作用，有利于熏蒸中一定分子量的药物粒子通过此交换渠道进入体内，发挥药疗作用。并且细胞与细胞间并非是天衣无缝的，无处不在、无孔不入并做高速运动的中药粒子可通过细胞、组织的间隙进行渗透，这也是进入体内的方便之路。

（4）中药蒸气熏蒸面部或全身时吸入的中药微粒，经鼻腔、气管、肺脏，最后通过黏膜扩散入血液。呼吸道内表面是黏膜，黏膜没有角质层，黏膜下有丰富的血管和淋巴组织，更有利于药物分子的透入；而且肺泡接触药物微粒的表面积巨大，吸收迅速。因此，挥发的药物微粒经“鼻腔－肺”通道吸收迅速而完全，起效快，并且没有肝脏的“首过效应”。

（5）透皮促进剂或透皮增效剂的使用。中药熏蒸中常添加酒和醋，实为传统的透皮吸收促进剂。酒具有通血脉、引药性、助药力、行药势的作用，因其具有较好的水、脂兼溶性，又可扩张、通达血脉，故为熏蒸疗法最常用的透皮促进剂，最宜在治疗风、寒、湿引致的痹证或跌打损伤急性期后的化瘀消肿、活血止痛时运用。醋，性味酸、温，具有消痈肿、散瘀滞、杀邪毒之功效，在治疗皮肤的痈疽疮疡和颈、腰、足跟等骨质增生致痛时常用之，亦有很好的发散药性、增加药效之功。除了上述传统的透皮促进剂外，近几年临床广泛使用的新型透皮促进剂为二甲亚砜，5%的用量可明显增加药物的透皮吸收；而氮酮透皮促进作用更为显著，1%的用量即可使某些药物的透皮吸收量成倍增加。

(6）被熏蒸部位的局部温度高于身体其他部位，具有“高温”的特点；熏蒸时有大量水蒸气出现，带有“高湿”的特点；而水蒸气的蒸发挥发出大量中药有效成分，如有浓烈香味的物质酮、醛、醇等油状物，其他的还有各种生物碱、苷类和微量元素等，从而形成“高温”“高湿”“高药物浓度”的局部环境。具有高温、高湿、高药物浓度的中药蒸气，十分有利于中药粒子经皮肤进入体内。

3. 产生“发汗”效应 发汗为中医治病基本手法之一，具有解表祛邪、祛风除湿、利水消肿、排泄体内有毒有害物质的功能，可有效清洁机体内环境，维护机体健康，同时发汗可有效调节体内水液的输布、运行和排泄。而中药熏蒸疗法所产生的热药蒸气，促使汗腺活动增加，汗液分泌增多，并能恢复部分汗腺、皮脂腺的功能；汗液排泄还能带走部分积蓄在体内的毒素和沉积物，清除体内毒素对机体各脏器的损伤。

4. 神经、经络调节作用 人体皮肤分布着无数神经感受器和腧穴，而人体信息的传递，正是由这些感受器和腧穴分别通过神经纤维和十二经络组成的信息网络，时刻保持着皮肤－内脏－大脑间频繁的信息传递与调节过程来完成。也即外周传入感觉神经在脊髓段与内脏传入神经发生了交织与联系，从而使传导的信号相互影响。因此，临床上常发现内脏病变时，某一区域皮肤痛觉变得敏感起来，还有可能发生牵涉痛或反射性肌痉挛。中药熏蒸疗法可以通过调节神经、经络的传导作用而发挥减轻症状和治疗疾病的作用。

(1）在中药熏蒸的热药效应作用下，骨骼肌吸收热量，局部温度升高，导致支配肌梭内的纤维素的兴奋性减弱，同时减轻了向肌纤维的传出冲动，使肌张力下降，肌痉挛缓解，痉挛性疼痛减轻。此外，平滑肌的张力也降低，收缩运动减少、减弱，结缔组织的张力也降低，弹性增加。从而降低骨骼肌、平滑肌和纤维结缔组织的张力，松解肌肉，缓解痉挛。

（2）中药熏蒸气体中所含的芳香化浊、辛香走窜等药物离子作用于全身皮肤、腧穴后，通过神经、经络系统，调节高级神经中枢、内分泌、免疫系统的刺激效应，起到迅速调整人体脏腑气血和免疫功能，治愈疾病，改善全身生理状态等作用。并且中药熏蒸的热效应对皮肤的温热刺激作用，或养血补气安神中药的药疗作用，调节神经系统，使人产生一系列如情绪轻松、肌肉松弛、睡眠改善、身心舒畅等生理心理变化；使偏盛偏衰的脏器功能受到有益调节，趋于协调、平衡。

5. 抗炎作用 现代药理研究表明，中药熏蒸疗法可通过下调炎症模型动物血液中异常升高的致炎因子白细胞介素－1（IL－1）水平；降低血液中异常升高的肿瘤坏死因了（TNF－α）的含量，抑制 TNF－α 的表达；抑制血液黏附分子(ICAM－1）的表达，减轻炎性反应；还能显著改善二甲苯致小鼠耳郭肿胀度。现代研究还表明，熏蒸疗法能加速炎症致痛介质的清除，促进局部渗出物的吸收。软组织损伤的共同病理变化是在局部堆积了大量的无菌性炎症产物和致痛化学介质，它们在温热作用下，随血液循环加速而被带走，从而达到止痛目的。当软组织损伤时，局部毛细血管破裂，皮下瘀血，大量组织液渗出，形成局部肿胀疼痛。在温热作用下，随着血液循环的改善，静脉和淋巴回流加速，渗出液得以迅速吸收、代谢和排泄，从而使肿胀减轻，疼痛缓解。

6. 提高免疫力作用 中药蒸气的温热作用，能增加体内脑啡肽的含量，使小动脉及毛细血管周围出现白细胞总数增加，单核吞噬细胞系统功能加强，大小吞噬细胞的吞噬功能加强，淋巴细胞的转化加强，使机体的免疫功能提高，从而使化脓性炎症病灶早日局限化、成熟，促使坏死物质迅速脱落、代谢排出。并增进正常新陈代谢作用，使生理机能发挥极致、意识趋于安定而达到身心平衡状态。

7. 止痛作用 中药熏蒸疗法是通过热与药的共同作用，可以加速血液、淋巴循环，加强代谢物的排泄，促进炎性致病因子的吸收与排泄。能增强人体体液免疫和细胞免疫能力，较快缓解肌肉及周围软组织紧张，加速人体对中药的吸收，使局部致痛物质迅速消失，从而使疼痛消失。当感觉神经受到刺激产生的信号作为一种与痛觉信号同时传入脊髓神经再传至大脑中枢时，熏蒸治疗因子可干扰神经通路传递的此痛觉信号，可降低其兴奋性，减弱其传至大脑中枢时的强度，使主观上的痛觉感受减轻。同时，熏蒸热环境加剧了体内神经传递介质或其他相关分子、离子的无序运动，从而在分子或离子水平上阻碍或干扰了痛觉信号传导过程，也起到止痛作用。另外，熏蒸组方中如有延胡索、雷公藤、马钱子、川乌、草乌等中药，本身就有很好的镇痛功效，熏蒸疗法结合这些中药药效可发挥直接止痛或强化上述止痛过程的作用，所以止痛作用更突出。

三、熏蒸疗法的特点和适用范围

中药熏蒸疗法是中医药学的宝贵遗产之一，千百年来为保障人民的健康发挥了重要的作用，特别是在某些疾病的治疗方面，熏蒸疗法有独特的疗效，受到广大医务工作者和患者的欢迎。

熏蒸疗法主要有以下特点：

1. 独特的给药途径 熏蒸疗法药物的有效成分通过皮肤、黏膜、经络等进入人体内发挥作用，避免了药物对胃肠道的刺激，也避免了消化酶的分解造成的破坏作用，同时还减轻了肝脏和肾脏的负担，从而提高了药物的疗效，所以熏蒸是一种独特的给药途径。尤其适用于注射怕疼、服药怕苦或难于服药的患者，对于久病体虚、攻补难施的个体，也不乏是一种难得的好方法。

2. 疗效显著 熏蒸疗法可以通过皮肤直接吸收，或者通过经络的输布、脏腑的调衡、靶向定位，使药物直达病灶，迅速取得良好的效果，有内服药物所不能发挥的医疗作用，尤其对外科和皮肤科疾病是一种速效快捷的方法。

3. 适用范围广泛 熏蒸疗法在临床上的应用范围不断扩大，不仅对骨伤科、皮肤科、五官科、肛肠科、妇科疾病的治疗具有优势，而且对内科、儿科病症也有显著疗效，与内服法有殊途同归、异曲同工之妙。熏蒸疗法不仅在治疗疾病方面应用广泛，它的美容美体作用更是备受人们青睐。同时，它还是养生康复、保健强身、防病治病，特别是治未病的重要手段。

4. 安全可靠，无毒副作用 熏蒸疗法属于中医外治法，在患处或体表进行熏蒸，利用药雾蒸气对皮肤熏蒸，避免了对肝脏、肾脏等器官的损害，也减轻了药物的毒副作用。同时，熏蒸作用的药粉均由天然药物制成，不含具有刺激性的化学合成物质，因而一般不易发生毒副作用。

5. 易学易用 一般的医务工作者和普通老百姓，只要经过很短时间的学习，掌握常用药物和熏蒸方剂的治疗作用及应用范围和仪器操作方法后，就可以进行临床治疗。

6. 中药熏蒸治疗的优势 中药熏蒸疗法相对于其他各种疗法而言，还具有以下几项独特的优势。①活化细胞：中药熏蒸可使全身细胞活跃，有效改善体质，增强免疫能力。②强化机能：中药熏蒸可刺激人体微循环系统，改善人体各种机能。③消毒杀菌：中药熏蒸可深入皮下组织，杀菌消毒，清除污垢，帮助去死皮，促进皮肤新生。④消除疲劳：中药熏蒸可使全身放松，缓解压力，愉快心情，恢复活力。⑤净血排毒：中药熏蒸可改善人体新陈代谢，促进血液循环，帮助排除体内废物及肝肾毒素。⑥美容除斑：中药熏蒸可调节内分泌，预防妇科病，消除色斑，使肌肤美白。⑦减肥瘦身：中药熏蒸可帮助排汗，消除多余热量，燃烧多余脂肪，使身体苗条，凹凸有形。⑧改善睡眠：中药熏蒸20分钟，相当于40分钟的剧烈运动，浴后可进入深度睡眠，醒后倍感轻松、精神。⑨预防冻疮：中药熏蒸可改善四肢微循环，缓解手脚冰凉症状，可预防治疗冻伤。

熏蒸疗法的适用范围：

熏蒸疗法应用范围相当广泛，涉及内科、外科、妇科、男科、儿科、皮肤科、五官科、骨伤科和肛肠科等数百种疾病，特别对于“病者衰老而不胜攻者；病者幼小而不宜表者；病邪郁伏而急难外达者；局部之疾药力不易到达者；上下交病不易合治者；内外合病势难兼护者；病起仓促不易急止者；既要祛病，又怕药苦者”尤宜。总之，熏蒸疗法既是治疗慢性疾病的好方法，又适用于急性病的辅助治疗；既可治病，又可防病，还可美容、健身，是治未病的一种重要手段。

熏蒸疗法是美容、美肤、美发的最佳途径。美容主要是美化皮肤和它的附属器官。现代研究证明，大多数美容中草药中含有生物碱、苷类、氨基酸、维生素、植物激素等，对皮肤有良好的滋养保护作用，能增强皮肤的免疫力，可以保护表皮细胞和保持皮肤弹性，延缓皮肤衰老，故中药熏蒸有增白悦颜、祛斑润肤、香身除臭等美容保健作用。随着社会的发展，熏蒸美容将更好地美化人们的生活。

中药熏蒸疗法的适应证：

1. 内科疾病 感冒、咳嗽、哮喘、头痛、痛风、便秘、中风、偏瘫、泄泻、痢疾、腮腺炎、腹痛、胃痛、胃肠功能紊乱、高血压、高脂血症、肥胖、糖尿病周围神经病变、糖尿病足、失眠、老年痴呆、冠心病、肋间神经痛、紫癜、运动性疲劳、癫狂、厥证、盗汗等。

2. 外科疾病 疖肿、软组织感染、下肢浅静脉炎、下肢深静脉炎、下肢静脉曲张、血栓闭塞性脉管炎、下肢深静脉血栓、外伤血肿等。

3. 骨伤科疾病 颈椎病、腰椎间盘突出症、肩周炎、风湿、类风湿关节炎、强直性脊柱炎、急慢性腰痛、骨质疏松症、骨质增生症、各类骨折、脱位后功能恢复等。

4. 妇科疾病 慢性盆腔炎、尿道综合征、外阴白色病变、多囊卵巢综合征、盆腔瘀血综合征、盆腔包裹性积液、原发性痛经、宫颈糜烂、子宫肌瘤、急性乳腺炎、妊娠呕吐、产后康复、产后身痛、产后会阴切口感染、产后缺乳等。

5. 男科疾病 前列腺炎、前列腺增生、性功能障碍、阳痿、早泄等。

6. 五官科疾病 睑腺炎、结膜炎、角膜炎、鼻炎、鼻息肉、面神经炎等。

此外，还广泛应用于儿科、皮肤科、肛肠科等多种疾病的治疗与预防。

四、熏蒸疗法的种类及具体操作方法

1. 全身熏蒸法 按病证配制处方，煎煮后将药液倒入较大的容器（如浴盆或浴池），容器上放置一木板，让患者裸坐其上，外罩塑料薄膜或布单，露出头面，进行熏蒸治疗。熏蒸次数及时间视病情而定，一般为 20 ~ 40 分钟，最长不超过 1 小时，每日 1 ~ 2 次。

2. 局部熏蒸法 将中药加热煮沸，倒入容器中，使药液占容器体积的1/2以上。让患者将患部置于容器上方，与药液保持一定距离，以感觉皮肤温热舒适为宜，进行熏蒸。可用塑料薄膜或布单围住熏蒸部与容器，以延长熏蒸时间，减少蒸气散失，从而提高治疗效果。根据患部的不同又分为头面熏蒸法、手足熏蒸法、眼部熏蒸法、坐浴熏蒸法。

（1）头面熏蒸法：将药物煎液倒入清洁的脸盆内，外罩布单，乘热熏蒸面部。一般每次30分钟，每日2次。

（2）手足熏蒸法：将药物加水煎煮，药液倒入脸盆或木桶内，外罩布单，将患处手足与容器封严，乘热熏蒸，熏足时可按摩双足的穴位。每次15～30分钟，每日1～3次。

（3）眼部熏蒸法：将药物煎煮后，药液滤过，倒入保温瓶内，熏蒸眼部。每次20～30分钟，每日2～3次。

（4）坐浴熏蒸法：将药物煎汤后，去渣取液置盆中，熏蒸肛门或阴部。每次20～40分钟，每日2～3次。

上述操作方法是指传统的方法，近年来，国内有不少医疗器械厂研制生产了众多的熏蒸器械，由于不同的熏蒸器械操作方法不一样，故在此不一一介绍。

五、熏蒸疗法器械介绍

近年来，不少医疗器械厂家研制生产出了各种熏蒸器械，这些器械都是通过热、压力、药三者之间的协同作用来取效，热能疏松腠理、开放毛孔，活血通络，松弛痉挛的肌筋，具有理疗作用。经过汽化的药液分子在压力作用下迅速向患部进行喷射，通过扩张的毛孔、疏松的肌肤渗透到患部，不仅有利于患部对药物的吸收，同时对患部具有按摩作用。各种熏蒸器械适用于科室与家庭医疗、康复理疗科、骨伤科、外科、皮肤科、美容科、肛肠科、妇科、五官科的治疗。目前市场上常见的熏蒸器械主要有：广州帕罗斯日用品有限公司生产的香柏木全身熏蒸桶、香柏木足部熏蒸桶；常州峥嵘医疗器械有限公司生产的XZQ－Ⅲ、XZQ－Ⅴ、XZQ－Ⅵ中药熏蒸器；盐城宝尔医疗器械有限公司生产的LX系列自动中药熏蒸器，包括LX－Ⅰ型、LX－Ⅱ型（半躺式）、LX－Ⅲ型（微躺式）、LX－Ⅳ型（可变坐姿式）、LX－Ⅴ型带盖熏蒸床等；上海三洲巨星节能电气有限公司生产的智能型中药蒸气自控治疗器仪，有局部熏蒸、半身熏蒸（舱）、全身熏蒸（舱）、熏蒸床（舱），其治病机理主要是通过药疗、电疗、氧疗、生物电疗、浪涌压力和药物按摩6种治疗手段的协同作用；亲亲天使集团生产的产妇中药熏蒸机，又称产妇发汗机，由湿蒸香熏机改进而来，其最大的特点是直接蒸煮中药，免去了需要先将中药煎煮成液体的繁复过程；广州广博康体休闲洁具有限公司生产的SPA－201型、SPA－1022型、SPA－2022型、SPA－501型中药熏蒸机；河南省盛昌医疗器械有限公司生产的SCZ－ⅠC、SCZ－ⅢB、SCZ－Ⅱ（舱式）、SCZ－ⅠB、SCZ－ⅠA型熏蒸治疗机；苏州好博医疗器械有限公司生产的HB－1000中药熏蒸机；广州市今健医疗器械有限公司生产的JS－809系列智能中药熏蒸机；石家庄华行医疗器械有限公司生产的ZX－Ⅰ型多功能保健熏蒸箱、ZQC－Ⅰ中药熏蒸床；济南华乐医疗器械有限公司生产的QLY－E2型中药熏蒸床等。

目前，国内一些医院使用的大多都是中药熏蒸舱和中药熏蒸床，这类熏蒸设备存在比较笨重、占地面积大、价格较高、操作繁琐等缺点，不适合于普通人群使用。

中山市康柏力电子有限公司和中山市康柏力熏蒸研究所的科技人员根据中医传统的熏蒸理论，结合现代电蒸气科技成果而开发的全新家用型系列中药熏蒸器械产品受到广大群众的热烈欢迎。

其主要产品有 KB－2008F－A 中药手足熏蒸仪、KB－2010A 中药手足熏蒸仪、KB－2011C 医用中药手部熏蒸仪、KB－2011A 家用中药熏蒸按摩床等。现将其主要的中药熏蒸疗法器械产品特点介绍如下。

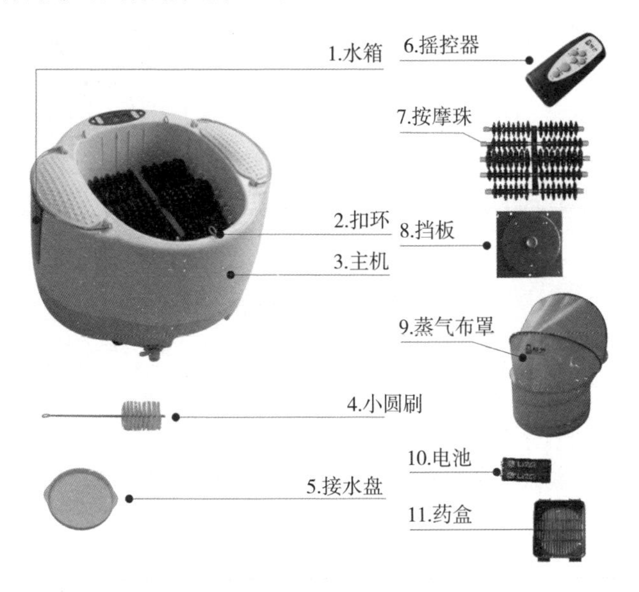

KB－2008F－A 中药手足熏蒸仪

产品参数：

电源：a. c. 220V ± 22V；频率：50Hz ± 1Hz；

功率：≤1000W；水箱容量：1.4L

中药熏蒸仪产品特点：

（1）作为新生代的中药熏蒸产品，它显著的特点就是直接用蒸气将药物中的有效成分通过人体皮肤进行有效的吸收。产品采用多功能组合设计，经简单安装即可使用，主体机内所

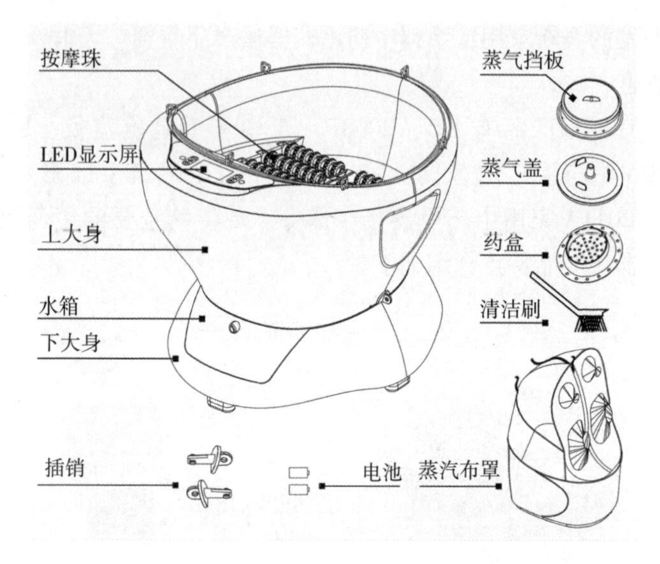

KB－2010A 中药手足熏蒸仪

产品参数：

电源：a. c. 220V ±22V；频率：50Hz ±1Hz；功率：≤400W；水箱容量：700mL

安装的按摩珠在做熏蒸的同时对足底进行有效按摩，促进血液循环。

（2）本产品设计：手动和遥控2种操作方式。分别可进行温度和定时调节，操作简单方便，人性化。

（3）臭氧杀菌功能：本产品提供了卫生便捷的自动消毒系统，开启此功能，主机内会立即充满消毒用的臭氧，从而杀死大量有害病毒和细菌。

（4）本产品在使用时请加入一包中草药到药盒上，利用水煮生成蒸气，将药物成分通过蒸气带出，借热力和药效的共同作用，通过热蒸气打开人体毛孔，催动人体血气的流通，配合药物作用，故熏蒸疗法具有解表祛邪、除湿消肿、化瘀止痛、排泄体内有毒有害物质，使机体的各个组织保持正常的功能，是一种历史悠久的内病外治疗法。专门针对药浴，本产品所配备的一包中草药原剂可连续使用3次左右（每次约30~45分钟）。

（5）节能环保：与市面上传统足浴产品相比，本产品有几点明显优势：①省水；②节能；③省电。

（6）水电分离：本产品在使用过程中人体脚部与水不接触，实现水电分离，电源线插头配有漏电保护开关，出现异常情况时，产品在5秒内自动断电。同时，本产品具有防干烧保护功能，十分安全。

（7）产品独特的熏蒸罩设计，不会让蒸气外泄，熏蒸罩根据使用者身高的不同，能自由拉长或缩短，并可同时熏蒸双手、双脚及膝关节。

此外，康柏力近年还研制出SZ15A中药膝足熏蒸仪、KBP-2011C-B美颜熏蒸仪、KBP-2011C-A肩肘熏蒸仪、2011C-C鼻熏仪、ZX14A臀部坐熏仪、XZC13A腰背熏蒸床、XZC13B足浴熏蒸床等新产品，其中部分产品已获得医疗器械准字号，这在国内的熏蒸器械生产厂中是处于领先地位的。其主要产品如下。

1. SZ15A中药膝足熏蒸仪

SZ15A中药膝足熏蒸仪的足底按摩功能，结合中医药熏蒸包，可广泛用于风湿骨痛病的改善治疗。

2. KBP-2011C-B美颜熏蒸仪

美颜熏蒸仪结合中药熏蒸包，美颜、养颜、淡斑、祛痘一步到位。每天熏蒸15分钟，快速改善面肌肤暗沉、细纹、毛孔粗大、油脂角质、色斑色素。从内而外，显著提升肤质！

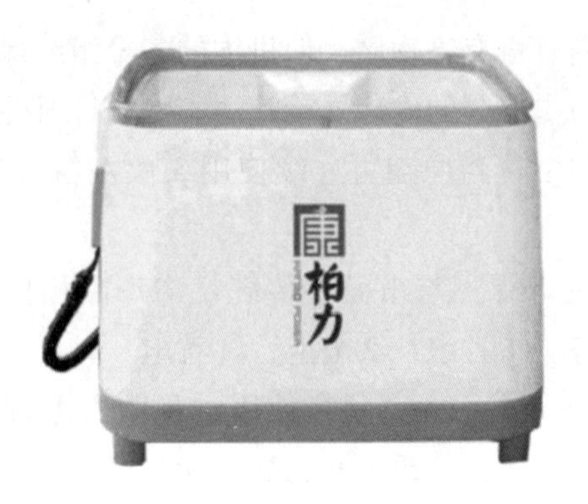

SZ15A　中药膝足熏蒸仪

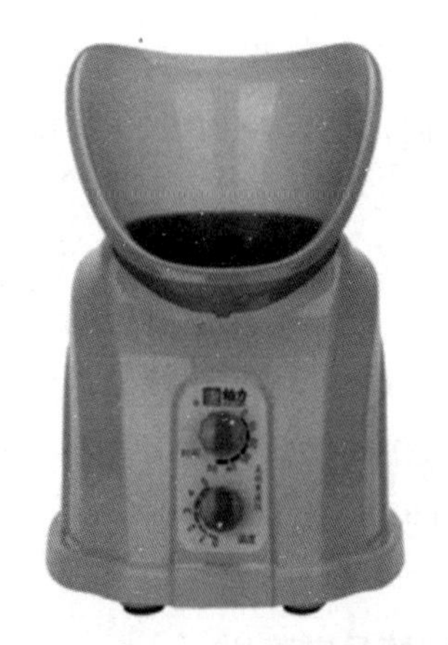

KBP－2011C－B 美颜熏蒸仪

3. KBP－2011C－A 肩肘熏蒸仪

肩肘熏蒸仪，将传承1000多年的熏蒸疗法与现代科技完美结合，通过源源不断产生的中药蒸气，熏蒸患部，热力药力可透过皮肤，直达病灶，快速缓解颈上肢痛、肿、僵、麻。

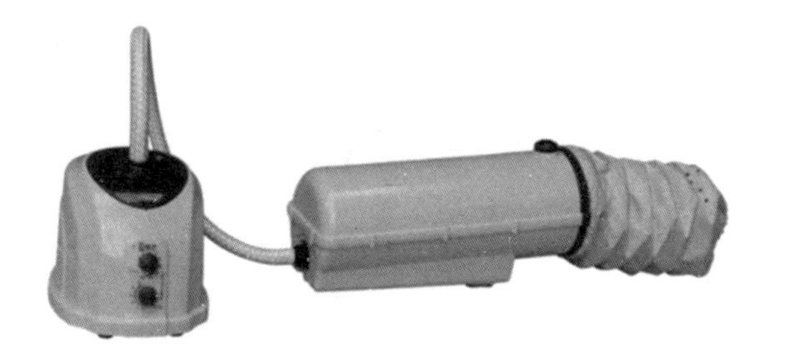

KBP－2011C－A 肩肘熏蒸仪

4. 2011C－C 鼻熏仪

鼻咽熏蒸仪，是康柏力专为鼻炎、咽炎患者研发，借助中药蒸气熏蒸作用，让药物有效成分直达病灶，全面绞杀病菌，滋润鼻咽喉，缓解流鼻涕、打喷嚏、鼻塞、咽干、咽喉灼热发痒、异物感等症状。

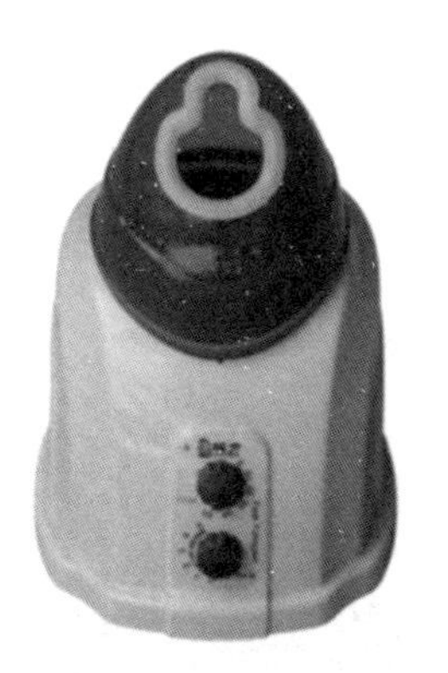

2011C－C 鼻熏仪

5. ZX14A 臀部坐熏仪

ZX14A 臀部坐熏仪结合中药熏蒸包，通过熏蒸药理加快臀部血液循环，对瘙痒、红肿、异味、月经不调、痔疮等有较好的疗效。

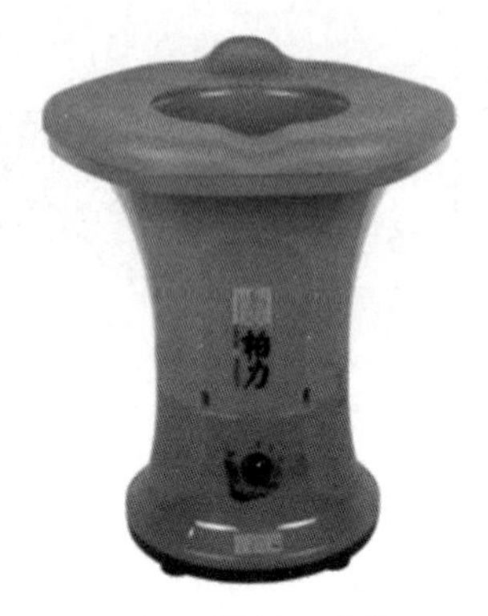

ZX14A 臀部坐熏仪

6. XZC13A 腰背熏蒸床（沙发式）

XZC13A 腰背熏蒸床，可一次性作用于头、肩、颈、腰背等全身各部位，3D 立体按摩功能，可快速缓解酸痛，驱除全身疲乏。仪器结合中药熏蒸包可散风祛寒除湿、通经活络止痛，对腰椎间盘突出、颈椎病、肩周炎、强直性脊柱炎、头晕头痛、腰膝酸软、腰腿疼痛、体乏无力等症状起效快。

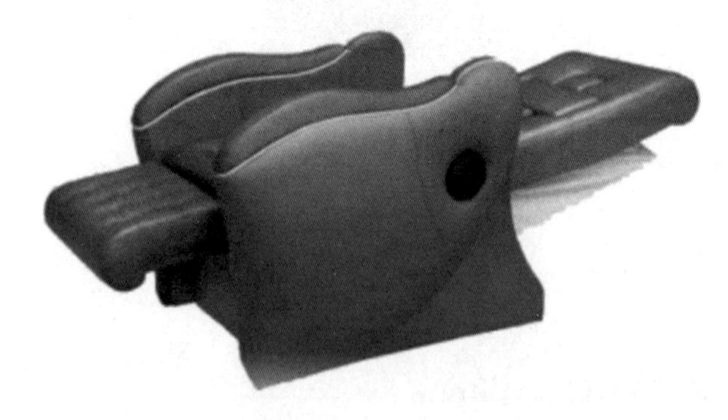

腰背熏蒸床（XZC13A）

7. XZC13B 足浴熏蒸床

XZC13B 足浴熏蒸床，结合中药熏蒸包可散风祛寒除湿，通经活络止痛，对腰椎间盘突出、颈椎病、肩周炎、强直性脊柱炎、头晕头痛、腰膝酸软、腰腿疼痛、体乏无力等症状起效快。

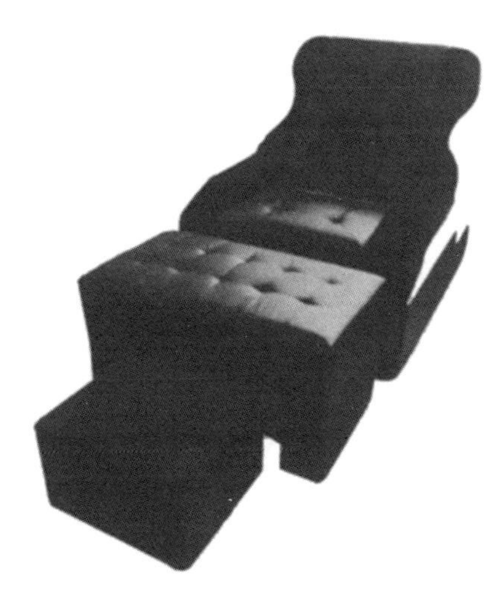

足浴熏蒸床（XZC13B）

腰背熏蒸床和足浴熏蒸床的特点：

（1）本熏蒸床的主架，有接触水蒸气的地方全部为铝合金材料，绝对不会生锈。床垫及扶手垫采用高强度记忆性泡棉，具有很好的外形复原能力。

（2）此款蒸气床，不仅可以让使用者躺着熏蒸，也可以坐着蒸脚，坐着蒸臀部等集成多种功能。靠背可根据使用者不同的角度进行调解。

（3）收起来时可作为椅子使用，展开后也可作为床来使用。不仅实惠，占地面积较小，而且使用比较方便。

(4) 安全，节能。水电分离，使用绝对安全。用电量小，十分节电。

(5) 方便操作，1 分钟内完成使用准备工作。3 到 5 分钟即可熏蒸使用。

(6) 可调节使用的时间和温度。时间可分为 30 分钟、60 分钟、90 分钟。温度有高、中、低三个挡位进行调节，人性化设计，使用非常方便。

(7) 本产品为国内首创、独家生产的折叠式中药熏蒸床，是一种新兴的蒸气理疗产品，具有多种集成功能，不仅可以在医疗机构使用，而且还可以在保健行业及家庭使用。

广东康柏力医疗器械有限公司研发生产的系列熏蒸产品在行内具有一定的先进性和实用性，主要体现在以下三个方面：

1. 全国首款针对家用市场的熏蒸医疗器械产品，将极大方便膝关节炎、骨关节炎患者的居家康复治疗。精细化、小型化、智能化的产品设计，完美解决了传统熏蒸器械体积大、价格高昂、操作繁琐等缺点。

2. 产品采用特色熏蒸罩设计，获得国家发明专利和 PTC 专利，熏蒸罩能根据使用者身高，自由拉长或缩短。可同时熏双手、双脚及膝关节，避免了传统熏蒸疗法热量流失快、药效利用率低的缺点，极大提高了产品使用效率。

3. 产品开机默认温度为 35℃，温度调节范围为 35～58℃，当温度达到 60℃ ±1℃时，仪器将停止加热，自动切断加热电源。当水位≤40mL 时，有报警提示，并自动切断加热电源，仪器使用先进的分体式设计，水电完全分离，自动断电，防干烧多重保护功能，使用更安全。

2016 年中山市科技局组织广东省有关中医药及医疗器械

专家对康柏力的中药熏蒸产品进行了科技鉴定，认为其系列产品已达到国内领先水平。

六、熏蒸疗法的注意事项

1. 冬季熏蒸时，应注意保暖，夏季要避免风吹。全身熏蒸后皮肤血管扩张，血液循环旺盛，全身温热出汗，必须待汗解，穿好衣服后再外出，以免感受风寒，发生感冒等病证。

2. 熏蒸时应注意与药液保持一定的距离，以感觉皮肤温热舒适为宜，避免被蒸气烫伤。

3. 饭前、饭后半小时内不宜进行全身熏蒸。

4. 全身熏蒸时间不宜过长，熏蒸过程中，如患者发生头晕及不适时，应停止熏蒸，让患者卧床休息。

5. 熏蒸时若发现皮肤过敏，应立即停止熏蒸，并给予对症处理。

6. 应用熏蒸疗法，如无效或病情加重者，应停止熏蒸治疗，改用其他治疗方法。

7. 应用熏蒸疗法时除要按病辨证、选方用药外，对皮肤有刺激性或腐蚀性的药物不宜使用。方中若有作用峻猛或有毒性的药物，应根据病情，严格控制用量、用法。未提及可内服者，一律禁忌口服，并且防止溅入口、眼、鼻中。

8. 凡老人、儿童、病情较重较急者，熏蒸时要有专人陪护，避免烫伤、着凉，或发生意外受伤。

9. 应禁用或慎用熏蒸疗法的疾病

（1）凡癫痫、急性炎症、急性传染病、腰椎结核、恶性肿瘤、心脏功能不全、慢性肺心病、严重高血压、心脏病、心绞痛、重度贫血、动脉硬化症、精神病、青光眼、有开放性创口等不可用。

(2) 妇女妊娠及月经期间，均不宜进行熏蒸。

(3) 过度饥饿、过度疲劳、年龄过大或体质特别虚弱的人不宜进行熏蒸。

参考文献

[1] 何庭华，范文昌，梅全喜，等. 中药熏蒸疗法临床应用研究进展[J]. 亚太传统医药，2001，7 (3)：140 - 142.

[2] 何启烽，戴卫波，梅全喜，等. 中药熏蒸疗法的机理探析[J]. 中外健康文摘，2011，8 (12)：389 - 391.

[3] 梅全喜. 中药熏蒸疗法治百病[J]. 家庭中医药，2012 (2)：45.

[4] 苏培基，梅全喜. 熏洗疗法的历史沿革[J]. 时珍国医国药，2001，12 (4)：349 - 350.

[5] 陈志煌，何丹丹，沈鹰. 中药熏蒸疗法在痹证中的应用研究概述[J]. 中国中医急症，2011，20 (2)：282 - 283，297.

[6] 郭郡浩，陈林囡，李华. 中药熏蒸疗法研究近况[J]. 时珍国医国药，2000，11 (10)：948 - 949.

[7] 黄每裕. 演绎熏蒸疗法的经典——“康柏力”中药熏蒸治疗仪研发探秘[N]. 健康报，2100 - 12 - 21 (6).

[8] 黄每裕. 传承中药熏蒸疗法的有心人[J]. 家庭中医药，2012 (2)：34 - 35.

[9] 高明国. 中山企业研发的手足熏蒸仪获国际传统医药优秀成果奖[N]. 中山商报，2011 - 11 - 22 (B7).

[10] 周映夏. 熏出健康蒸出活力[N]. 中山日报，2011 - 11 - 19 (A2).

［11］何庭华，戴卫波，张盘德，等．中药膝足熏蒸仪治疗膝关节骨关节炎临床疗效观察[J]．亚太传统医药，2013，9（12）：193－196.

［12］梅全喜．中药熏蒸疗法的养生保健作用[J]．中华养生保健，2012（5）：46－47.

各论

第一章　内科疾病

感冒

感冒是由病毒、混合感染或变态反应引起的上呼吸道卡他性疾病，临床表现为鼻塞、流涕、打喷嚏、咳嗽、咽部不适及畏寒、低热等局部和全身症状。总体上分为普通感冒和流行感冒。普通感冒是由多种病毒引起的一种呼吸道常见病，其中30%～50%是由某种血清型的鼻病毒引起，多发于初冬，但任何季节，如春天、夏天也可发生，不同季节感冒的致病病毒并非完全一样，临床症状为起病较急，早期症状有咽部干痒或灼热感、喷嚏、鼻塞、流涕，开始为清水样鼻涕，2～3天后变稠；可伴有咽痛，一般无发热及全身症状，或仅有低热、头痛，一般经5～7天痊愈；流行感冒是由流感病毒引起的急性呼吸道传染病，其诊断要点为起病较急，局部症状有喷嚏、鼻塞、流涕、咽部干痒作痛、声音嘶哑或咳嗽，全身症状较轻，可有低热、乏力、纳减、全身酸痛等症状。中医认为，感冒是因外邪侵袭人体所引起的以头痛、鼻塞、鼻涕、喷嚏、恶风寒、发热、脉浮等为主要临床表现的病症，按感受邪气不同又分为风寒感冒、风热感冒、暑湿感冒等。病情轻者为“伤风”，病情重者，且在一个时期内引起广泛流行的，称为“时行感冒”。治疗感冒一般是采用内服药物，但也有在内服药物治疗效果不佳时采用注射药物治疗。用中药熏蒸疗法治疗感冒有显著效果，尤其是对风寒感冒效果更好。

◆◆方法一

1. 药物组成与方法 用中药“感冒灵”（桂枝30克，白芍20克，荆芥15克，防风15克，薄荷100克），加入中药气雾治疗仪中，待加热雾化后即以43℃中药气雾熏蒸治疗，每次约10分钟，每天1~2次。

2. 治疗效果 中药气雾治疗组，显效30例，有效8例，无效4例，总有效率94%。

3. 讨论 方中桂枝、薄荷等中医解表药物大多含有挥发性的有效成分，能有效发挥发汗解表作用，并具有杀菌抗病毒的作用。上述药物采用熏蒸疗法既能帮助发散病邪、活血消肿，又能提高药物疗效，增强局部抵抗力，杀灭感冒病毒，故有显著疗效。

◆◆方法二

1. 药物组成与方法 紫苏叶60克，陈艾叶60克，葱白60克。上药加清水1500毫升，煮沸5分钟，连渣倒入脚盆中，盆中放1张小木凳。嘱患者脱去鞋袜，将两足踏在小木凳上，并用大围巾将膝部以下及脚盆共围覆盖熏蒸之。待周身有微汗出时，旋即擦干腿足，避风片刻。每日1剂，熏蒸洗浴1~2次。

2. 治疗效果 一般用药1次，待睡醒后病即显著好转，乃至痊愈。

3. 讨论 方中紫苏叶、葱白辛温发表，疏散风寒；陈艾叶温通经络，散寒止痛。三药相伍，辛温解表力量较强。通过蒸气的熏蒸作用，使有效成分更多地透过皮肤渗透到人体内部，发挥防治感冒的良好疗效。

方法三

1. 药物组成与方法 香苏液（紫苏30克、柴胡20克、薄荷10克，经煎煮去渣浓缩，然后盛入玻璃瓶备用），用时浓度稀释至20%为宜。在蒸炉矿石上浇上稀释后的香苏液进行熏蒸，室内温度保持60～80℃，时间每次15～20分钟，每日1次。

2. 治疗效果 900例经熏蒸治疗后，痊愈810例，有效90例，总有效率达100%。

3. 典型病例 李某，男，40岁。患者于1996年6月10日初诊。自感鼻塞、恶寒、头痛、低热，给予香苏液矿石熏蒸治疗，治疗1次，上述症状消失，第二天随访无外感症状。

4. 讨论 外感是由于气候突变、寒温失调，以及过度疲劳而感受风寒所致。香苏液有辛温解表、散寒、发汗的作用，矿石熏蒸可开启腠理、发散风邪，并有增强药效的作用。

方法四

1. 药物组成与方法 麻黄、薄荷、蝉蜕、辛夷各15克，荆芥、芫荽、紫苏叶、浮萍各30克。在一般治疗的基础上，给予熏洗液熏洗退热。将熏洗液以1∶50比例加入温水中，初始水温以50℃为宜，先将大浴巾在熏洗液中浸湿后包裹在患儿身上，再将患儿置于盛熏洗液的盆上，利用蒸气熏蒸，待热蒸气减少，水温降至38～40℃时，将患儿置盆中用小毛巾进行全身擦浴。每次熏洗约15分钟，每日2次。

2. 治疗效果 治疗105例，痊愈72例，显效18例，有效10例，无效5例，总有效率95%。

3. 讨论 本熏洗方主要由发汗解表药物组成，多含挥发油。麻黄挥发油有发汗作用，麻黄碱能使处于高温环境中的人汗腺分泌增多、增快，有解热作用，对流感病毒有抑制作用。蝉蜕能疏散肝经风热，又可凉肝息风止痉，预防小儿惊风，抗惊厥。通过熏蒸洗浴的方法可扩张皮肤血管，疏通筋脉，鼓舞卫气，开泄汗腺，从而逐邪外出。熏洗法简便易行，退热迅速，可避免因口服中药解表清热之品损伤脾胃，或使用西药后大汗淋漓，汗出热降，汗止热又升，甚至出现气阴两伤的弊端。

◆◆方法五

1. 药物组成与方法 香薷、蝉蜕、白芷、浮萍各6克，紫苏叶12克，大黄5克（后下），煎汤滤渣，倒入浴盆，先以热汽熏蒸周身（嘱以布单围覆，仅露头颈在外），至水不烫时洗浴，擦背为主，水凉为止，每日2～3次。

2. 治疗效果 治疗60例，痊愈25例，显效23例，有效7例，无效5例。

3. 讨论 本熏洗方主要由香薷、紫苏叶等发汗解热药物组成，多含挥发油，通过熏洗擦浴的途径，扩张皮肤血管，疏通经脉，鼓舞卫气，开泄汗腺，从而逐邪外出。熏洗法简便易行，退热迅速，避免了因口服中药解表清热之品损脾伤胃，或使用西药后大汗淋漓，汗出热降，汗止热又升，甚至出现气阴两伤的弊端，值得进一步研究推广。

咳 嗽

咳嗽是人体清除呼吸道内分泌物或异物的保护性呼吸反射动作，虽然有其有利的一面，但剧烈长期咳嗽可导致呼吸道出血。中医以有声无痰称咳，有痰无声称嗽。临床上二者常并见，通称咳嗽。咳嗽是因外感六淫，脏腑内伤，影响于肺所致有声有痰之证，咳嗽因外邪犯肺，或脏腑内伤，累及于肺所致。相当于西医的急慢性支气管炎、支气管扩张、感冒、肺炎等疾病。治疗咳嗽应区分咳嗽类型，西药、中药、食疗皆可，但使用中药熏蒸疗法治疗效果更佳。

方法一

1. 药物组成与方法 艾叶 30 ~ 50 克，放入约 1500 毫升的沸水中煎 15 分钟，捞去艾叶，将煎出的药液倒入盆中，乘热将双脚置于盆沿上进行熏蒸。为避免药汽快速蒸发掉，可给双脚蒙上一块稍大于脚盆的浴巾。每晚进行 1 次（以临睡前为佳），每次 20 ~ 30 分钟。

2. 治疗效果 一般连续 3 ~ 5 次即能收到明显效果。

3. 讨论 艾叶煎汤熏蒸洗浴双脚对风寒咳嗽确有一定效果。原因是双脚经络丰富，穴位甚多，足部经穴与全身各脏腑之间都密切相连。艾叶煎汤熏蒸洗浴双足，艾叶本性温热，借助水之热汽，更有助“药性”循经脉上入肺肾，进而温祛寒邪，使肺气得宣，故可散寒又止咳。药理研究表明，艾叶富含芳香性挥发油，有明显的镇咳、祛痰、杀菌等作用。艾叶止咳，有可能与口鼻吸入了这种杀菌挥发气体有关。此方适用于风寒感冒之咳嗽，但对于风热感冒、阴虚所致的咳嗽，则当慎用。

◆◆方法二

1. 药物组成与方法 鱼腥草50克，杏仁25克。将上药加水适量，煎煮20分钟，去渣取汁，与2000毫升开水同入泡脚盆中，先熏蒸双足，后温洗双足，每天熏泡1次，每次30分钟。

2. 讨论 方中鱼腥草性寒，味苦，归肺、膀胱、大肠经，具有清热解毒、排脓消痈等功效，药理实验表明鱼腥草对氨水喷雾所致的小鼠咳嗽有止咳作用。杏仁具有祛痰止咳、平喘等功效，药理实验表明杏仁中的苦杏仁苷在体内能被肠道微生物酶或苦杏仁本身所含的苦杏仁酶水解，产生微量的氢氰酸与苯甲醛，对呼吸中枢有抑制作用，达到镇咳、平喘作用。而通过熏蒸洗浴双足，使药物有效成分借助蒸气的作用透过足部丰富的毛细血管吸收，进入肺部及全身，从而发挥更好的治疗效果。

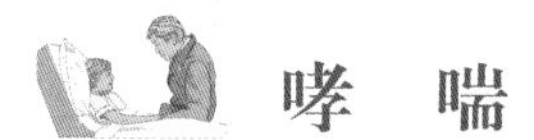

哮 喘

哮喘是由多种细胞特别是肥大细胞、嗜酸性粒细胞和T淋巴细胞参与的慢性气道炎症，在易感者中此种炎症可引起反复发作的喘息、气促、胸闷和咳嗽等症状，多在夜间或凌晨发生。中医认为，肺为气之主，肾为气之根。当哮喘病发作时，肺道不能主气，肾虚不能纳气，则气逆于上，而发于喘急。脾为生化之源，脾虚生痰，痰阻气道，故见喘咳、气短。中医将哮喘分为外感和内伤两种。用中药熏蒸疗法治疗实喘证、支气管哮喘等有较好的疗效。

◆◆方法一

1. 药物组成与方法 燥痰选贝母瓜蒌散加减，酌加百合、皂荚等。热痰选清金化痰汤加减，酌加红花、丹参。将汤药水煎熏蒸，煎沸后患者将蒸气用力吸入肺部，使痰稠变稀。吸入前应做排痰运动法，吸入 30 分钟后应拍背 15 分钟，从下到上，从外到内地拍背，变换体位。

2. 治疗效果 汤药熏蒸吸入法治疗痰黏难咳实喘 62 例，临床控制 38 例，显效 16 例，有效 6 例，无效 2 例，总有效率 97%。

3. 典型病例 患者，65 岁，中医诊断为热咳实喘。西医诊断为支气管扩张伴肺部感染。治以清肺平肝、顺气降火，拟清金化痰汤加减黛蛤散：黄芩、山栀、知母、贝母、瓜蒌各 6 克，桔梗、鱼腥草、金荞麦根、薏苡仁各 10 克，青黛 1.5 克，海蛤壳、海浮石各 10 克（布包）。水煎后熏蒸吸气 20 分钟使痰液变稀，接着翻身，拍背，变换体位，使痰液咳出，喘则止，口唇发紫恢复常色，连续熏蒸吸气服药 5 天，咳嗽、喉中痰鸣及体征完全消失。

4. 讨论 贝母瓜蒌散中贝母苦甘微寒，润肺清热，化痰止咳；瓜蒌甘寒微苦，清肺润燥，开结涤痰，与贝母相须为用，是为润肺清热化痰的常用组合，共为君药。臣以天花粉，既清降肺热，又生津润燥，可助君药之力。痰因湿聚，湿自脾来，痰又易阻滞气机，无论湿痰抑或燥痰，皆须配伍橘红理气化痰、茯苓健脾渗湿，此乃祛痰剂配伍通则，但橘红温燥、茯苓渗利，故用量颇轻，少佐贝母、瓜蒌、天花粉于寒性药中，则可去性存用，并能加强脾运，输津以润肺燥。桔梗宣肺化痰，且引诸药入肺经，为佐使药。全方清润宣化并用，肺脾同调，而以润肺化痰为主，且润肺而不留痰，化痰又不伤津。中药煎汁后熏蒸吸气法，可使药物微粒子直接到达呼吸道进入肺部，从而提高了药物的作用，促进了痰液的引流，具有较强的镇咳、祛痰平喘的作用。

◆◆方法二

1. 药物组成与方法 鱼腥草60克，紫苏子30克，五味子20克，地龙30克，沉香10克（后下），鸡蛋2个。上药同蛋共煮30分钟，去渣，将煎出的药液倒入盆中，乘热将双脚置于盆沿上进行熏蒸。待温以药液浸洗双足，每晚1次，10次为1疗程。

2. 讨论 方中鱼腥草清热解毒、排脓消痈，药理实验表明鱼腥草油对豚鼠过敏性哮喘有明显的保护作用。紫苏子降气消痰，平喘。五味子能“收肺气”“宁嗽定喘”，动物试验表明，五味子煎剂和五味子素有兴奋呼吸作用；五味子的酸性成分能使小鼠气管腺中中性黏多糖和酸性黏多糖减少，具有祛痰和镇咳作用；五味子能增强小鼠慢性支气管炎支气管上皮细胞功能。地龙清热，镇痉，止喘。沉香降气温中，暖肾纳气。诸药合用共奏清热解毒、平喘功效。本方药物有效成分通过热蒸气的作用，渗透进入皮肤毛孔和毛细血管，进而循环至肺部及全身发挥治疗作用。

◆◆方法三

1. 药物组成与方法 麻黄、半夏各20克，桂枝、细辛、甘草各6克，白芍24克，五味子15克，生姜4片。将上药加水浓煎，取汁500毫升，将煎出的药液倒入盆中，乘热进行熏蒸。待药汁温后擦洗后背，每次15分钟，每日3次。

2. 讨论 方中麻黄宣肺平喘、利水消肿、发汗散寒，药理实验表明麻黄碱对支气管平滑肌有松弛作用，对于用药（如毛果芸香碱）引起的支气管痉挛有显著解痉作用，伪麻黄碱与麻黄碱的解痉作用相似，甲基麻黄碱可使支气管扩张。半夏燥湿化痰，降逆止呕，消痞散结。桂枝温经通脉，助阳化气。细辛祛风，散寒，行水，开窍。白芍补血，敛阴。五味子收敛固涩，益气生津。生姜温肺止咳。甘草清热解毒、祛痰止咳，同时调和诸药，药理实验表明，甘草次酸有明显的中枢性镇咳作用。诸药合用解表化饮、止喘平喘，通过热蒸气的作用加强药物疗效。本方法适用于哮喘实证。

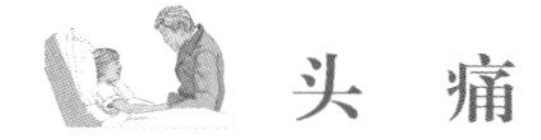

头 痛

头部疼痛，包括头的前、后、偏侧部疼痛和整个头部疼痛。头痛是临床上常见的症状之一，通常是指局限于头颅上半部，包括眉弓、耳轮上缘和枕外隆突连线以上部位的疼痛。按国际头痛学会的分类，其功能性头痛分类如下：偏头痛、紧张性头痛、丛集性头痛和慢性阵发性半边头痛、非器质性病变的头痛、头颅外伤引起的头痛、血管疾病性头痛、血管性颅内疾病引起的头痛、其他物品的应用和机械引起的头痛、非颅脑感染引起的头痛、代谢性疾病引起的头痛，颅、颈、眼、耳、鼻、鼻旁窦、牙齿、口腔、颜面或头颅其他结构疾患引起的头痛或面部痛，颅神经痛、神经干痛传入性头痛及颈源性头痛等。头痛的原因繁多，其中有些是严重的致命疾患，但病因诊断常比较困难。头痛的治疗要根据前述不同的头痛类型而异。诸如由于一些病因明确的疾病引起的头痛，应先控制病情，以缓解疼痛。在原发性头痛（主要是紧张性头痛，偏头痛和丛集性头痛）发作时，临床上最常用的是非甾体抗炎镇痛药。中医把头痛分为偏正、左右、前后、寒热，认为六淫外侵、七情内伤、升降失调、郁于清窍、清阳不运，皆能致头痛。新感为头痛，久病为头风。大抵外感多实证，治宜疏风祛邪为主；

内伤头痛，多属虚证，治以平肝、滋阴、补气、养血、化痰、祛瘀等为主。用中药熏蒸疗法治疗头痛有显著疗效。

◆方法一

1. 药物组成与方法 透骨草30~60克，川芎30克，白芷15克，细辛15克，白僵蚕（1岁1个）。风热型加连翘30克，薄荷9克，菊花20克；风寒型加荆芥15克，防风15克，羌活15克；气虚血瘀型加升麻10克，柴胡15克，赤芍20克；痰浊肾虚型加半夏15克，天麻10克，白术15克，枸杞子20克。将上药置砂锅内水煎20分钟，将药汁150~200毫升倒入保温容器中，取一厚纸，中间捣一小孔约手指大小，覆盖于保温容器上，熏蒸其痛侧耳孔及疼痛部位10~20分钟，每日2~3次，每剂可用2天，每次熏蒸后避风1小时。

2. 治疗效果 治疗头痛90例，痊愈54例，好转29例，无效7例，总有效率92%。

3. 典型病例 韩某，女，56岁。中医诊断为头痛（风热型）；西医诊断为三叉神经痛。治用祛风清热、通络活血之剂熏蒸。菊花20克，连翘30克，薄荷9克，透骨草50克，川芎30克，白芷15克，细辛15克，白僵蚕56个。用上方水煎后熏蒸患处及左侧耳孔10天后，患者症状明显减轻，继续用上方熏蒸10天，诸症悉除，随访未复发。

4. 讨论 方中透骨草祛风除湿，活血通经止痛，软坚透骨；川芎善治少阳经头痛，其味薄气雄，性最疏通，上升头顶，旁达肌肤，走而不守，行血中之气，祛血中之风，为血中气药，理气活血、搜风止痛，对血分瘀滞之头痛最宜；细辛通阳散寒，治百节拘挛，尤善治眉棱骨痛，但有内服不过钱之说，而外用仅取其气，故可多用无妨；白芷善治阳明经头痛，其味辛性温，祛风寒燥湿、活血止痛，其气走外，为治头痛之要药；白僵蚕味咸微辛性平，祛风解痉、消肿散结，善治上焦风热诸症，咸软其坚，辛散其火。诸药合用，采用熏蒸疗法，使其辛窜通络之力更强，直接熏蒸病所，取效较内服为捷。本方能改善头部血液循环，增加血流量，对中枢神经有镇痛作用，可用于血管神经性头痛、三叉神经痛、高血压性头痛、紧张性头痛等疾病。

◆◆方法二

1. 药物组成与方法 生川乌、生草乌、生南星、羌活、独活、防风、麻黄、细辛各10克，川芎、白芷各15克，晚蚕砂、油松节各40克，僵蚕30克，生姜25克，川椒6克，连须葱白5根，白酒100毫升。先将生川乌、生草乌、生南星、油松节、僵蚕放入砂锅内，加开水6碗，煮沸30分钟后，再加羌活、独活、防风、白芷、麻黄、细辛、蚕砂、川芎煮10分钟，在临用前将连须葱白、生姜、白酒放入，用厚纸将砂锅口糊封，待沸时，视其疼痛部位大小，盖纸中心开一孔，令患者痛位对准纸孔，满头痛者，头部对准砂锅口（两目紧闭或用毛巾包之），上面覆盖一块大方手巾罩住头部，以热药汽熏至头部出汗时，再熏2~3分钟，后将药液倒入盆中（去渣），用其余热再熏，药液能下手时，将药液洗头，洗后用毛巾擦干，再用一块干毛巾将头全包，蒙头盖厚被取汗，每日一剂，每晚一次，每次熏洗约10~15分钟。熏洗当晚忌风，病愈后忌食刺激食物，愈后可继续用本方1~2剂。

2. 治疗效果 治慢性头痛67例，收效较好。病程最短3个月，最长24年。

3. 典型病例 王某，女，35岁。于1961年睡觉时着凉始见头痛，经年不愈，尤以两侧为甚，每天下午均痛，遇寒冷、吹风、情绪波动时疼痛明显，严重时不能坐卧。用上方熏洗，次日疼痛消失，后又巩固治疗二次，诸症悉平。一年后随访，未见复发。

4. 讨论 方中生川乌、生草乌祛风除湿，温经止痛，药理实验表明对用电刺激鼠尾法或热板法引起的疼痛反应，均有镇痛作用；生南星祛风止痉；羌活、独活、晚蚕砂散寒，祛风，除湿，止痛；防风祛风解表，胜湿止痛；麻黄发汗散寒；川芎善治少阳经头痛，其味薄气雄，性最疏通，上升头顶，旁达肌肤，走而不守，行血中之气，祛血中之风，为血中气药，理气活血、搜风止痛，对血分瘀滞之头痛最宜；细辛通阳散寒，治百节拘挛，尤善治眉棱骨痛，但有内服不过钱之说，而外用仅取其气，故可多用无妨；白芷善治阳明经头痛，其味辛性温，祛风寒燥湿，活血止痛，其气走外，为治头痛之要药；油松节、僵蚕祛风，燥湿；生姜发汗解表。诸药合用，通过热蒸气的通透力，使其祛风除湿作用加强，能改善头部血液循环，增加血流量，对中枢神经有镇痛作用。

方法三

1. 药物组成与方法 川芎 12 克，白芍 20 克，白芷 10 克，胆南星 9 克，三七 6 克，僵蚕 10 克，菊花 10 克，白蒺藜 20 克。加减：对内伤肝阳上亢头痛者加天麻 10 克，钩藤 15 克；对内伤肾虚头痛者加山药 15 克，枸杞子 12 克；对血虚头痛者去川芎 12 克，加当归 20 克、生地黄 15 克；对痰浊头痛者加半夏 9 克，白术 20 克；对瘀血头痛者加桃仁 9 克，郁金 12 克；对太阳头痛者加蔓荆子 12 克；少阳头痛者加柴胡 20 克，黄芩 10 克；阳明头痛者加葛根 15 克，知母 12 克；厥阴头痛者加吴茱萸 10 克，藁本 10 克；全头痛者加荆芥 9 克，防风 9 克。将药物共入大砂锅内加水 5 碗，煎至 3 碗，用牛皮纸将砂锅口糊封，并视疼痛部位大小在盖纸中心开孔，令患者痛位对准纸孔，满头痛者，头部对准砂锅口（双目紧闭或用毛巾包之），上面覆盖一块大方手巾罩住头部，以热药汽熏蒸，每日 2 次，在内服中药后 90 分钟时开始熏蒸，每次 10 ~ 15 分钟，熏蒸后避风。

2. 治疗效果 治疗血管性头痛 116 例，治愈 69 例，显效 30 例，好转 10 例，无效 7 例，总治愈率 59%，总有效率 94%。

3. 典型病例 刘某，女，46 岁，曾诊断为血管性头痛。症见头痛而眩以颠顶为主，性质刺痛，伴胁胀，口苦，恶心呕吐，苔薄黄有瘀点，脉弦而涩。脉证合参，情志不畅，肝失调达，肝阳偏亢，循经上扰清窍，引起“瘀血阻络夙根”而发病。拟平肝息风，活血通络，祛瘀止痛为治则。川芎 12 克，白芍 20 克，白芷 10 克，三七 6 克，僵蚕 10 克，菊花 15 克，白蒺藜 10 克，天麻 10 克，钩藤 15 克，吴茱萸 10 克，藁本 10 克，枳实 10 克，黄芩 9 克。经内服外熏治疗十天，临床症状消失，复查脑血流图恢复正常，随访一年无复发。

4. 讨论 本方中川芎取其祛风止痛、活血通络之功，为主药，白芍有养血活血以助化瘀之功，僵蚕搜风通络以助主药发挥通络作用，白芷疏风止痛以助祛风之功，共为辅药。菊花具有疏风清热之功；白蒺藜能平肝疏肝，祛风宣散肝经风邪；二药均归肝经，以祛风为主，共为佐药。诸药合用，具有养血祛风、活血通络、祛瘀止痛之功。另外配合引经药，内服外熏并用，使药物直达病所，风邪瘀滞祛，血脉通畅则头痛止。

方法四

1. 药物组成与方法 川芎 12 克，白芷、羌活、荆芥、防风各 10 克，薄荷 6 克，细辛 4 克，甘草 3 克。用法：将上药置于砂锅中，加水 1000 毫升煎至 700 毫升倒入保温杯中，用一层胶纸封盖杯口，中央开一铜钱大小孔，令患者用鼻对准纸孔深吸气，头痛以左侧为主取右鼻孔，以右侧痛为主取左鼻孔。每天1剂，蒸熏2次，每次20分钟。7天为1疗程。

2. 治疗效果 治疗偏头痛30例，治愈8例，好转21例，无效1例，总有效率97%。

3. 典型病例 刘某，女，54岁，患者头痛反复发作20年。诊见：左侧头痛、疼痛剧烈，目不能开，头不能举，且头皮麻木，恶风寒。此乃风寒外袭之头痛。以上法治之，疼痛即减，治疗2次后头痛基本消失，连续治疗用3疗程，随访3年未复发。

4. 讨论 本方原为治风剂，功能疏风止痛，善治外感风邪所致的偏头痛，方中川芎善治少阳经头痛，羌活善治太阳经头痛，白芷善治阳明经头痛，又以细辛、荆芥、防风、薄荷疏散上行风邪。据现代医学研究证明，本方对中枢神经有镇静、镇痛作用，能改善头部血液循环，增加血流量，舒张脑血管，且有显著降压作用。使用熏蒸疗法，更有利于发挥药效。本法使用方便，患者易接受，诸药辛香走窜，药之蒸气直接从鼻黏膜吸收，使药性直达病所，从本组病例观察看，疗效较满意。

痛　风

痛风又称高尿酸血症，是长期嘌呤代谢障碍、血尿酸增高引致组织损伤的一组疾病，属于关节炎的一种。人体内嘌呤的物质代谢发生紊乱，尿酸的合成增加或排出减少，造成高尿酸血症，血尿酸浓度过高时，尿酸以钠盐的形式沉积在关节、软骨和肾脏中，引起组织异物炎性反应。临床特点是：高尿酸血症、急性关节炎反复发作、痛风石形成、慢性关节炎和关节畸形，以及在病程后期出现肾尿酸结石和痛风性肾实质病变。痛风初期，发作多见于下肢；长期痛风患者有见发作于手指关节；急性痛风发作部位出现红、肿、热、剧烈疼痛，一般多在子夜发作，可使人从睡眠中惊醒。本病95%是男性，中年发病；女性多在绝经期后发病，症状轻。中医学中亦有“痛风”病名，属于中医“痛痹”“历节”“脚气”等证，其病因外是阴寒水湿袭人皮肉筋脉；内由平素肥甘过度，湿壅下焦；寒与湿邪相结郁而化热，停留肌肤，病变部位红肿潮热，久则骨蚀。西药治疗用丙磺舒、苯溴马隆等，易引起不良反应可出现粒细胞减少，故应定期查血象。中药熏洗法可散风活络、健脾除湿、活血养血，收效较好。

◆◆方法一

1. 药物组成与方法 ①湿热为主者，处方：苍术30克，薏苡仁30克，红花20克，川乌15克，威灵仙15克，艾叶20克，木瓜20克，牛膝20克，茯苓20克。取上药使用熏蒸机熏患部，2次/天，7天为1疗程。②痰浊为主者，处方：苍术20克，生半夏20克，制南星20克，艾叶20克，红花15克，王不留行40克，大黄30克，海桐皮30克，葱须3根。取上药使用熏蒸机熏患部，2次/天，7天为1疗程。

2. 治疗效果 熏蒸治疗痛风性关节炎42例，痊愈16例，好转25例，未愈1例，总有效率98%。

3. 讨论 湿热为主者，苍术、薏苡仁、茯苓健脾渗湿，红花、川乌、威灵仙、艾叶活血通络，木瓜舒筋活络、缓解筋脉挛急，牛膝补肾活血、引药下行；痰浊重者，方中半夏、南星豁痰，苍术祛湿，红花、王不留行活血通络，大黄、海桐皮清痰热，艾叶、葱须温经散寒。采用上述中药熏蒸的方法，在中药熏蒸的热效应作用下，骨骼肌吸收热量，局部温度升高，导致支配肌梭内的纤维兴奋性减弱，同时减轻了向肌纤维的传出冲动，使肌张力下降，肌痉挛缓解，痉挛性疼痛减轻。此外，平滑肌的张力也降低，收缩运动减少、减弱，结缔组织的张力也降低，弹性增加。从而降低骨骼肌、平滑肌和纤维结缔组织的张力，松解肌肉，缓解痉挛。收到良好的效果。

方法二

1. 药物组成与方法 川红花10克，乳香10克，没药10克，川牛膝15克，大黄20克，莪术15克，三棱15克，艾叶15克，海桐皮30克，威灵仙15克，桂枝10克等混合研成细末，加水煮沸10分钟后倒入盆中，液体总量以能完全浸泡关节为宜。药水温度降至50～70℃时，将洗净之患肢置于熏洗架上，用浴巾将盆及肢体围住，使药液蒸气熏蒸患处，感觉太热，可揭开浴巾少许或抬高患肢再熏蒸，温度降至38～40℃时，将患肢浸入药液中进行淋洗。每次熏洗20～30分钟，每日1袋，每日2次。10天为1疗程，连续治疗2疗程。

2. 治疗效果 熏洗辅助治疗痛风性关节炎40例，显效28例，有效9例，有效率93%。

3. 讨论 方中川红花、乳香、没药、川牛膝、大黄具有活血祛瘀之功；莪术、三棱有破血祛瘀，行气镇痛之功效；海桐皮、威灵仙有祛风通络，滑利关节之特点；桂枝、艾叶有温通经络之疗效。诸药合用共奏行气活血之功效，以达到消除肿痛、动作便利之目的。本方外洗，寓开腠理之桂枝，引血下行之牛膝尤为巧妙，可增加皮肤吸收，引药至病所。本方熏洗治疗痛风性关节炎，既发挥了药物作用，又发挥熏洗疗法的功效，从而取得良好的效果。

方法三

1. 药物组成与方法 木瓜20克，伸筋草30克，威灵仙

20克，苍术20克，败酱草30克，黄柏20克，水煎取汁，将煎出的药液倒入盆中，乘热对患处进行熏蒸。待药汁温后，将患处放入药液中浸泡20分钟，每晚1次，药渣药汁可反复加热熏洗3次，15天为1疗程。

2. 治疗效果 中药内服加熏洗治疗痛风36例，治愈20例，显效8例，有效7例，无效1例，总有效率97%。

3. 典型病例 袁某，男，33岁。患者症见：右手中指指关节反复红肿，灼热疼痛半年，加重1个月，活动受限，伴双足踝关节疼痛，与天气变化无关。舌红、苔黄厚，脉细弦。查血尿酸755μmol/L，查血、尿、便常规、血沉、抗“O”、类风湿因子均正常。辨证为寒湿阻络，湿郁化热。治则：益气养血，清热利湿，通络止痛。药用：内服方每日1剂水煎服。外洗方每晚熏洗1次20分钟，每3日1剂。用药5天后，患者右手中指关节红肿消退，疼痛减轻，但诉双足踝关节疼痛发凉，遂于内服方中加秦艽15克、桂枝10克，继服5剂后临床诸症消失，复查血尿酸390μmol/L，巩固治疗5天后痊愈出院。

4. 讨论 方中木瓜、伸筋草、威灵仙活血通络止痛，缓解筋脉挛急，黄柏、苍术、败酱草具有清热利湿消肿之功效。熏洗浸泡局部红肿关节，借助熏洗的热作用，促进局部血液循环，使药物直达病所，促使热清湿化痛止，气血通畅。

便 秘

便秘是指多种原因造成的大便次数减少或粪便干燥难解的症状。一般说来，所进食物的残渣在48小时内未能排出，即是便秘。按病程或起病方式可分为急性和慢性便秘；按粪块积留的部位可分为结肠便秘和直肠便秘；按有无器质性病变，可分为器质性和功能性便秘。器质性便秘常由肛门疾病如肛裂、痔疮、肛周脓肿，直肠疾病如炎症、溃疡、梗阻、憩室及各种炎症引起，常会伴随剧烈的腹胀、腹痛、呕吐等症状。功能性便秘由肠功能紊乱所引起的，由于进食过于精细，不良排便习惯所致，原因排除后马上就会恢复正常。中医将其分为热秘：热盛伤津热盛津亏液耗，肠道失润；气秘：气机郁滞忧思过度；虚秘：损伤气血阴精、血虚津亏则肠道失润、气虚则推动无力；冷秘：阴寒凝结常食生冷、过用苦寒、伐伤阳气、年老及病后阳气衰弱、脾肾阳虚、命门火衰、温煦无权，引起阴寒内盛、阳气不通、津液不润、糟粕不行。西医一般用缓泻剂或手术治疗。采用中药熏蒸治疗加快局部血液循环，促进药物吸收，疗效好。

◆方法一

1. 药物组成与方法 将皂荚粉（每包10克）1包放入中药熏蒸机中进行熏蒸。调节熏蒸温度为30～35℃，设置熏蒸时间为30分钟。1次/天，6次1疗程。

2. 治疗效果 皂荚子熏蒸治疗气滞型功能性便秘30例，痊愈6例，显效15例，有效7例，无效2例，总有效率93%。

3. 讨论 《本草纲目》记载："用皂荚烧烟于桶内，熏，(大便) 即通。"皂荚子其气味辛，温，无毒，入手太阴肺、手阳明大肠之经气分，其味辛而性燥，气浮而散，吹之导之，则通上下诸窍，能通大肠阳明燥金，乃辛以润之，其性得湿则滑，滑则燥结自通也。皂荚核烧存性，治大便燥结，前人常用之熏浴或制丸内服治疗便秘。皂荚子药性宣散，配以熏蒸疗法，以皂荚子熏蒸治疗功能性便秘，方法简便、价廉、安全、有效。

◆方法二

1. 药物组成与方法 用武火煮竹叶一锅，乘热倾桶内，撒绿矾一把，坐熏之。

2. 讨论 方中竹叶清热除烦，生津利尿；绿矾燥湿，软坚消积；两药合用清热通便。适用于大便干结、小便短赤、面红心烦，或有身热口干口臭、腹胀或痛等者。配以中药熏蒸，携药上行，使药物直达病所，其热作用有抗炎作用，同时可调动神经调节作用，有助于加强排便意识，疗效较好。

方法三

1. 药物组成与方法 芒硝、大黄、甘遂、牵牛子各等份。上药加水适量煎煮，将煎出的药液倒入盆中，乘热进行熏蒸。待药液 40℃ 时洗浴全身。亦可煎取药液 500 毫升，洗浴前，把药液兑入温水中洗浴，2 次/天（注意：洗浴时，重点冲洗脐部，洗浴时间可根据药液温度而定，水凉停洗）。

2. 讨论 方中芒硝泄热通便，润燥软坚。大黄攻积滞，清湿热，泻火。甘遂泻水逐饮，消肿散结。牵牛子泻水通便，消痰涤饮，杀虫攻积。药理实验表明，芒硝、牵牛子苷有强烈的泻下作用，大黄中的葡萄糖苷及番泻叶苷等结合状蒽醌衍生物，均有致泻作用。甘遂能刺激肠管，增加肠蠕动，产生泻下作用。诸药合用适用于实热便秘者。熏蒸可促进局部血液代谢，加快大肠蠕动，获效较好。

中 风

中风也称脑卒中、脑血管意外、脑中风，分为缺血性中风（短暂性脑缺血发作、动脉粥样硬化性血栓性脑梗死、腔隙性脑梗死、脑栓塞）、出血性中风（脑出血、蛛网膜下腔出血）、高血压脑病和血管性痴呆四大类，是一种突然起病的脑血液循环障碍性疾病，临床上表现为一过性或永久性脑功能障碍的症状和体征，以突然昏仆、半身不遂、语言謇涩或失语、口舌㖞斜、偏身麻木为主要表现，并具有起病急、变化快（如风邪善行数变）的特点。由于本病发病率高、死亡率高、致残率高、复发率高以及并发症多的特点，医学界把它同冠心病、癌症并列为威胁人类健康的三大疾病。中医称为本虚标实之证，在本为阴阳偏胜，气机逆乱；在标为风火相煽，痰浊壅塞，瘀血内阻。分为中经络：若风邪入中，经络痹阻，恶寒发热，苔薄脉浮，治宜祛风通络；若肝肾阴虚，风阳上扰，腰酸耳鸣，舌红脉细，治宜滋阴息风；若痰热腑实，风痰上扰，痰多便秘，苔腻脉滑，治宜通腑化痰。中脏腑：除见中经络的症状外，还有蒙胧思睡或昏愦无知等神志症状。西药阿司匹林是防治脑卒中的基础用药，对防止脑卒中复发有一定疗效，但临床应用阿司匹林显示有 47% 的患者存在用药抵抗，即使是阿司匹林肠溶片，也会对胃肠造成负担和影响。而用中药熏蒸治疗收效较好，尤其对于后期康复治疗。

方法一

1. 药物组成与方法 小黑药 100 克，豨莶草 100 克，八角枫 50 克，透骨草 100 克，草乌 50 克，川乌 50 克，掉毛草 50 克，川芎 50 克，伸筋草 20 克。将上药放入高压锅煎煮，用橡皮管将药气接入熏蒸箱内，让患者坐在熏蒸箱内，头部伸出到箱外，每次熏蒸 20 分钟左右，1 次/天，10 次为 1 疗程，1 疗程结束休息 4 天，继续第 2 疗程治疗。

2. 治疗效果 经治疗 2～3 疗程，基本治愈 28 例，显效 36 例，好转 30 例，总有效率 100%。

3. 典型病例 张某，男，56 岁，1996 年 6 月 17 日就诊，平素时有头晕，形体较胖，10 天前突发左半身不遂，颅脑 CT 检查诊为右基底节区脑梗死，经治疗生命体征平稳，肢体功能无明显改善。症见：左半身不遂，拘挛疼痛，左上下肢肌力均为1级，舌质紫暗，苔薄白，脉细涩。在用抗栓酶治疗的同时给中草药熏蒸治疗2疗程，肢体功能逐日好转，左上下肢肌力达4+，生活可自理。

4. 讨论 方中小黑药、豨莶草、八角枫活血祛瘀，祛风通络止痛，为治疗半身不遂的主药。透骨草、草乌、川乌祛风除湿，活血为臣辅之用。掉毛草、川芎舒筋通络，走窜止痛，以佐前药之功力。伸筋草舒筋活血，祛风活络，利关节而解拘挛，以利全方更好发挥作用。全方通过药汽熏蒸、皮肤吸收共奏发汗通气血，通经活血，解拘止挛，祛风湿止痛之效。药汽通达周身可很快松弛机体肌肉、神经，使之在舒适的环境中得到调节和休息，增强新陈代谢，以利肢体功能的恢复。

方法二

1. 药物组成与方法 桂枝20克，当归30克，红花30克，乳香15克，没药15克，伸筋草30克，牛膝10克。上方每日1剂，水煎30分钟，共煎两次，取汁适量，加入10毫升普通白酒，一并倒入盆中，先用蒸气熏患肢，待水温下降至可耐受温度后洗患肢，每次20分钟，1天2次，30天为1疗程。

2. 治疗效果 30例患者经30天治疗后，显效16例，有效12例，无效2例，总有效率93.3%。

3. 典型病例 林某，男，62岁，2010年10月10日因右侧肢体活动不遂2天入院。以上方每日2次。15天后右侧肢体水肿基本消退，活动明显改善。患者基本能自行行走，出院。嘱出院后继续给予推拿及中药加酒熏洗15天，右侧肢体水肿完全消退。2个月后，患者来院复诊，行走基本正常，追问未再出现患肢水肿。

4. 讨论 方中桂枝温经通阳，化水利气。当归、红花、乳香、没药活血化瘀。伸筋草舒筋活络，消肿止痛。牛膝活血祛瘀，通经利水。酒为百药之先行，中药加酒熏洗治疗可使药物在热力和酒性的推动下更好地起到通达和疏导作用。

◆◆方法三

1. 药物组成与方法 透骨草30克，伸筋草30克，桑枝15克，刘寄奴15克，赤芍10克，牡丹皮10克，地肤子10克，苦参10克，艾叶10克。上方加水2000毫升煎煮20分钟，滤取药液倒入盆中，将患肢放在盆边热汽熏蒸，待温度低后再洗患肢。每日2次，5日为1疗程。

2. 治疗效果 21例中临床治愈19例，有效2例，无效0例，总有效率100%。19例临床治愈中，1疗程内治愈13例，2疗程内治愈6例；最短3天，最长10天，平均5.2天。

3. 典型病例 王某，男，64岁，患者因右下肢水肿1年余收入院。患者因情绪激动突然昏倒，不省人事，口眼㖞斜，右侧肢体半身不遂，住进某医院。当天头颅CT示：左侧基底节区出血。经治2个月，诸症好转，仅感右下肢水肿乏力。出院后在多家医院门诊诊治，先后予以大活络丹、中风回春丸、龙津胶囊等成药及汤药治疗，右下肢乏力症状消失，水肿未见好转。入院诊断：中风，脑出血（后遗症期）。入院后即予以透骨散熏洗治疗，每日2次，第3日患者右下肢水肿明显减轻，第5日水肿完全消退，经治而愈。随访半年，未见复发。

4. 讨论 方中透骨草具有祛风除湿、舒筋活血止痛之功，现代药理研究表明，该药主要成分水杨酸甲酯具有解热消肿、镇痛抗风湿作用。伸筋草能活血消肿，主要成分石松碱有利尿消肿、促进尿酸排泄作用。刘寄奴、赤芍、牡丹皮均有活血祛瘀作用，其中刘寄奴气味芳香走窜，作为引经药，引导和帮助他药穿皮肤，入经络。地肤子、苦参清热利水消肿，配以艾叶温煦气血，透达经络。全方合用，药乘热力，透达患肢，共奏活血祛瘀、消肿通络之功。中药熏洗可加快药物吸收，促进局部血液循环，增强神经调节能力，故收效良好。

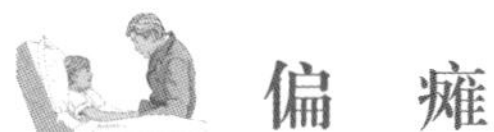

偏 瘫

偏瘫又称半身不遂，是指一侧上下肢、面肌和舌肌下部的运动障碍，它是急性脑血管病的一个常见症状。临床上分为意识障碍性偏瘫：表现为突然发生意识障碍，并伴有偏瘫，常有头及眼各一侧偏瘫；弛缓性偏瘫：表现为一侧上下肢随意运动障碍伴有明显的肌张力低下，随意肌麻痹明显而不随意肌则可不出现麻痹，如胃肠运动、膀胱肌等均不发生障碍；痉挛性偏瘫：一般是由弛缓性偏瘫移行而来，其特点是明显的肌张力增高，上肢的伸肌群及下肢的屈肌群瘫痪明显，故上肢表现为屈曲，下肢伸直，手指呈屈曲状态，被动伸直手有僵硬抵抗感；轻偏瘫：在偏瘫极轻微的情况下，如进行性偏瘫的早期，或一过性发作性偏瘫的发作间隙期，瘫痪轻微，走起路来，往往上肢屈曲，下肢伸直，瘫痪的下肢走一步划半个圈，这种特殊的走路姿势，叫作偏瘫步态，肌力减弱在 4 ~ 5 级，如不仔细检查易于遗漏。中医认为其病因有气虚血瘀、阴虚风阳上扰等，治以化瘀舒筋、补气养阴柔肝。中药熏洗可刺激引起周身体表毛细血管网充分扩张、开放，外周血容迅速增多，导致体内储血重新分布，进而引发全身血液大循环，有疏通腠理、舒张血管、通达血脉的作用，故治疗中风或偏瘫疗效理想。

◆◆方法一

1. 药物组成与方法 桂枝 9 克，当归 15 克，赤芍 9 克，红花 15 克，白薇 15 克，穿山甲 15 克，穿山龙 20 克，伸筋草

15 克，透骨草 15 克，醋 2500 克。熏蒸患肢 0.5～1 小时。

2. 治疗效果 治疗 100 例，痊愈 72 例，显著好转 14 例，好转 8 例，无效 6 例，总有效率 94%。

3. 典型病例 张某，女，81 岁，左半身不遂，肢体不能活动，功能丧失，口眼㖞斜，二便失禁，测血压 170/100mmHg，面色苍白，苔白，脉濡缓。用上药熏蒸，1 次/日，针灸推拿 1 次，补阳还五汤加味，1 剂/日煎服。经上述方法治疗，18 天症状消失，患肢恢复能独立行走。

4. 讨论 方中桂枝温经通络，通阳化气。白薇、丹参、赤芍、红花清热凉血，活血化瘀。穿山甲、穿山龙、伸筋草、透骨草祛风止痛，舒筋活血。当归补血活血，醋味酸苦，入肝经血分，具有散瘀血、强筋骨、益气血、解毒杀虫之功效，并且还有引药至病所的功能。熏洗促进药物的吸收，加快血液循环，通达血脉，效果满意。

◆◆方法二

1. 药物组成与方法 伸筋藤 60 克，白芍 60 克，鸡血藤 60 克，桂枝 30 克，苏木 30 克，红花 30 克，川芎 30 克，威灵仙 30 克，伸筋草 30 克，冰片 3 克。中药气疗仪熏蒸，设定舱内温度在 40℃。每日 1 次，每次 15～20 分钟，每周 5 次，治疗 6 周，共 30 次。

2. 治疗效果 中药熏蒸治疗脑卒中偏瘫肌痉挛取得良好疗效，熏蒸前后痉挛量评分、FAM 积分、MBI 积分等都有显著改变。

3. 讨论 方中白芍及鸡血藤滋阴养血柔筋。伸筋藤、伸筋草、威灵仙及桂枝温经祛风舒筋。苏木、红花、川芎行气活血通络。加入少许冰片芳香开窍。本方中药的有效成分如生物碱、氨基酸、苷类、植物抗生素、鞣质和各种微量元素，以及具有浓烈香味的物质如酮、醛、醇等挥发油状物散发在水蒸气中，直接作用于人体表面，在经过皮肤黏膜、汗腺、皮脂腺的吸收、渗透进入人体，通过血液循环遍布机体组织器官，加强药物渗透作用，使其更好发挥药效，发挥治疗作用。

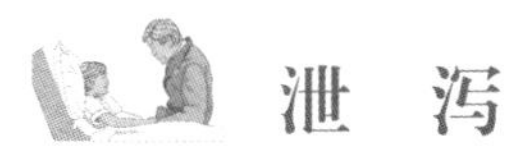

泄　泻

泄泻亦称“腹泻”，一般是指每天大便次数增加或排便次数频繁，粪便稀薄或含有黏液脓血，或者还含有不消化的食物及其他病理性内容物。分为急性泄泻：发病急，历时短暂，大便次数显著增多，小便减少；慢性泄泻：发病势缓，病程较长，泄泻超过2个月者，多由急性泄泻衍变而来，便泻次数较少，兼见腹胀肠鸣，面色萎黄。泄泻多见于西医学的急慢性肠炎、胃肠功能紊乱、过敏性肠炎、溃疡性结肠炎、肠结核等。中医认为，急性泄泻因饮食不节不洁，损伤脾胃，运化失常；或暑湿热邪客于肠胃，脾受湿困，邪滞交阻，气机不利，肠胃运化及传导功能失常，以致清浊不分，水谷夹杂而下，发生泄泻。治以除湿导滞，通调腑气。慢性泄泻，由脾胃素虚，久病气虚或外邪迁延日久，脾胃受纳、运化失职，水湿内停，清浊不分而下；或情志不调，肝失疏泄，横逆乘脾，运化失常，而成泄泻；或肾阳亏虚，命门火衰，不能温煦脾土，腐熟水谷，而致下泄。治以健脾温肾，固本止泻。中药熏蒸使皮肤毛细血管扩张，促进血液及淋巴液的循环和新陈代谢，并能使体内的五脏六腑的“毒气”“寒气”通过汗腺迅速排出体外，既扶元固本又消除疲劳，能疏通经络、益气养血，调节机体阴阳平衡，从而达到治疗本病之目的。

◆方法一

1. 药物组成与方法 取鲜野艾（或艾叶）250～300克，洗净后切碎，加水1500～2000毫升，煎煮后过滤去滓取汁，乘热将双脚置于盆沿上进行熏蒸。待药汁温后洗两足，每次10～15分钟。水冷可再加热重复熏洗。一般每日3～5次。

2. 典型病例 杨某，男，32岁。1996年9月6日就诊。半个月前因淋雨受寒，肠鸣腹痛，泄泻，近日加重，每日泻下十几次之多，便溏如鸭粪，或如水样，甚则完谷不化等。证属寒湿泄泻。嘱患者禁食8小时，用野艾叶（或艾叶）250克左右煎水熏洗两足，每次20分钟，每隔40分钟重复进行熏洗，连用4～5次。并用食盐500克，加鲜姜50克，切碎，同炒热，装入布袋，熨敷腹部，翌日上午来诊时告知，已10小时未泻，腹部已无不适感。随嘱其继续用野艾熏洗，并服补中益气汤数剂而愈。

3. 讨论 方中艾叶散寒止痛，温经止血。临床上用于治疗少腹冷痛等证。艾叶煎汤熏洗双足对泄泻确有一定效果。药理实验表明，小野艾水浸液在大量时对离体兔肠有抑制作用。中药熏蒸促进血液及淋巴液的循环和新陈代谢，并能使体内的“寒气”通过汗腺迅速排出体外，疏通经络，热蒸气还有杀菌作用，故取效较好。

◆方法二

1. 药物组成与方法 鲜车前草150克，鲜葎草250克。将上药适当切碎入药罐，加水约1500毫升，置武火上煮沸，然后将药液倒入备好的脚盆内，乘热将双脚置于盆沿上进行熏蒸，让药液的蒸气熏患儿双足底及内、外踝，待药液温度在30～40℃时（以患儿能够耐受为度，避免烫伤），即可将患儿双足放入脚盆内，使药液浸淹其足至踝部，家长乘热不断地把药液由患儿膝关节向下反复冲涤，边洗边揉其内、外踝，每次20～30分钟。每天早、中、晚各熏洗1次。3天为1疗程，一般使用1～2疗程获效。

2. 治疗效果 治疗腹泻伤寒型13例，治愈9例，好转3例；风寒型17例，治愈12例，好转3例；湿热型12例，治愈8例，好转3例；寒湿型16例，治愈13例，好转3例；脾虚型29例，治愈21例，好转6例；脾肾阳虚型9例，治愈2例，好转3例。总治愈65例，占67%，总有效率88%。

3. 典型病例 戴某，男，2岁4个月。给予二草汤方治疗1疗程，大便日2～3次，至2疗程大便成形，精神好转。舌苔薄白，脉缓。大便常规复查正常。

4. 讨论 方中车前草甘寒，能通利小便，止泻；葎草甘寒，利小便、止水痢。二药之性能功效相似，配合应用可相互协调，助长利小便而实大便的疗效。因足部为三阴经、三阳经交汇处，且小儿泄泻与足太阴脾经、足阳明胃经相关，经脉所通，主治所及，该方药物的功效，加之中药熏蒸药液的温熨之力，促进经络疏通、调整阴阳，使脾升胃降的生理功能恢复。

方法三

1. 药物组成与方法 胡椒20克，绿豆1把，黄连120克，干姜120克。上药加水煎煮20分钟，煎取药液3升，乘热进行熏蒸双足。待药汁温后浸双足，每次30～60分钟，每日1～2次。

2. 讨论 方中胡椒温中散寒，下气止痛，止泻，开胃，解毒。黄连清热燥湿，泻火解毒。干姜温中散寒，温肺化饮，回阳通脉。绿豆清热解毒。诸药合用，止泻止痛、解毒燥湿。中药熏蒸促进血液及淋巴液的循环，并能使体内的“寒气”

通过汗腺迅速排出体外，熏蒸药物的有效成分可直接在接触的肌肤部位产生药效，或在向体内转运的透皮吸收过程即发挥其抑菌、消炎、疏通经络作用，故取效较好。

痢　疾

痢疾是由感染痢疾杆菌引起的，临床主要表现为腹痛腹泻、里急后重、大便下脓血，多发于夏秋季节。现代医学将其分为细菌性痢疾、阿米巴肠病、慢性非特异性溃疡性结肠炎。中医称为“肠澼”“滞下”，有白痢、赤痢、赤白痢、噤口痢、休息痢等之分，认为本病多因外受湿热、疫毒之气，内伤饮食生冷，损伤脾胃及脏腑而成。西药多用抗生素、补液疗法，或用阿托品类药物，但长期使用抗生素可引起肠道菌群失调，有药物依赖性。采用中药熏蒸疗法，可缓解腹痛腹泻、里急后重症状，促进血液、淋巴循环，有杀菌作用，疗效理想。

方法一

1. 药物组成与方法　乌梅500克。将上药用清水煎汤，将药汁倒入盆内，乘热熏肛门，温度降至40～50℃时，用药汁浸浴肛门，每日1次，连用3～5天即可见效。

2. 讨论　本方中乌梅敛肺，涩肠，生津。药理实验表明，乌梅有抗菌作用，对大肠杆菌、痢疾杆菌、变形杆菌、伤寒和副伤寒杆菌、铜绿假单胞菌、霍乱弧菌等肠内致病菌有抑菌作用。乌梅药汁浸浴肛门主治噤口痢、休息痢，症见痢下赤白、里急后重、饮食不进、食则呕恶；或下痢时发时止、日久不愈、发作时便下脓血、饮食减少、倦怠怯冷者。中药熏蒸有温阳化气、温通血脉的作用，其热汽有抗炎、杀菌作用，故方药简单，效果良好。

方法二

1. 药物组成与方法 黄芪、防风、枳壳各50克。上药加水煎汤，过滤去渣，倾入盆内，乘热先熏肛门，待温度降至40～50℃时，用药汁浸浴肛门，每日1次，连用3～5天即可见效。

2. 讨论 方中黄芪益气固表，敛汗固脱。防风祛风解表，胜湿止痛。药理实验表明黄芪煎液可使在体兔肠管紧张度明显增加、蠕动变慢，对兔离体肠管有抑制作用；黄芪皂苷能使豚鼠离体回肠的张力下降；防风煎剂对溶血性链球菌及痢疾杆菌也有一定的抗菌作用；枳壳煎剂对小鼠离体肠管部分呈抑制作用，对兔离体肠管则全部表现抑制。诸药合用主治虚寒痢、寒湿痢，症见久痢不愈、腹部隐痛、口淡不渴、食少神疲、畏寒肢冷；或见下痢赤白黏冻、白多赤少、腹痛、里急后重、头身困重者。中药熏蒸促进血液循环的同时能增进药物的吸收，且被熏蒸部位的局部温度高于身体其他部位，具有“高温”的特点，从而降低骨骼肌、平滑肌和纤维结缔组织的张力、松解肌肉、缓解痉挛。

方法三

1. 药物组成与方法 马兜铃藤、谷精草、京三棱（用乌头炒过）各等份。将煎出的药液倒入盆中。乘热将双脚置于盆沿上进行熏蒸。待药汁温后洗双足。

2. 讨论 方中马兜铃藤清肠消痔。谷精草祛风散热。京三棱破血行气，消积止痛。诸药合用用于治疗肠风漏血。中药熏蒸能促进血液、淋巴循环，有杀菌作用，故收效好。

腹 痛

腹痛指由于各种原因引起的腹腔内外脏器的病变，一般指胃脘以下、耻骨毛际以上发生疼痛，是脐腹疼痛、小腹疼痛、少腹疼痛的统称。腹痛可分为急性与慢性两类，急性腹痛又称急腹症。腹痛可能是胃肠消化器官肝、胆、胰腺疾病，妇科疾病或泌尿生殖器官的毛病。轻微的腹痛多半是消化不良等胃肠道小毛病所引起。中医认为其病因有六淫外感，内外损伤，虫、食、石、粪阻痹，气滞血瘀，或气血亏虚等。治则有：寒滞胃肠，表现为腹痛急暴，得温痛减，遇冷更甚，恶寒身蜷，口和不渴，小便清利，或有泄泻，苔白润，治以温中散寒、理气止痛；寒滞肝脉表现为少腹冷痛挛急，下绕阴器，口淡不渴，或手足逆冷，身体疼痛，舌质淡或紫暗，苔白，治以暖肝散寒、理气止痛；肠热腑实，表现为腹痛拒按，按之有块，身热汗出，口渴引饮，口苦口臭，大便秘结，小便短赤，舌质红，苔黄燥，治以清热泻火、攻下里实；湿热中阻，表现为腹痛不适，胸闷不舒，身热口苦，肢体困重，纳呆恶心，大便秘结或溏滞不爽，小便短赤，舌质红，苔黄腻，治以清热化湿行滞等。中药熏蒸可促进血液及淋巴液的循环，并能使体内五脏六腑的“毒气”“寒气”“邪气”通过汗腺迅速排出体外，既扶元固本又疏通经络，治疗本病效果好。

方法一

1. 药物组成与方法 小蓟60克，益母草30克，牛膝15克，车前子15克，血余炭3克。上药加水1升，将煎出的药液倒入盆中，乘热对腹部进行熏蒸。待药汁温后，浸洗下腹部。

2. 讨论 方中小蓟凉血止血，祛瘀消肿。益母草活血调经，利水消肿，清热解毒。牛膝补肝肾，活血通经，引火（血）下行，引药归经，利尿通淋。车前子清热利尿，渗湿止泻。血余炭消瘀，止血，利小便。诸药合用活血调经，清热渗湿，止血。中药熏蒸可使局部经络通畅血液循环加速，有利于炎症的消散吸收。用于治疗因出血等引起的腹痛，疗效好。

方法二

1. 药物组成与方法 吴茱萸、杜仲、蛇床子、五味子、陈皮各 50 克，丁香、木香各 25 克。上药共研细末，每取药末 25 克，用生绢袋盛，以水 3 大碗煎数沸，乘热熏下部，通身洗浴，早晚 2 次熏洗。

2. 讨论 方中吴茱萸散寒止痛，降逆止呕，助阳止泻。杜仲补肝肾，强筋骨。蛇床子温肾壮阳，燥湿，祛风，杀虫。五味子收敛固涩，益气生津，补肾宁心。陈皮既能行散肺气壅遏，又能行气宽中，用于肺气壅滞、胸膈痞满及脾胃气滞、脘腹胀满。丁香温中，暖肾，降逆。木香行气止痛，调中导滞。诸药合用主治下焦虚冷、脐腹疼痛。中药熏蒸促进血液循环的同时能增进药物的吸收，且被熏蒸部位的局部温度高于身体其他部位，具有“高温”的特点，从而降低平滑肌和纤维结缔组织的张力、松解肌肉、缓解痉挛，减轻疼痛。故疗效理想。

方法三

1. 药物组成与方法 皂角、莱菔子、韭菜根、生姜、葱白各适量。上药煎汤两次，混合两次药液，让患者伏在药盆上，蒸熏腹部，其周围以毛巾盖严，减少热汽散溢，待药液温热不烫时，用毛巾蘸之洗浴腹部，每日 1 ~2 次。

2. 讨论 方中皂角开窍通闭、杀虫散结。莱菔子消食除胀，降气化痰。韭菜根消炎止血、止痛。生姜发汗解表，温中止呕，温肺止咳。诸药合用，散寒行气、消积止痛，主治腹痛（受凉停滞）。本方中芳香药物较多，熏蒸中的芳香性、挥发性成分对人体表数以百万计的汗孔、毛囊、皮脂腺等组织有很好的亲和性，在温热状态下，十分有利于这些中药粒子的通过和进入，有利于缓解痉挛，减轻疼痛。

胃 痛

胃痛，又称胃脘痛、"心痛""心下痛"，是指以上腹胃脘部近心窝处经常发生疼痛的病证。西医的急性胃炎、慢性胃炎、消化性溃疡、胃痉挛、胃下垂、胃黏膜脱垂症、胃神经症等疾病都会表现出胃痛。临床表现有疼痛的部位在上腹部胃脘处，俗称心窝部，性质表现为胀痛、隐痛、刺痛、灼痛、闷痛、绞痛等，尤以胀痛、隐痛、刺痛常见，可有压痛，按之其痛或增或减，但无反跳痛，常伴有胸脘痞闷、恶心呕吐、纳差、嘈杂、嗳气，或吐酸，或吐清水，大便溏薄或秘结，甚至呕血、便血等症。中医将其分虚实两类：如寒邪客胃，饮食伤胃，肝气犯胃，瘀血停胃等，多属实证，多痛急而拒按；如胃阴不足，脾胃阳虚，多属虚证，多痛缓而有休止，痛而喜按；若久病因虚而导致气滞血瘀者，属本虚标实。西医常用复方氢氧化铝片、铝碳酸镁片（达喜）等西药治疗，往往致病情反复。中医采用辨证施治，疗效显著。中药熏蒸克服了中药的不适口感，避免了肝脏的首过效应，效果更佳。

◆方法一

1. 药物组成与方法 生姜 30 克，香附 15 克。将生姜捣烂，香附研成细粉，煎汤滤渣，将煎出的药液倒入盆中，乘热对腹部进行熏蒸。待水温后搅匀，用毛巾擦洗胃脘部，每次20 分钟，2 次/天，3 天为 1 疗程。

2. 讨论 方中香附理气解郁，调经止痛。药理实验表明香附有镇痛作用，能明显提高电盘刺激法中小鼠痛阈。生姜发汗解表，温中止呕，温肺止咳，解鱼蟹毒，对消化道有轻度刺激作用，可使肠张力、节律及蠕动增加，有时继之以降低，可用于因胀气或其他原因引起的肠绞痛。两药合用适用于阴虚胃痛，症见胃痛隐隐、灼热不适、嘈杂似饥、饥不欲食、口干、大便燥结。中药熏蒸可将本方中的芳香性、挥发性成分携带至人体表数以百万计的汗孔、毛囊、皮脂腺等组织中，在温热状态下，十分有利于这些中药粒子的通过和进入，使药物直达病所，还可促进血液循环，缓解肌肉痉挛，减缓疼痛。

◆◆方法二

1. 药物组成与方法 干姜 30 克，肉桂 30 克，香附 50 克，高良姜 50 克。将煎出的药液倒入盆中。乘热将双脚置于盆沿上进行熏蒸。待水温后将双足浸入盆中，每次 20 分钟，3 次/天。

2. 讨论 方中干姜温中散寒，回阳通脉。肉桂补火助阳，引火归元，散寒止痛，活血通经。香附理气解郁，调经止痛。药理实验表明香附有镇痛作用，能明显提高电盘刺激法中小鼠痛阈。高良姜散寒止痛，温中止呕。诸药合用用于寒凝、气滞和脾胃虚寒型胃痛，症见胃痛暴作、疼痛剧烈、胃寒喜暖、得热痛减，或胃寒隐隐、绵绵不断、喜暖喜按等。中药熏蒸的药物治疗作用直接与皮肤相关，且本熏蒸所用中药具芳香性、挥发性成分，这些成分在热蒸气的作用下与人体表的汗孔、毛囊、皮脂腺等组织有很好的亲和性，有利于皮肤对药物的吸收，故获效好。

◆◆方法三

1. 药物组成与方法 艾叶1把。将艾叶加水30毫升，煮沸20分钟左右，待药液温热时，熏洗胃脘部，直至痛缓为止。

2. 讨论 艾叶散寒止痛，温经止血。艾叶煎汤熏洗，艾叶本性温热，借助熏蒸之水的热汽，更有助药性。艾叶还能通十二经络，调理阴阳。艾叶煎汤熏洗双脚对寒凝气滞引起的胃脘冷痛，呕吐清水痰涎，畏寒喜暖，得热痛减，口不渴等有一定的疗效。

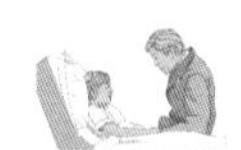

胃肠功能紊乱

胃肠功能紊乱，又称胃肠神经症，多有精神因素的背景，以胃肠道运动功能紊乱为主，临床表现为嗳气反复发作，咽部异物感，两胁和胃脘部胀闷、串痛，无饥饿感或时而食欲旺盛，打嗝、口干、口苦、反酸、恶心、呕吐、剑突下灼热感、食后饱胀、上腹不适或疼痛，每遇情绪变化则症状加重，常伴有失眠、焦虑、注意力不集中、健忘、头痛等症状。西医学常常是对症治疗，如呕吐可用舒必利（止呕灵），腹痛给予解痉剂等。本病属于中医学“胃痛”“泛酸”“呕吐”“泄泻”“梅核气”等范畴，中医认为其病因为七情内伤所致，亦与饮食失调、肝郁气滞有关。分为痰气交阻：症见咽部不适，似有物堵，进食无妨，恶心泛酸，胸胁闷胀，舌苔薄白，治宜理气开郁、化痰利咽；肝气犯胃：症见呕吐泛酸，嗳气频作，胸胁胀痛，纳食减少，烦躁易怒，失眠多梦，舌红苔黄，治宜疏肝和胃、降逆止呕；气逆痰阻：症见嗳气声响，呃逆时发，呕恶痰涎，纳差食少，脘胁胀闷，郁怒时甚，舌苔白腻，治宜降气化痰、和胃止呃；肝气乘脾：症见腹痛阵作，肠鸣即泻，泻后痛减，遇怒加重，或与便秘交替出现，胁脘胀闷，心悸失眠，舌质淡、苔薄白，治宜抑肝扶脾、燥湿止痛。用中药熏洗治疗收效良好。

◆◆方法

1. 药物组成与方法 何首乌20克，黄芪20克，桂枝10克，当归15克，菟丝子20克，川芎10克，熟地黄20克，桑寄生30克，牛膝30克，巴戟天10克，木瓜20克，鸡血藤30克，党参30克。由医院制剂室煎制。患者坐位将煎出的药液倒入盆中，乘热将双脚置于盆沿上进行熏蒸。待药汁温后，两足平放于药液中浸泡，恒温30℃左右，浸泡30分钟，结束后喝温开水100毫升。如肛门未排气，12小时后重复中药熏足，不超过3次。

2. 治疗效果 熏蒸组首次肛门排气时间较对照组提前，腹痛腹胀等临床症状较对照组轻。

3 讨论 熏足中药有活血化瘀、活络驱风、补气养血、调整脏腑机能之效。方中制何首乌补肝肾，益精血；黄芪、党参、当归、熟地黄补中益气，行滞通痹，补血养血滋阴，活血通络；桂枝、川芎温经通脉，通阳化气；巴戟天补肾阳，益精血，强筋骨，祛风湿；木瓜舒筋通络，化湿和中；鸡血藤、牛膝活血补血，舒筋活络并引诸药下行；菟丝子、桑寄生补益肝肾，强筋骨。中药熏足可促进肠蠕动恢复，使患者早康复。

高血压

高血压是指在静息状态下动脉收缩压/舒张压增高（≥140/90mmHg），动脉血压持续升高为主要表现的慢性疾病，常伴有脂肪和糖代谢紊乱以及心、脑、肾和视网膜等器官功能性或器质性改变。临床表现有头痛多在后脑，并伴有恶心、呕吐、眩晕、耳鸣、心悸气短、失眠、多梦，手指、脚趾麻木或皮肤如蚁行感等症状。属中医“眩晕”“头痛”范畴，中医学认为本病是阴阳平衡失调的结果，临床表现以肝肾阴虚或肝阳上亢为主要症状，以阴损于前、阳亢于后为主要特点，到了病程后期，发展为阴阳两虚。西医常选用利尿剂和钙拮抗剂，但常有依赖性。中医常以滋阴平肝潜阳或除痰祛湿等治疗此病，中药熏蒸或熏洗治疗此病也颇有疗效。

◆◆方法一

1. 药物组成与方法 牛膝15克，草决明15克，茺蔚子20克，赤芍10克，红花10克，当归10克，干姜10克，薄荷15克，肉桂5克。1剂/天，晚睡前先用煎好的汤剂熏脚15分钟，然后用该剂泡脚15分钟，用此方熏洗期间停用其他一切降压药。

2. 治疗效果 显效29例，有效11例，无效8例，总有效率80%。

3. 讨论 牛膝、草决明、茺蔚子为君，牛膝能补肝肾而活血化瘀；草决明清肝明目，润肠通便，经实验研究，本品有降低血清胆固醇与降血压功效，对防治血管硬化与高血压有一定疗效。茺蔚子活血调经、清肝明目，用于肝热头痛。配以赤芍、红花、当归，以增加活血化瘀之功。少佐以干姜、肉桂，以温经通络。因肝经起于足，用药熏洗直达病所，收效良好。

◆◆方法二

1. 药物组成与方法 钩藤20克，夏枯草30克，桑叶15克，菊花20克，石决明25克，牛膝20克。去渣取药液倒入盆中。乘热将双脚置于盆沿上进行熏蒸。待药液温后，浸洗双脚，每次30分钟，7天为1疗程。

2. 治疗效果 中药熏蒸治疗肝阳上亢型高血压30例，显效15例，有效13例，无效2例，总有效率93%。

3. 讨论 方中钩藤清热息风，平肝潜阳；夏枯草疏肝解郁，引肝气下降，气降火亦降；桑叶、菊花疏风平肝。诸药合用更显平肝潜阳，清热安神之功效。通过蒸气的温热作用，可扩张足部血管，增高皮肤温度，扩张足部及全身细小动脉、静脉和毛细血管，使自主神经功能恢复到正常状态，改善睡眠，消除失眠症从而降低血压，缓解高血压的自觉症状。

◆◆方法三

1. 药物组成与方法 茺蔚子10～15克，桑树枝10～15克，桑叶10～15克。上药煎汤1.5升，去渣取药液倒入盆中。乘热将双脚置于盆沿上进行熏蒸。待药液温后，浸洗双脚0.5小时。

2 治疗效果 治疗高血压30例，其中21例收缩压降低2.8千帕以上，舒张压降低1.34千帕以上。一般熏泡双足30分钟后，血压开始下降，1小时后作用最强，并可维持4～6小时，浸洗1～2次，血压即可恢复正常。如血压8小时后有回升，可第二次煎药熏泡。

3. 讨论 方中茺蔚子化瘀消肿，凉肝明目；桑叶轻清疏散，凉血清肝；桑树枝祛风行水，通血脉，利关节。全方具有疏风清热、化瘀通络的作用，对肝热或肝阳上亢引起的高血压有较好的治疗效果。足厥阴肝经与足少阳胆经相表里，均汇于足底，通过中药蒸气的高温作用，可扩张足部血管，促进血液循环，使自主神经功能恢复到正常状态，从而收效较好。

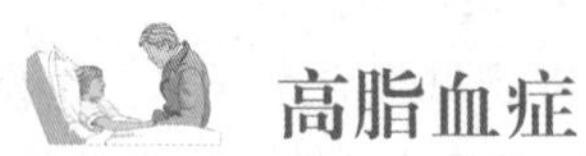

高脂血症

高脂血症又称高脂蛋白血症，是由于血浆脂质中一种或几种成分含量超过正常高限所引起的疾病。一般认为总胆固醇超过6.0μmol/L，甘油三酯超过1.806μmol/L，即可诊断为高脂血症。临床上分原发性和继发性两大类。高脂血症是动脉硬化、冠心病、高血压、糖尿病、胆石症等病症的病理基础。属中医的“痰证”“虚损”“胸痹”“眩晕”等范畴。中医认为其病因病机素体脾虚痰盛；或胃火素旺，饮食不节，恣食肥甘，痰浊内生；或年老体虚，脏气衰减，阴虚痰滞，终致痰积血瘀，化为脂浊，滞留体内而为病。西医使用血脂调节药。血脂调节药品种很多，效果各异，常不能根治；中医采用辨证施治，治脾虚痰积以益气健脾，除湿化痰；治胃热脏实以清胃泻热，通腑导滞；治肝肾阴虚以滋补肝肾，养阴降脂。中药熏蒸治疗此病获效更佳。

◆◆方法一

1. 药物组成与方法 荷叶15克，防己10克，柏子仁15克，泽泻10克。上药加水3000毫升，煮沸15分钟，去渣取汁，兑热水3000毫升，蒸气熏蒸全身，待药汁温后，洗浴全身。每次30分钟，每周2~3次，连续10次为1疗程。

2. 治疗效果 经治高脂血症23例，均使患者血中甘油三酯及胆固醇水平明显下降。

3. 讨论 方中荷叶清热利湿；防己、泽泻利水消肿；柏子仁养心安神、润肠通便。据药理实验证实，该方有利湿降脂、软化血管、改善血液循环等作用，尤其适用于血脂较高、动脉硬化或肥胖患者，并且对预防高血压等心血管疾病有较好效果。中药熏蒸可促进血液及淋巴液的循环和新陈代谢，能驱散五脏六腑的“毒气”“邪气”，既扶元固本又消除疲劳，疏通经络、益气养血，调节机体阴阳平衡，从而达到治疗疾病之目的。

方法二

1. 药物组成与方法 丹参30克，何首乌30克，山楂30克，木香10克。上药加水3000毫升，浸泡1小时，煮沸15分钟，将煎出的药液倒入盆中。乘热将双脚置于盆沿上进行熏蒸。待药汁温后，浸洗双脚，每次熏洗30分钟，每周3次，10次为1疗程，每剂可连用2次。

2. 治疗效果 该方治疗10例高脂血症，除1例无效外，其余9例均获得显著疗效。

3. 讨论 方中丹参活血祛瘀；何首乌补益肝肾；山楂消食化积，活血散瘀；木香善行脾胃气滞，健脾和胃。据药理证实，丹参、山楂、何首乌均有降脂效果。中药熏蒸可配合主药如丹参、何首乌促进血液及淋巴液的循环和新陈代谢，熏洗携带药物分子接触皮肤，通过毛细血管直达病所，收效良好。

方法三

1. 药物组成与方法 海藻30克，昆布30克，苍术30克，泽泻30克，荷叶30克。将上药加水4000毫升，煮沸20分钟，去渣取汁，兑水3000毫升，蒸气熏蒸全身，待药汁温后，洗浴全身。每次浸浴30分钟，每剂可洗2次。1次/天，一般10～15天为1疗程。

2. 讨论 方中昆布、海藻化痰消积，利水消肿；苍术健脾燥湿；泽泻利水渗湿；荷叶祛湿消肿。诸药合用对降低胆固醇、甘油三酯、β脂蛋白均有一定疗效。中药熏蒸时被熏蒸部位的局部温度高于身体其他部位，具有高温的特点；而水蒸气携带大量中药有效成分，如苍术有浓烈香味的物质酮、醛、醇等油状物，其他的还有各种生物碱、苷类和微量元素如海藻等，从而形成高温、高湿、高药物浓度的局部环境，具有高温、高湿、高药物浓度的中药蒸气，十分有利于中药粒子经皮肤进入体内，有助于主药发挥作用，疗效显著。

胆 石 症

胆石症又称胆结石病、胆系结石病，是指胆管或胆囊产生结石而引起剧烈的腹痛、黄疸、发热等症状之疾病。按发生的部位来分，可分为胆囊结石、肝外胆管结石和肝内胆管结石，其中胆囊结石占全部结石的50%左右。临床表现包括发作性腹痛、急性炎症、腹痛后常有恶心、呕吐等，如果结石进入胆总管后可出现下列并发症：黄疸、胆管炎和胰腺炎、发热、寒战等；但大部分患者可无任何症状。西医采用阿托品等镇痛药或手术摘除疗法，往往产生药物依赖性或预后差。中医通过辨证施治，采用疏肝理气、利胆止痛，或清热利湿、通里攻下治疗。中药熏蒸治疗本病疗效较好。

方法

1. 药物组成与方法 ①肝胆气郁型：柴胡、枳壳、木香、延胡索、川楝子、郁金、金钱草、酒大黄、海金沙、鸡内金。兼血瘀加丹参、五灵脂、蒲黄。②肝胆湿热型：柴胡、黄芩、枳壳、虎杖、金钱草、大黄、茵陈、延胡索、藿香、佩兰、鸡内金。辨证所配之中药放置于治疗器内加热，药物蒸气由加热密闭容器通过管道输入浴帽，蒸气直接熏蒸头部。帽内温度以头部能耐受为准。每次治疗时间为12小时，3次为1疗程。

2. 治疗效果 熏蒸治疗胆石症47例，痊愈40例，好转5例，无效2例。

3. 典型病例 荣某，男，42岁，胆囊炎伴胆结石，治以清热利湿、化石散结。处方：柴胡150克，黄芩90克，枳壳150克，虎杖200克，鸡血藤200克，金钱草600克，大黄100克，藿香150克，鸡内金300克，延胡索200克，通草100克，牛膝100克。前后熏蒸3次，诸症悉平。随访至今未复发。

4. 讨论 方中金钱草利水通淋，清热解毒，散瘀消肿。金钱草有良好的利湿退黄及排石通淋作用，治肝胆结石及黄疸，配伍茵陈、郁金、大黄等以增强清利肝胆及排石作用，治石淋、热淋与海金沙、鸡内金等同用，以增强清下焦湿热、通淋排石之功。柴胡疏散退热，升阳舒肝。枳壳破气，行痰，消积。木香、川楝子、延胡索行气止痛，理气疏肝。诸药合用治疗肝胆结石等。中药熏蒸能疏通腠理、舒张血管、通达血脉、促进血液循环的同时能增进药物的吸收，故治疗理想。

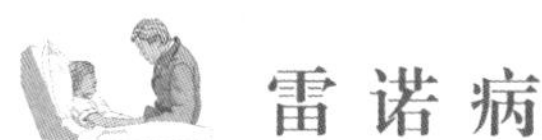

雷诺病

雷诺病即雷诺综合征，又称肢端动脉痉挛症，是由于支配周围血管的交感神经功能紊乱引起的肢端小动脉痉挛性疾病，是肢端小动脉痉挛引起手或足部一系列皮肤颜色改变的综合征，常于寒冷刺激或情绪激动等因素影响下发病，表现为肢端皮肤颜色间歇性苍白、麻木、疼痛、肿胀、紫绀和潮红的改变。一般以上肢较重，偶见于下肢。传统上雷诺症状者分为两类：原发性即雷诺病，不能找到任何潜在疾病而症状和病情缓和者；继发性者又称雷诺现象兼患一种或几种疾病，症状和病程比较严重者。目前多已把雷诺病和雷诺现象归并，统称为雷诺综合征。中医用辨证论治，脾肾阳虚，治宜益气温经、和营通络；气滞血瘀，治宜理气活血、化瘀通络；瘀热阻络，治宜清热解毒、活血通络。中药熏蒸治疗此病疗效更佳。

◆◆方法一

1. 药物组成与方法 桂枝 15 克，红花 15 克，桃仁 15 克，当归 15 克，川芎 15 克，丹参 15 克，干姜 15 克，熟地黄 15 克，牛膝 15 克，赤芍 15 克。将煎出的药液倒入盆中，乘热对患肢进行熏蒸。待药汁温后擦洗患肢。1 次/天，10 次为 1 疗程。

2. 治疗效果 本组 66 例，其中痊愈 29 例，占 43.9%；显效 37 例，占 56.1%。其中经 1 疗程痊愈者 8 例，经 2 疗程痊愈 21 例，经过 3 疗程显效 37 例，无效 0 例，总有效率 100%。

3. 典型病例 王某，女，26 岁，用以上方法治疗 1 疗程后，症状明显减轻，又继续治疗 2 疗程，症状完全消失，并嘱患者每到冬季用中药煎剂熏洗，结果随访 2 年未复发。

4. 讨论 方中当归补血养血，能改善血行。桂枝发汗解肌，温经通脉，助阳化气，散寒止痛，又助当归调节血行。赤芍促进血行，缓解肌肉紧张，且能止痛。红花活血通经、散瘀止痛。桃仁活血祛瘀。川芎活血行气，祛风止痛，既能行散，上行可达颠顶；又入血分，下行可达血海。丹参活血，祛瘀止痛。干姜温中散寒，回阳通脉。熟地黄补血养阴，填精益髓。牛膝强筋骨，活血通经，引火（血）下行。诸药合用行气活血，祛瘀止痛。中药熏蒸有高温作用，可刺激引起患肢毛细血管网充分扩张，外周血容增加迅速，使体内储血重新分布，进而改善血液大循环，以疏通腠理、舒张血管、通达血脉，同时能增进药物的吸收，而随着红花、丹参、川芎、当归等活血化瘀药物的吸收并发挥药效，又使因热效应产生的活血化瘀作用更加突出，故疗效良好。

方法二

1. 药物组成与方法 当归15克，桂枝15克，白芍15克，木通5克，细辛6克，附子12克，大黄（酒制）10克，大枣10克，甘草10克。每日1剂，水煎2次，共取汁500毫升，分2次服用。将药物煎煮2次后的药渣加水适量煎煮，将煎出的药液倒入盆中，乘热对患肢进行熏蒸。待药汁温后擦洗患肢。

2. 治疗效果 治疗雷诺病20例，治愈15例，好转5例。

3. 讨论 雷诺病尤其以青年女性多见。自拟汤中当归补血养血，能改善血行；白芍促进血行，缓解肌肉紧张，且能止痛；桂枝能顺气，助当归调节血行；细辛温表之寒邪，促进微循环；木通能疏通气血之瘀滞；附子温通表里十二经，有散寒止痛之效；酒大黄行血祛瘀，缓解疼痛；大枣、甘草调和诸药。诸药相伍能祛寒冷，行气活血止痛。中药熏蒸的热刺激有高温作用，而随着当归等药物的吸收并发挥药效，又使因热效应产生的活血化瘀作用更加突出，更加持久。另有药理实验研究表明，熏蒸疗法可改善模型动物血液流变学，降低血液黏滞度和改善微循环，故获效理想。

方法三

1. 药物组成与方法 伸筋草、柴胡、白芍、茯苓、干姜、木瓜、独活、防风各15克，三棱、莪术、红花、姜黄各20克。水煎40分钟后先熏后洗。一剂连用30天，30天为1疗程。

2. 治疗效果 运用中药熏洗治疗雷诺病30余例，获得较好疗效。

3. 典型病例 栗某，女，24岁。患双手指端寒冷，麻木疼痛，喜暖怕冷，冷则肢端皮肤苍白、青紫，继转潮红，得温则缓解，舌质淡、苔白，脉沉。诊断雷诺病。用中药熏洗方熏洗，每日3~4次。经2疗程治疗，疼痛消失，症状改善。随访2年未复发。

4. 讨论 伸筋草祛风散寒，除湿消肿，舒筋活络。治风寒湿痹，关节酸痛，屈伸不利，可与独活、白芍配伍。柴胡疏散退热。茯苓利水渗湿。干姜温中散寒，回阳通脉。木瓜舒筋活络，且能化湿，为治风湿痹痛所常用，筋脉拘挛者尤为要药。防风祛风解表，胜湿止痛，止痉定搐。三棱、莪术、姜黄破血行气，止痛。红花活血通经、散瘀止痛。诸药合用祛风散寒、活血通络，收效明显。

癃 闭

癃闭是由于肾和膀胱气化失司导致的以排尿困难、全日总尿量明显减少、小便点滴而出，甚则闭塞不通为临床特征的一种病症。西医称“尿潴留”“无尿症”。临床以小便量少、点滴而出，甚至闭塞不通为主要表现。以小便不利，点滴而短少，病势较缓者称为“癃”；以小便闭塞，点滴全无，病势较急者称为“闭”。癃和闭虽有区别，但都是指排尿困难，只是轻重程度上的不同，因此多合称为癃闭。西医认为，由神经性尿闭、前列腺疾病、尿路狭窄、尿路损伤，以及肾衰竭尿毒症等引起。中医认为，其病因为肺热壅盛、热结膀胱、水道阻塞、气虚、肝郁气滞、阴液不足、肾阳虚衰等。中医辨证论治治疗本病，中药熏蒸治疗此病收效颇好。

◆◆方法一

1. 药物组成与方法 黄柏、野菊花、虎杖各25克。将煎出的药液倒入盆中，乘热对会阴部进行熏蒸。待药汁温后擦洗会阴部。

2. 典型病例 辛某，男，49岁。排尿困难，小便刺痛伴会阴胀痛1年，加重1周。现尿频量少，尿时点滴而下，小便刺痛伴少腹胀痛，大便不爽，证属湿热蕴结膀胱，致气滞血瘀而成实证癃闭。口服木通等药物，外用上述方熏洗会阴部。经12方，自觉症状消失，尿次尿量正常，大便通畅，停药。随访1个月，未见复发。

3. 讨论 方中黄柏清热燥湿，泻火解毒，除骨蒸清虚热。野菊花清热解毒。虎杖清热解毒，利胆退黄，祛风利湿，散瘀定痛。诸药合用清热利湿，活血化瘀，用于湿热蕴盛、气滞血瘀而成实证癃闭。配以外熏之法，使湿热可祛，瘀滞得散，气血通畅，病速愈。

◆◆方法二

1. 药物组成与方法 皂角子6克，葱头2个，王不留行0.5克，麝香0.15克。先将前三味药加清水适量煎煮，倒入小盆内，加入麝香溶化。乘热放在生殖器下面熏之，数分钟即可通。

2. 治疗效果 用药后顷刻，小便随即通畅，效佳。

3. 讨论 方中王不留行活血通经，利尿通淋。皂角开窍通闭，散结。麝香外用能镇痛，消肿，芳香开窍。诸药合用用于温病后小便突然不通，面浮肿胀。中药熏蒸疏通腠理、舒张血管、通达血脉、促进血液循环的同时能增进药物的吸收，携皂角子、葱头、王不留行、麝香芳香药物直达病所，故治疗理想。

◆◆方法三

1. 药物组成与方法 生黄芪200克，宣木瓜30克，葱白10根。上药加清水2升，煎至1.5升，连渣倒入痰盂内，嘱患者乘热（以能忍受为度）坐在痰盂上熏蒸下阴（生殖器）。每次熏15分钟即可，6小时后再如法熏1次。

2. 治疗效果 一般用药1次后，患者膀胱处就有一种欲小便的酸胀感，并开始排尿。2次用药后即通，疗效满意。

3. 讨论 方中黄芪补气固表，利水退肿，托毒排脓，生肌。宣木瓜舒筋活络，祛风湿痹。葱白温经通络。诸药合用益气、通阳、排尿，主治癃闭。中药熏蒸能舒张血管、通达血脉，促进血液、淋巴循环，同时其热作用有杀菌、消炎作用，可增进药物的吸收，故疗效显著。

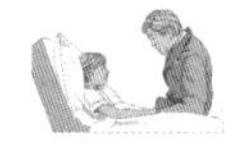

动脉硬化症

动脉硬化是动脉的一种非炎症性病变，可使动脉管壁增厚、变硬，失去弹性、管腔狭小。分为细小动脉硬化，其发生与高血压和糖尿病有关；动脉中层硬化，体检可见颞动脉和四肢动脉变硬、扭曲，动脉收缩压升高；动脉粥样硬化，是动脉硬化中常见的类型，为心肌梗死和脑梗死的主要病因。多数患者都或多或少有心悸、心慌、胸痛、胸闷、头痛、头晕、四肢凉麻、四肢酸懒、跛行、视力降低、记忆力下降、失眠、多梦等临床症状。西医多采用扩张血管、解除血管运动障碍、调节血脂、抗血小板黏附和聚集的药物、溶解血栓药和抗凝药，但常治标不治本。中医认为其病因有阴虚阳亢、风火上扰、血虚血瘀、痰浊瘀血、阻塞清窍，针对病因辨证施治。中药熏蒸治疗此病可促进血液循环，芳香开窍，疗效显著。

方法一

1. 药物组成与方法 采用活血通脉汤内服及中药熏蒸方法。熏蒸法：对脉络寒凝型、脉络血瘀型，用外洗1号方（肉桂30克，羌活30克，附子30克，牛膝20克，红花20克，鸡血藤20克，伸筋草40克，透骨草40克，川芎30克，苏木30克）；对脉络瘀热、脉络热毒型，用外洗2号方（黄连30克，黄柏30克，黄芩30克，栀子15克，蒲公英15克，紫花地丁30克，牡丹皮30克，露蜂房30克，乳香20克，没药30克）。患者躺到熏蒸床上，暴露患处，1日1次，1次50分钟，10天为1疗程。

2. 治疗效果 治疗肢体动脉硬化闭塞症238例，治愈132例，好转80例，无效26例，总有效率89%。本组治疗最短者50天，最长者230天。

3. 讨论 外洗1号方中肉桂补火助阳，散寒止痛，活血通经。附子补火助阳，散寒止痛。羌活散寒，祛风，除湿，止痛。牛膝活血通经，引火（血）下行。红花活血通经，祛瘀止痛。药理实验表明，红花水煎剂、红花苷、红花醌苷对大鼠体外血栓形成有明显抑制效果。鸡血藤活血舒筋，养血调经。伸筋草祛风散寒，除湿消肿，舒筋活络。透骨草、川芎活血，止痛。苏木活血祛瘀。诸药合用用于治疗脉络寒凝型、脉络血瘀型动脉硬化。外洗方2号方中黄芩、黄连、黄柏清热解毒，泻火解毒。栀子泻火除烦，清热利湿，凉血解毒。蒲公英、紫花地丁清热解毒，消肿散结。牡丹皮清热凉血，活血散瘀。露蜂房祛风止痛，消肿。乳香调气活血，定痛。没药散血祛瘀，消肿定痛。诸药合用用于治疗脉络瘀热、脉络热毒型动脉硬化。中药熏蒸可刺激引起患肢毛细血管网充分扩张，外周血容增加迅速，使体内储血重新分布，进而改善血液大循环，以疏通腠理、舒张血管、通达血脉，同时能增进药物的吸收，而随着红花、鸡血藤、川芎等活血化瘀药物的吸收并发挥药效，又使因热效应产生的活血化瘀作用更加突出，故疗效良好。

◆◆方法二

1. 药物组成与方法 常规应用扩血管药物基础上加用自拟温经复脉汤熏蒸。当归尾 25 克，红花 15 克，苏木 15 克，三棱 15 克，丹参 30 克，鸡血藤 20 克，木通 15 克，汉防己 20 克，桂枝 15 克，土牛膝 15 克，伸筋草 20 克，透骨草 20 克，川芎 10 克，蜈蚣 3 条，地龙 10 克，僵蚕 10 克。采用医用智能气疗仪，每日 1 次，每次 30 分钟，治疗温度 40℃。

2. 治疗效果 治疗Ⅱ期闭塞性动脉硬化症 32 例，3 疗程结束后临床观察，治疗效果优 11 例，良 17 例，差 3 例，无效 1 例，总有效率 87%。

3. 讨论 本方中桂枝、僵蚕温经散寒通络。汉防己、木通祛湿以通利血脉。当归尾、红花、丹参、生牛膝、鸡血藤活血通络以止痛，其中鸡血藤又具有引药入络的功效，使药至病所，通经的作用明显增强；川芎为血中之气药，取“气行则血行”之意。三棱、苏木攻逐瘀血。伸筋草、透骨草祛风除湿，舒筋止痛。现代药理研究表明，地龙、蜈蚣有抗凝、降纤、抑制血栓形成的作用；汉防己具有扩张血管的作用，较罂粟碱强而持久；川芎能扩张微动、静脉，降低红细胞黏稠度和血小板聚集性，增强微循环血流。本方集中药力以通为主，气血得行，经脉得通，则血脉流畅。采用熏蒸的方式，在促进局部和周围的血液循环及淋巴循环、改善组织营养的同时，透过中草药煎煮产生的药汽熏蒸患者机体表面，使药物有效成分透过皮肤进入血液循环，发挥其疗效。

筋 瘤

筋瘤是以筋脉色紫、盘曲突起如蚯蚓状、形成团块为主要表现的浅表静脉病变，相当于西医的下肢静脉曲张。好发于下肢，临床表现为筋脉色紫，盘曲突起如蚯蚓状，形成团块，伴有患肢酸胀不适，病久可伴发湿疮、臁疮。西医认为，凡有症状而无手术禁忌证者均应手术治疗，使患者产生肉体痛苦和较重的精神负担。中医认为，其病因有劳倦伤气，治宜补中益气、活血舒筋；寒湿凝筋，治宜暖肝散寒、益气通脉；外伤瘀滞，治宜活血化瘀、和营消肿。中药熏蒸治疗此病疗效较好。

方法

1. 药物组成与方法 地龙50克，苏木50克，红花50克，桃仁50克，蜈蚣4条，穿山甲10克，威灵仙30克，黄芪50克。肢体疼痛甚者加细辛30克，下肢坠胀加苍术30克，局部或周身发热、红肿、胀痛、溃烂加蒲公英30克、紫花地丁30克。将中药饮片加水煎制30分钟，取药液3000毫升用纱布过滤，加入熏蒸仪，每次30分钟，1日1次，10日为1疗程。

2. 治疗效果 中药熏蒸结合中药口服疗法治疗，疗效明显优于单纯口服中药对照组。

3. 讨论 方中地龙、苏木活血化瘀，散结止痛。红花、桃仁、蜈蚣、穿山甲、威灵仙活血化瘀，通络消肿；黄芪补养气血，托毒生肌，扩张血管改善皮肤血液循环，提高免疫功能。中药熏蒸疗法治疗筋瘤，可促进血液和淋巴细循环，以疏通腠理、舒张血管、通达血脉，促进药物吸收，使药物直达病所，达到从脏腑治本，疗效理想。

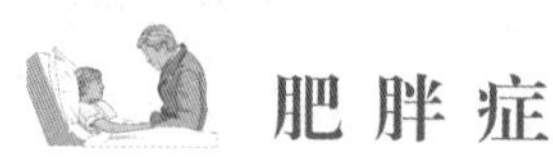

肥胖症

肥胖症是指因体脂增加使体重超过标准体重20%或体重指数[BMI = 体重（千克）/（身高）^{2}（米^2）]大于24的病症。如无明显病因可寻者称单纯性肥胖症；具有明确病因者称为继发性肥胖症。临床表现为体重缓慢增加，若短时间内体重迅速地增加，应考虑继发性肥胖。男性脂肪分布以颈项部、躯干部和头部为主，而女性则以腹部、下腹部、胸部乳房及臀部为主。轻至中度原发性肥胖可无任何自觉症状；重度肥胖者则多有怕热，活动能力降低，甚至活动时有轻度气促，睡眠时打鼾等。西医除建议患者适当控制进食量，避免高糖、高脂肪及高热量饮食，经常进行体力劳动和锻炼外，通过检查确定病因。用西药治疗，常产生一些副作用。中医认为其病因有痰湿阻滞、胃火炽盛等，针对病因病机辨证治疗。运用中医药理论中药熏蒸治疗本病，效果较好。

◆◆方法一

1. 药物组成与方法 生大黄30克，决明子30克，细辛6克，茯苓30克，薏苡仁30克，泽泻30克，藿香30克，冬瓜皮30克，丝瓜络30克，玉米须20克，番泻叶30克，木瓜20克，荷叶5克，艾叶10克。中药熏蒸气疗仪治疗，每周3次，隔天治疗1次，5周为1疗程。

2. 治疗效果 针灸治疗并且配合中药熏蒸气疗仪治疗成

人单纯性肥胖症73例，2疗程后，显效58例，有效11例，无效4例，显效率79%，总有效率94%。

3. 讨论 方中大黄攻积滞，清湿热祛瘀。决明子润肠通便。细辛祛风，散寒，行水。茯苓、泽泻渗湿利水。薏苡仁健脾渗湿，除痹止泻。藿香祛暑解表，化湿和胃。冬瓜皮、番泻叶、玉米须、荷叶利水利尿。丝瓜络通络，活血，祛风。木瓜和胃化湿。诸药合用疏通经络，清除多余脂肪。药物熏蒸使皮肤毛细血管扩张，促进血液及淋巴液的循环和新陈代谢，被熏蒸部位的局部温度高于身体其他部位，具有高温的特点；熏蒸时有大量水蒸气出现，带有高湿的特点，可促使体内水分排出，消耗多余能量，治疗肥胖症效果显著。

◆◆方法二

1. 药物组成与方法 玉米须、冬瓜皮各40克，茯苓、木瓜各20克，大黄、白芷、益智仁、荷叶、细辛各10克，番泻叶30克。临证时辨证加减。熏蒸前将草药松软装入脱脂纱布袋，扎封口，浸泡2~4小时，舱内温度38~42℃为宜，发汗期温度略高2℃左右，发汗持续时间要视具体情况而定。

2. 治疗效果 给予轻度低热卡饮食及增加有氧运动基础上配合中药熏蒸治疗12周，减重（4.34±1.07）千克，效果优于单纯给予轻度低热卡饮食及增加有氧运动组。

3. 讨论 方中冬瓜皮、番泻叶、玉米须、荷叶利水利尿。茯苓渗湿利水。木瓜和胃化湿。大黄攻积滞，清湿热祛瘀。白芷消肿排脓，燥湿。益智仁温脾暖肾。细辛祛风，散寒，行水。诸药合用疏通经络，舒缓疲劳，排除毒素，清除多余脂肪，保健美肤。中药熏蒸可促进血液循环和新陈代谢，具有高温、高湿的特点，配合中药加速体内水分排出，消耗多余脂肪，治疗肥胖症效果理想。

肝　炎

肝炎是肝脏的炎症，通常是指由多种致病因素如病毒、细菌、寄生虫、药物、酒精等，侵害肝脏，使肝脏细胞受到破坏，肝脏的功能受到损害，引起身体一系列不适症状，以及肝功能指标的异常。根据病因来分，可以分为病毒性肝炎、药物性肝炎、酒精性肝炎、中毒性肝炎等；根据病程长短来分，可以分为急性肝炎、慢性肝炎等；根据病情轻重程度，慢性肝炎又可以分为轻度、中度、重度等。临床表现有食欲不振，厌食油腻食物，恶心，呕吐，全身倦怠乏力，发热，腹痛及腹泻，上消化道出血，黄疸，肝脾大和压痛，面色发灰，腹水水肿及蜘蛛痣，食管静脉曲张等。西医对此无疗效理想的药。中医称为“黄疸”“湿阻”，认为其主要病因是正气不足，由于饮食不节，损伤了脾胃而不能化湿，湿热内生，困脾伤肝，造成肝胆脾胃不和，从而加剧了对正气的损伤，导致了肝炎的发生。治以清热利湿，活血解毒。中药熏蒸运用中医药理论治疗本病，效果显著。

方法一

1. 药物组成与方法　麻黄连翘赤小豆汤加防风、白鲜皮、地肤子、薄荷等药。将药用布袋系好放在自行改装的消毒锅内层，用水浸泡1小时，通过夹层的高压汽化成雾状药汁，再由管道送入药浴室内熏蒸。每人每次熏蒸15～20分钟，每周3次，以汗出透为宜，然后用清水冲洗干净。

2. 治疗效果　在用西药甘利欣治疗基础上加用中药熏蒸治疗淤胆型肝炎30例，显效18例，有效11例，无效1例，总有效率97%。

3. 讨论 伤寒热在里，身必黄，麻黄连翘赤小豆汤必主之，加用茵陈、薄荷、地肤子、白鲜皮等，清热利湿，祛风杀虫，从而达到宣表通里，清上利下，驱邪外出的目的。中药熏洗可促进血液和淋巴循环，其温热作用可驱散五脏六腑的“毒气”“邪气”，开通汗腺、毛孔，使体内水分、湿热之毒迅速排出体外，在退黄止痒、清热利湿等方面有着非常显著的疗效。

方法二

1. 药物组成与方法 茵陈30克，干姜10克，党参10克，白术10克，制附片5克，制大黄10克。上方加水3000毫升，煎煮30分钟后，去渣取汁，兑入开水3000毫升，先以热汽熏蒸周身，待水不烫时洗浴全身。每次30分钟，每日1次，每剂可浸2次，7~10日为1疗程。

2. 讨论 方中茵陈、附子并用，以温化寒湿退黄；党参、白术、干姜健脾益气温中；制大黄利湿退黄，活血化瘀。全方共奏温化寒湿、健脾益气、化瘀退黄之功，对黄疸日久、湿浊瘀阻、脾胃气虚者尤宜。中药熏洗的热作用刺激可引起周身体表毛细血管网充分扩张、开放，外周血容迅速增多，导致体内储血重新分布，改善模型动物血液流变学，降低血液黏滞度和改善微循环，故疗效理想。

方法三

1. 药物组成与方法 红花10克，川芎10克，香附10克，柴胡10克，赤芍10克，青皮10克，陈皮10克，木香10克。上药加水3000毫升，煎煮20分钟，去渣取汁，倒入浴盆中，兑开水2500毫升后，先以热汽熏蒸周身，待水不烫时洗浴全身。每次30分钟，每日1剂，浸浴2次，7日为1疗程。

2. 讨论　方中红花养血活血，化瘀通络；赤芍凉血活血，化瘀止痛；川芎为血中气药，既能养血活血，又能行气止痛；在此基础上，又加入香附、柴胡、青皮、陈皮、木香行气活血止痛。全方合用，使瘀血消散，气机通畅，气血调和，胁痛缓解。方中芳香药物较多，利用中药熏洗，中药的芳香性、挥发性成分对人体表数以百万计的汗孔、毛囊、皮脂腺等组织有很好的亲和性，在温热状态下，十分有利于这些中药粒子的通过和进入，且随着香附、柴胡、青皮、陈皮、木香等活血化瘀理气药物的吸收并发挥药效，又使因热效应产生的活血化瘀作用更加突出，符合中医“治湿要化瘀”的精神，疗效满意。

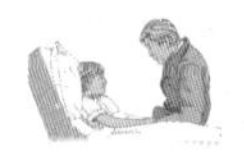

糖尿病周围神经病变

临床上糖尿病周围神经病变，最常累及的有股神经、坐骨神经、正中神经、桡神经、尺神经、腓肠神经及股外侧皮神经等。临床早期症状以感觉障碍为主，但电生理检查往往呈运动神经及感觉神经均有累及，呈对称性疼痛和感觉异常，有麻木、蚁行、虫爬、发热、触电样感觉，往往从远端脚趾上行可达膝上，下肢症状较上肢多见，严重的病例可出现下肢关节病及溃疡，痛呈刺痛、灼痛、钻凿痛，似乎在骨髓深部作痛，有时剧痛如截肢痛，呈昼轻夜重。有时有触觉过敏，甚则不忍棉被之压，须把被子支撑起来。当运动神经累及时，肌力常有不同程度的减退，晚期有营养不良性肌萎缩。周围神经病变可双侧，可单侧，可对称，可不对称，但以双侧对称性者多见。跟腱反射、膝腱反射减弱或消失，震动觉减弱或消失，位置觉减弱或消失，尤以深感觉减退为明显。可导致阳痿、不育、尿失禁，尿淋漓不尽，下腹胀痛、尿频、尿急、尿痛而无力排尿，上腹不适，食欲减退，食后腹胀，甚则恶心呕吐，便秘或腹泻，往往感下肢寒冷，上半身、颈、头部常呈代偿性多汗。根据临床表现不同，西医将其分为对称性多发性周围神经病变、糖尿病性假性脊髓痨、糖尿病性肌病（或称糖尿病性肌萎缩症），西医至今缺乏特异性病因疗法。中医称为“消渴病痹痿”，认为其病因有气血亏虚、气滞血瘀、肝肾亏虚、湿热阻络等。中药熏蒸采用中医辨证论治，疗效较好。

◆◆方法一

1. 药物组成与方法 黄芪30克，当归30克，白芍15克，红花20克，牛膝30克，鸡血藤30克，桂枝30克，木瓜20克，威灵仙20克，独活15克，伸筋草30克，桑寄生20克。将中药放于蒸治罐内，打开开关，使蒸气温度控制在40～60℃，据患者的耐受程度调节，30分钟/次，2次/天，10天为1疗程。

2. 治疗效果 中药熏蒸治疗2型糖尿病周围神经病变48例，痊愈28例，显效11例，好转5例，无效4例，痊愈率58%。

3. 讨论 方中黄芪、当归、白芍补气养血敛阴以滋养肝肾。红花、牛膝、鸡血藤活血通络。桂枝、木瓜温经通络。威灵仙、独活、伸筋草、桑寄生祛风除湿，舒筋活络，强筋壮骨。全方具有补气养血，滋养肝肾，祛风除湿，通络止痛之功效。而通过蒸气能促进血液循环，改善毛细血管通透性，使中药直达病所，营养某一病变神经组织，缩短疗程，效果显著。

◆◆方法二

1. 药物组成与方法 生川乌10克，生草乌10克，全当归15克，透骨草30克，川芎12克，花椒10克，赤芍15克，白芥子6克，土鳖虫30克，鸡血藤30克。将上药纳入布袋中，煎沸后文火煎煮30分钟，将煎出的药液倒入盆中。乘热将患处置于盆沿上进行熏蒸。待药汁温后浸泡患处，1天1~3次，每次30分钟。

2. 治疗效果 治疗60例，总有效率90%，显效率48%。

3. 讨论 方中川乌、草乌、花椒、白芥子能温通经络，祛风除湿。当归、赤芍、土鳖虫、川芎、透骨草、鸡血藤可补血活血通络。而且白芥子、透骨草外洗尚有引药透入经络血脉而活血止痛。采取熏蒸浸洗的方法，使药物通过皮肤的浸透直达病所，从而改善局部的血液循环，迅速缓解症状，有的患者熏洗2~3次即可见效。

方法三

1. 药物组成与方法 川乌10克，熟附子12克，麻黄10克，木瓜20克，桂枝15克，牛膝15克，海桐皮12克，防风12克，黄芪30克，独活15克，威灵仙30克。将预先准备好的中草药倒入蒸锅内，加1500~2000毫升水煮沸，扶患者躺在熏蒸机上熏蒸，四周密封，头面部暴露，1次/天，40分钟/次，7天为1疗程，连续熏蒸1~2疗程。

2. 治疗效果 中药熏蒸辅助治疗40例，完全缓解17例，明显缓解13例，轻度缓解9例，有效率98%。

3. 讨论 方中川乌祛风除湿，温经止痛。附子药性温热，能祛除寒湿，因此对风湿痹痛属于寒气偏胜者，有良好的散寒止痛作用，常与桂枝等品合用。桂枝、木瓜温经通络。麻黄发汗散寒，利水消肿。牛膝活血通络。威灵仙、独活祛风除湿，舒筋活络，强筋壮骨。防风祛风解表，胜湿止痛，止痉定搐。海桐皮祛风湿，通经络。黄芪益气固表。诸药合用祛风除湿，通经活络，散瘀消肿，活血止痛。中药熏蒸能疏通腠理、舒张血管、通达血脉、促进血液循环的同时能增进药物的吸收，因热效应产生的活血化瘀作用更加突出，药法结合，收效理想。

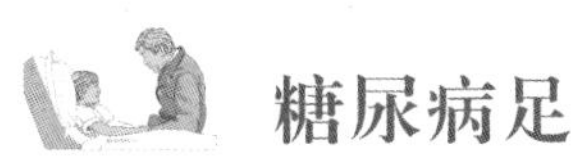

糖尿病足

糖尿病足是指因神经病变而失去感觉和因缺血而失去活力，合并感染所致，导致下肢感染、溃疡形成和（或）深部组织的破坏。在临床上表现为下肢水肿、发黑、腐烂、坏死，形成足部坏死，伴有足部发凉、麻木、疼痛、间歇性跛行，易出现骨折、关节脱位和半脱位，足部小肌肉萎缩，由于长期无对抗性牵拉，形成爪状足趾，深感觉消失和关节运动反射障碍。中医称“脱疽”，认为病因病机是气虚阳衰寒凝，气虚不能帅血，阳衰不能温煦，寒凝则血液瘀滞不行，肢端失养，加之瘀而产热，湿热下注，久之则肢端坏死而成脱疽。西医除降糖、保持足部卫生外，对此无特异性治疗。中药熏蒸借助其热作用，温通经脉，使药物直达病所，故疗效良好。

◆◆方法一

1. 药物组成与方法 当归、川芎、红花、牛膝、羌活、独活、八角枫、白芷、桂枝、伸筋草、干姜、蔓荆子、川乌、草乌各20克。上方诸药加水2000毫升煎煮至1000毫升后倒入足疗雾化桶中，加热形成蒸气。患者双下肢置于足疗桶内，膝关节上面覆盖毛巾被。调节温度，熏蒸30～60分钟，直至双下肢皮肤发红，全身微汗出为度。每天1次，10次为1疗程。

2. 治疗效果 治疗100例，治愈15例，显效20例，好转65例，无效0例，总有效率100%。

3. 典型病例 患者，女，61岁，患2型糖尿病10年，双下肢麻木刺痛2年余，加重3个月。曾用过维生素B_1片、弥可保和血塞通胶囊口服，疼痛不减。也曾间断做过针灸、理疗和热水泡脚等，仍觉脚尖疼痛麻木。检查患者血糖较高，空腹血糖在10~12mmol/L，餐后血糖高达15~18mmol/L，考虑磺脲类降糖药失效，改为胰岛素诺和灵30R注射治疗，每天30U，分2次注射。治疗1个月以后患者空腹血糖<7mmol/L，餐后血糖在10mmol/L以内。给予上方中药熏蒸足疗6疗程，患者双下肢麻木刺痛症状全部消失，随访半年未见复发。

4. 讨论 方中当归补血活血。川芎辛温香燥，走而不守，既能行散，上行可达颠顶；又入血分，下行可达血海，活血祛瘀作用广泛。红花、牛膝活血通经，散瘀止痛。羌活、独活、八角枫皆能逐风胜湿，透关利节。白芷祛风散寒，通窍止痛，消肿排脓。桂枝温经通脉，助阳化气，散寒止痛。伸筋草祛风散寒，除湿消肿。干姜温中散寒，回阳通脉。蔓荆子疏散风热。川乌、草乌祛风除湿，温经止痛。诸药合用共奏祛风除湿、活血消肿止痛之功。中药熏蒸能疏通腠理、舒张血管、通达血脉、促进血液循环的同时能增进药物的吸收，其热效应配合活血化瘀药当归、川芎、红花、牛膝和温通经络药羌活、独活、八角枫、白芷、桂枝、伸筋草、干姜、蔓荆子、川乌、草乌产生的活血化瘀、温经通络作用更加突出，故疗效满意。

◆◆方法二

1. 药物组成与方法 桂枝15克，红花15克，透骨草10克，鸡血藤20克，乳香10克，没药10克，花椒15克。用法：使用中药熏蒸治疗仪，取上方加水煮沸后改文火熬制30分钟，取汤汁800毫升置于中药杯内，将气流开关打开，调节蒸气温度为39~41℃，当气流温度达到设定温度时，患者取坐位将患肢放入治疗桶中。整个熏蒸过程约30分钟。

2. 治疗效果 在对照组治疗护理的基础上，配用中药煎汤熏蒸治疗糖尿病高危足35例，显效13例，有效7例，总有效率64%。

3. 讨论 方药桂枝、红花、透骨草、鸡血藤、乳香、没药、花椒，可达到活血祛瘀、清热解毒、散寒通滞之功效。在中药熏蒸的热力协作下较易穿透皮肤屏障进入体内，从而使中药性能得到充分发挥。实践证明，在糖尿病综合治疗的基础上，应用中药熏蒸治疗糖尿病高危足有确切疗效，其简便易行，对防止病情的发展有积极的作用。

方法三

1. 药物组成与方法 透骨草、伸筋草、鸡血藤、苏木、当归、乳香、没药、川芎各20克，徐长卿30克，冰片1克。若下肢皮肤红肿者加金银花、连翘各30克。将熏蒸方中药饮片装入纱布袋中，置于药箱加热至60～70℃，糖尿病高危足患者取坐位将患肢放入治疗仪器中，熏蒸温度为48℃左右，每次20分钟，每日1次，20天为1疗程。

2. 治疗效果 治疗28例，显效12例，有效11例，无效5例，总有效率82%。

3. 讨论 方中透骨草、伸筋草、鸡血藤、苏木、徐长卿、川芎活血通络，舒筋止痛。乳香、没药活血止痛，消肿托毒，舒经散寒。金银花、连翘清热解毒，消肿止痛。冰片辛香走窜，助诸药直达病所。诸药配伍，可达到活血祛瘀、清热解毒、散寒通滞之功效。方中所选药物大多气味浓烈，含有大量挥发油成分，因此中药熏蒸的高温作用可协助药物较易穿透皮肤屏障进入体内，从而使中药性能得到充分发挥。

失　眠

失眠是指无法入睡或无法保持睡眠状态，导致睡眠不足的疾病，又称入睡和维持睡眠障碍。临床表现有入睡困难，睡眠深度或频度过短，多梦，早醒及睡眠时间不足或质量差，仍有疲劳感等，常见导致失眠的原因主要有环境原因、个体因素、躯体原因、精神因素、情绪因素等。按严重程度分轻度：偶发，对生活质量影响小；中度：每晚发生，中度影响生活质量，伴一定症状（易怒、焦虑、疲乏等）；重度：每晚发生，严重影响生活质量，临床症状表现突出。按周期分：短暂性、短期性、长期性（又称慢性失眠），慢性失眠又分为原发性和继发性。根据传统中医理论，属中医“不寐”范畴，其原因主要为气血亏虚、阴阳失调等，根据病因不同分为肝郁化火、痰热内扰、阴虚火旺、心脾两虚、心胆气虚。西医一般用安定类药物治疗，但对药物依赖性强。运用中药熏蒸疗法，取效较好。

◆方法一

1. 药物组成与方法　雁日红 300 克，夜交藤 300 克，丹参 50 克，苦参根 300 克。加水 3000 毫升煎至 1500 毫升分瓶装，每瓶 500 毫升，每次 250 毫升以及 5% 薄荷酯 2 毫升加入头罩式焗油机进行熏蒸治疗，每天 2 次，12 天为 1 疗程。

2. 治疗效果　中药熏蒸疗法治疗失眠症 41 例，痊愈 17 例（睡眠恢复正常），好转 21 例（睡眠质量改善，睡眠时间延长），无效 3 例（睡眠质量及时间无任何改善）。其中治疗 5 天后睡眠明显改善者达 30 例。本组总有效率 93%，治疗期间无不良反应。

3. 典型病例 方某，女，44 岁。以反复入睡困难、睡而易醒 12 年、加剧至整夜不能入睡 1 个月为主诉，于 2005 年 1 月 5 日入院。12 年来患者入睡困难，睡而易醒，醒后不能入睡，曾到地区医院查颅脑 CT 未发现异常，查脑电图示正常。曾反复就诊于地区医院、县医院，予镇静药口服，症状好转，睡眠时间延长，但停药后上症又发，且不断加大镇静药剂量，直至 1 个月来症状加剧，整夜不能入睡，头晕乏力，入院时症见神疲乏力，头晕思睡，舌淡红苔白腻脉弦。体格检查未发现明显阳性体征。中医诊断为不寐，西医诊断为失眠症。入院后予安神熏剂熏蒸，停用其他药物。熏蒸开始前几天晚上不能入睡时予安定肌注，4 天后患者睡眠转佳，不用镇静剂即能入睡，且睡眠时间不断延长，病人感觉精神好转，头晕消失。12 天后睡眠恢复正常，观察 1 周后痊愈出院，随访 13 个月，无复发。

4. 讨论 熏剂中以民间治疗失眠验方雁日红为主，取其宁心安神之效；夜交藤，味甘，性平，归心、肝经，取之养心安神之效，与丹参配伍，增强养血安神之功。苦参专治心经之火，本方亦取之清心火以奏安神之功。薄荷酯作为药引，引药入里，共奏其效。中药熏蒸疗法直接作用于头部，药物经头皮吸收，直接作用于脑，疗效迅速。

◆◆方法二

1. 药物组成与方法 熟地黄 20 克，山药 20 克，茯苓 15 克，牡丹皮 15 克，山茱萸 30 克，五味子 25 克，枸杞子 15 克，酸枣仁 15 克，柏子仁 15 克，当归 15 克，龙齿 30 克，朱砂 10 克，黄连 15 克，炙甘草 10 克。患者躺在治疗舱内（头露舱外），温度控制在 39 ~ 43℃，每次 20 分钟，每日熏蒸 1 次。

2. 治疗效果 中药熏蒸加针刺治疗失眠症38例，痊愈22例，显效9例，好转4例，有效率92%。

3. 讨论 方中熟地黄养血滋阴，补精生髓。山药、山茱萸、牡丹皮、枸杞子配伍，可治肾阴不足。茯苓合朱砂、酸枣仁、柏子仁、远志、五味子共奏宁心安神之功。黄连清虚热。龙齿镇静安神。炙甘草具安神之功又具调和诸药之效。上药合用共同完成补肾宁心之功。熏蒸使中药雾化气体中的药物离子直接作用于全身皮肤，通过神经体液装置系统而调节神经中枢、内分泌及免疫系统，达到迅速调整人体脏腑气血和免疫功能，从而改善睡眠。

◆◆方法三

1. 药物组成与方法 夜交藤、雁日红、苦参根、丹参、酸枣仁、茯神、柏仁各100克，加水至3000毫升，煎至1500毫升。每次以上药250毫升及5%薄荷酯2毫升加于头部熏蒸治疗仪内，进行头部熏蒸，每次治疗时间为30分钟，每天2次，7天为1疗程。

2. 治疗效果 共治疗30例患者，痊愈5例，显效者12例，好转者11例，无效者2例。并且无一人主诉有不适反应，未出现头晕、乏力、疲倦等症状。

3. 讨论 夜交藤具有养血安神的作用，丹参具有镇静作用，对中枢神经系统有明显的抑制作用。酸枣仁甘酸而平，具有养血安神的作用，能补肝胆、养心营，除虚烦而安神。有明显的镇静催眠作用，能镇痛、降血压，为养血要药，雁日红对改善人体的睡眠亦具有良好的作用。诸药协同，共同改善患者的睡眠状况，通过中药的头部直接熏蒸，调和气血、阴阳，使气血和顺，阴阳协调，在一定程度上既可免除镇静安眠药所致的各种不良反应，同时应用简单方便，无服食中草药的苦涩口感。根据实验研究的结果，使用本方熏蒸治疗失眠，具有和镇静安眠的苯二氮类药同等的治疗效果。

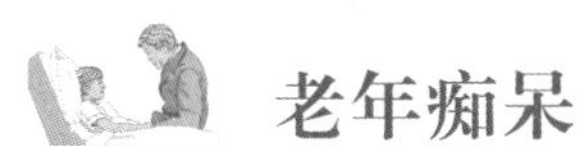

老年痴呆

老年痴呆症又称阿尔茨海默病，是一种进行性发展的致死性神经退行性疾病，临床表现为认知和记忆功能不断恶化，日常生活能力进行性减退，并有各种神经精神症状和行为障碍，失语、失认或失用和非认知性精神障碍。起病在65岁以前者旧称老年前期痴呆，或早老性痴呆，多有同病家族史，病情发展较快，颞叶及顶叶病变较显著。根据疾病的发展和认知功能缺损的严重程度，可分为，轻度：语言功能轻度受损，日常生活中出现明显的记忆减退，特别是对近期事件记忆的丧失，时间观念产生混淆，在熟悉的地方迷失方向，做事缺乏主动性及失去动机；中度：常常忘记最近发生的事及人名，不能继续独立地生活，个人自理能力下降，需要他人的协助，如上厕所、洗衣服及穿衣等，出现无目的的游荡和其他异常行为，在居所及驻地这种熟悉的地方也会走失等；重度：不能独立进食，不能辨认家人、朋友及熟悉的物品，明显的语言理解和表达困难，行走困难，大、小便失禁。西医常采用改善胆碱神经传递药物、改善脑血液循环和脑细胞代谢的药物、钙拮抗剂等，但疗效不明显。中医认为，其病因是肝肾不足、气血亏虚，治以滋补肝肾、益精健脑。中药熏蒸治疗此病，改善血液循环，活血化瘀，开窍醒目，疗效显著。

◆◆方法一

1. 药物组成与方法 制首乌35克，夜交藤、熟地黄各30克，刺五加25克。将上述药加清水2000毫升，煎至水剩1500

毫升，去渣取汁，先熏蒸，待温度适宜时泡洗双脚，每晚临睡前泡洗一次，每次40分钟，20天为1疗程。

2. 讨论 方中制首乌补肝肾、益精血、乌须发、强筋骨，实验结果表明何首乌可减轻人体衰老，消除自由基对机体的损伤，延缓衰老和疾病的发生。夜交藤养心，安神。熟地黄滋阴补血，益精填髓。刺五加补肝肾，强筋骨。诸药合用共奏养心安神，益精血之功。中药熏蒸是利用皮肤生理特性，使药物通过皮肤表层吸收，角质层渗透和真皮层转运进入血液循环而发挥药效，可疏通经络、益气养血，调节机体阴阳平衡，从而达到治疗疾病之目的。

◆◆方法二

1. 药物组成与方法 丹参、山药各50克，远志、五味子各25克。将上述药加清水适量，煎煮30分钟，去渣取汁，与2000毫升开水一起倒入盆中，先熏蒸，待温度适宜时泡洗双脚，每天早、晚各一次，每次40分钟，20天为1疗程。

2. 讨论 方中丹参清心除烦，养血安神。山药健脾补肺，益胃补肾，长志安神，补而不滞，不热不燥，能补脾气而益胃阴。远志安神益智，用于心肾不交引起的失眠多梦、健忘惊悸、神志恍惚。五味子益气生津，补肾宁心。诸药合用养血安神益智。中药熏蒸可调和气血阴阳，使气血和顺、阴阳协调，可活血醒脾，疗效良好。

◆◆方法三

1. 药物组成与方法 黑豆100克，枸杞子20克，小红枣20枚。将上述药加清水适量，煎煮30分钟，去渣取汁，与2000毫升开水一起倒入盆中，先熏蒸，待温度适宜时泡洗双脚，每天一次，每次40分钟，10天为1疗程。

2. 讨论 方中黑豆益精明目，养血，黑豆含有丰富的抗氧化剂——维生素 E，能清除体内的自由基，减少皮肤皱纹，达到养颜美容、保持青春的目的。枸杞子滋补肝肾、益精明目，药理实验中枸杞子提取液可明显抑制肝 LPO 生成，并使血中谷肽过氧化物酶活力和红细胞超氧化物歧化酶（SOD）活力提高，表明枸杞子提取液具有延缓衰老作用。小红枣补气养血安神。诸药合用养血安神，滋补肝肾。熏蒸疗法可改善模型动物血液流变学，降低血液黏滞度和改善微循环，有神经、经络调节作用，可促进药物的体内传输，故收效较好。

颈性眩晕

颈性眩晕是指颈椎及有关软组织（关节囊、韧带、神经、血管、肌肉等）发生器质性或功能性变化所引起的眩晕，亦称椎动脉压迫综合征。是由于来自上颈椎本体感受器的不正常冲动传入前庭核所致。临床表现为眩晕、颈和（或）枕痛、颈神经根压迫症状、咽异物感、恶心、呕吐、耳鸣、视物不清等，改变体位尤以扭转头部时眩晕加重，严重者可发生猝倒。但一般不伴有意识障碍，假性心绞痛，心肌缺血，汗腺分泌障碍，局部肢体或半侧身体多汗或少汗，消化功能障碍等症。分为典型性眩晕、非典型性眩晕。西医治疗用前庭镇静剂，或普鲁卡因椎旁注射，或以颈椎外科治疗为主，包括颈石膏固定，颈牵引及必要时手术，操作麻烦，效果不太理想。中医称之为“项痹”，认为其病因多由气虚下陷，清阳不升，脑窍失养所致，以补益中气、提升清阳为治则，或瘀血阻络及风寒湿邪侵袭所致，以祛风祛湿、活血化瘀为治则。中药熏蒸治疗以中医辨证论治为出发点，采用活血化湿、补气升阳等治法治疗本病，收效显著。

◆◆方法一

1. 药物组成与方法 独活、羌活、牛膝、当归、秦艽、白芍各15克，桑寄生、杜仲、木瓜、鸡血藤、熟地黄各20克，桂枝、山药、甘草各10克。将上药装入纱布袋后煎煮30分钟。先用药液蒸气熏蒸颈部，待温度适宜后，将药袋敷于患处。1次/天，每次30分钟，10～15天为1疗程。

2. 治疗效果 综合疗法治疗颈性眩晕22例，痊愈（症状消失，能正常工作生活）13例，好转（症状基本消失，仅在劳累时偶有发作）7例，有效（症状有所减轻或改善，偶有发作，病情不稳定）2例，无效（症状无变化）0例。

3. 典型病例 陈某，男，45岁。颈部不适伴眩晕1周，加重2天。诉1个月前出现颈部不适，间断性眩晕，伴有恶心、呕吐，尤以颈部转动时症状加重，查：双侧颈肌僵硬，旋转实验阳性。颈椎X线片示：颈椎生理前突变浅，钩椎关节增生，各椎间隙不等。脑血流图示：双侧椎基底动脉供血不足。耳前庭实验阴性。诊断：颈椎病（椎动脉型）。治以舒筋通络，用上法治疗15天，临床症状消失，复查X线片示颈椎生理前凸恢复。

4. 讨论 方中羌活、独活、杜仲、牛膝、当归活血化瘀止痛；木瓜、鸡血藤、桂枝、秦艽通经活络；熟地黄、白芍、山药、甘草养肝益肾。中药熏蒸与热敷患处可使药物直接作用于颈部，解除筋肉痉挛，并可改善局部血液循环，促进炎性吸收。

◆◆方法二

1. 药物组成与方法 葛根、丹参、川芎、木瓜、白芍、当归、黄芪、天麻、半夏等药材，加入治疗机内，蒸气温度35～45℃，每次30分钟，1天2次，7天为1疗程。

2. 治疗效果 中药熏蒸为主综合治疗颈性眩晕100例，治愈68例，显效18例，好转11例，无效3例。总有效率97%。

3. 典型病例 马某，女，68岁，以头晕2个月，加重2天就诊。给予中药熏蒸配合手法牵引；同时静脉点滴5%葡萄糖注射液+丹参30毫升，葛根素100毫升；口服西比灵50毫克，1天1次，睡前服。治疗3天症状缓解，1周后痊愈出院。半年后随访未曾复发。

4. 讨论 熏蒸方中，葛根解肌散发，扩张血管，增加血流量。天麻平肝潜阳。半夏燥湿化痰。木瓜、白术、甘草缓急止痛，缓解平滑肌痉挛，扩张血管。川芎行气止痛，抑制平滑肌收缩，扩张血管。当归、黄芪益气补血。丹参活血养血，改善微循环。桂枝升举阳气，引药上行。淫羊藿、秦艽、川乌、草乌祛风散寒，除湿通络。杜仲、川续断、熟地黄补益肝肾，填精补髓。诸药合用，共奏益气养血、舒筋通络、平肝潜阳、滑利关节之功效。熏蒸借助热力和药力作用于患处，透皮吸收，能直达病所促进病变部位血液循环，消除关节周围软组织水肿，使肌肉韧带等炎症消退，改善局部血液循环，从而使椎－基底动脉供血得到改善，眩晕诸症得以缓解或消失。

◆◆方法三

1. 药物组成与方法 当归30克，桑寄生18克，羌活、独活各30克，桃仁20克，红花10克，苏木15克，荆芥50克，防风30克，前胡30克，千年健50克，生乳香30克，生没药30克，透骨草50克，伸筋草50克，生大黄20克，生山栀20克，生黄柏25克，白芷25克，细辛10克，艾叶50克，海桐皮 30 克，五加皮 30 克，桂枝 15 克，冰片 3 克。夏季 1 天 1 换，冬季可用 2 ~ 3 天。采用熏蒸治疗仪，温度 45 ~ 60℃，时间 30 ~ 40 分钟，1 天 1 次，10 次为 1 疗程。

2. 治疗效果 治疗颈源性眩晕 112 例，治愈 83 例，其中 1 疗程治愈 37 例，2 疗程治愈 42 例，3 疗程治愈 2 例；显效 20 例，有效 6 例，无效 3 例。治愈率 74%，治显率 91%，总有效率 97%。

3. 典型病例 孙某，女，51 岁。发作性眩晕、行走不稳 15 年，遇天气炎热或劳累时加重，发作时需绝对卧床，头颈不能转动，目不能睁，汗出，胸闷，待熟睡醒后可见症状消减。用上述方法治疗 2 疗程，偶有轻度发作，休息 5 ~ 10 分钟即可坚持工作。手法治疗 27 次时诱出寰枢关节钝性弹响（侧颈加力旋转复位法），查枢椎两侧横突对称，压痛消失，全此眩晕已除。治疗 3 疗程，复查 X 线片示寰枢椎关节正常。随访 2 年，劳累时偶有头昏困乏不适，但眩晕等症状未见复发。

4. 讨论 羌活、独活、荆芥、防风、前胡、细辛、桂枝等祛风胜湿之药，改善血管活性，促进局部微循环的灌注。生乳香、生没药、苏木、桃仁、红花等活血化瘀之剂以降黏、抗凝。当归、桑寄生、千年健、五加皮等补肝肾，强筋骨之药，恢复细胞活性，共同达到促进挛缩变性软组织的营养修复目的。生大黄、山栀、黄柏、白芷等清热化湿之药，促进局部炎性物质、病理代谢产物的降解和代谢，降低局部组织压，而奏标本兼治之效。且药多芬芳，气味宜人，故药力深透，尚借中药熏蒸热疗的组织穿透性，直接作用于病变局部，达到祛风胜湿、活血散肿、通络舒筋缓急之目的。此方既能有效地改善软组织血供，又能缓解反应性肌紧张，逆转组织变性。

冠心病

冠心病是冠状动脉性心脏病的简称，是一种最常见的心脏病，是指因冠状动脉狭窄、供血不足而引起的心肌功能障碍和（或）器质性病变，故又称缺血性心脏病。临床症状表现胸腔中央发生一种压榨性、烧灼样的疼痛，并可迁延至颈、颔、手臂、后背及胃部，伴有眩晕、气促、出汗、寒战、恶心及昏厥，严重患者可能因为心力衰竭而死亡。根据其临床症状，冠心病可分为6型：隐匿型、心绞痛型、心肌梗死型、心肌缺血型、心力衰竭型、猝死型，其中最常见的是心绞痛型，最严重的是心肌梗死和猝死两种类型。西医多用硝酸酯类、抗血小板制剂等治疗，有时用冠状动脉搭桥术、支架介入术治疗，但费用高、风险大。本病属中医“胸痹”“心痛”“真心痛”“心络痛”的范畴，中医认为其病因病机为气滞、寒凝、痰浊、瘀血等阻滞心脉，致心脉痹阻，气滞血瘀而发病，治以调和阴阳、温补阳气、疏通气血。中药熏蒸有加速血液循环、通血脉、温四肢、活血化瘀作用，故治疗效果理想。

方法一

1. 药物组成与方法 薤白、瓜蒌、半夏各30克，白胡椒、细辛各9克，丹参30克，乳香、没药、冰片各9克，上药加清水1500毫升，煎沸10分钟后，将药液倒入脚盆内，对准心前区熏蒸，待温度适宜时浸泡双脚30分钟。每日2～3次，10日为1疗程。

2. 讨论 方中薤白通阳散结、行气导滞，药理实验表明薤白醇提取物抑制实验性动脉粥样斑块形成作用强于PGE1，表明薤白醇提物是一种防治血栓性心血管疾病的良药。瓜蒌宽胸散结，药理实验表明瓜蒌皮水煎剂对药物诱发的心律失常有一定的抑制作用。半夏消痞散结。白胡椒温中散寒止痛。细辛挥发油能明显增加豚鼠离体心脏的冠脉流量，并能降压，而煎剂能升压。丹参活血调经，祛瘀止痛，清心除烦，养血安神。乳香、没药调气活血，定痛。冰片通诸窍，散郁火，消肿止痛。诸药合用共奏养心安神，活血止痛之功。中药熏蒸可促进体表血液循环，以此改善血液大循环，加快体内新陈代谢，携带活血化瘀、温经药物直达病所，使药物快速奏效，故疗效良好。

方法二

1. 药物组成与方法 党参18克，五爪龙（又名五叶藤、赤葛）50克，法半夏、竹茹各10克，橘红、枳实各6克，白术、伏苓、山楂各15克，甘草5克。上药水煎，去渣取液，与1500毫升开水同入脚盆中，乘热熏蒸头面部、心胸部，待温度适宜时浸泡双脚。每日1次（秋冬季可每天2次），每次20~40分钟，10日为1疗程。

2. 讨论 方中党参补中，益气，生津。药理实验表明党参有增强心肌收缩力，增加心输出量，抗休克的作用。五爪龙清热解毒，活血散瘀，利尿。橘红、枳实、法半夏、竹茹清热燥湿，理气化痰。白术健脾益气，燥湿利水。茯苓利水渗湿、益脾和胃、宁心安神，药理实验表明茯苓的水提取物、乙醇提取物、乙醚提取物均能使心肌收缩力加强，心率增快。山楂健脾胃，消食积，散瘀血。甘草补脾益气，祛痰止咳，缓急止痛，调和诸药。诸药合用共奏宁心安神，消瘀止痛之功。药理实验研究表明，熏蒸疗法可改善模型动物血液流变学，降低血液黏滞度和改善微循环，同时在中药熏蒸的热药效应作用下，骨骼肌吸收热量，局部温度升高，导致支配肌梭内的纤维素的兴奋性减弱，同时减轻了向肌纤维的传出冲动，使肌张力下降，肌痉挛缓解，痉挛性疼痛减轻，故疗效显著。

◆◆方法三

1. 药物组成与方法 南沙参、北沙参、麦冬各20克，五味子、桂枝各10克，生地黄30克，丹参25克，川芎、益母草各15克。上药水煎，去渣取液，与1500毫升开水同入脚盆中，乘热熏蒸头面部、心胸部，待温度适宜时，浸泡双脚。每日2~3次，每次40分钟，15天为1疗程。

2. 讨论 方中丹参活血调经，祛瘀止痛，清心除烦，养血安神。麦冬养阴生津，润肺清心。南沙参、北沙参养阴清肺，益胃生津，补气，化痰。五味子益气生津，补肾宁心。桂枝温经通脉，助阳化气，散寒止痛。川芎活血祛瘀，行气开郁，祛风止痛。益母草活血调经，利水消肿，清热解毒。诸药合用清心除烦，养血安神。中药熏蒸的热效应可促进血液循环和新陈代谢，温煦血管，通达血脉，使肌张力降低，缓解肌肉痉挛，减轻痉挛性疼痛，故疗效好。

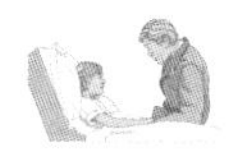

肋间神经痛

肋间神经痛是指胸神经根（即肋间神经）由于不同原因的损害，如：胸椎退变、胸椎结核、胸椎损伤、胸椎硬脊膜炎、肿瘤、强直性脊柱炎等疾病，或肋骨、纵隔、胸膜病变，肋间神经受到上述疾病产生的压迫、刺激，出现炎性反应，而出现以胸部肋间或腹部呈带状疼痛的综合征。分为继发性和原发性两种，以继发性多见。临床表现为一个或几个肋间部位发生的经常性疼痛，多为刺痛或灼痛，并沿肋间神经分布，疼痛多发于一侧的一支神经，胸椎棘突旁和肋间隙有明显压痛；典型的根性肋间神经痛患者，屈颈试验阳性；受累神经的分布区常有感觉过敏或感觉减退等神经功能损害。西医常用各种止痛剂、理疗等，少数可考虑肋间神经根部封闭。本病属于中医学的“胁痛”范畴，中医认为本病病因有肝郁气滞、肝阴不足、瘀血阻络、肝胆湿热、肝肾阴虚，当以活血通络、行气止痛、滋补肝肾为治。中药熏蒸治疗此病效果好。

◆◆方法

1. 药物组成与方法　醋炒青皮、山栀子各30克，蒲公英50克（鲜者倍之），生甘草20克。将上药水煎二次，约合溶液2500毫升，滤渣取汁，乘热熏患处，以局部皮肤能忍受为度，药液尽且保持在40～50℃，使肌表易于吸收，以增强热敷效用。每晚一次，每次约30毫升，敷后避风。若痛甚于胀者，加红花、桃仁各20克；若胀甚于痛者，加防风30克，枳壳20克；病情轻者，1～3次即愈；若病久邪深，络脉不通，应多敷数次直至痊愈。

2. 讨论　方中青皮疏肝破气，散结消痰。山栀子清热，泻火，凉血。蒲公英清热解毒，消肿散结。甘草清热解毒，缓急止痛。诸药合用清热解毒，凉血，止痛。中药熏蒸时药物的有效成分可直接在接触的肌肤部位产生药效或在向体内转运的透皮吸收过程即发挥其抑菌消炎、杀虫止痒、活血化瘀、消肿止痛等作用，可协同药物发挥疗效。

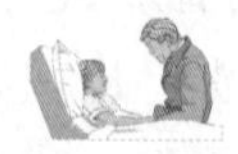

慢性肾功能不全

慢性肾功能不全又称慢性肾衰竭，是指各种原因造成的慢性进行性肾实质损害。可致肾脏明显萎缩，不能维持其基本功能，临床出现以代谢产物潴留，水、电解质、酸碱平衡失调，全身各系统受累为主要表现的临床综合征。临床上肾功能不全第一期并不出现症状，肾功能化验指标也在正常范围或偶有稍高现象；肾功能不全第二期：贫血，疲乏无力，体重减轻，精神不易集中等；肾功能不全第三期：贫血明显，夜尿增多，血肌酐、血尿素氮上升明显，并常有酸中毒；肾功能不全第四期（尿毒症期）：剧烈恶心、呕吐，尿少，水肿，恶性高血压，重度贫血，皮肤瘙痒，口有尿臊味等。西医常采用防治感染，纠正水和电解质紊乱等，甚或换肾。中医称之为“关格”“癃闭”“肾气虚损”等，认为其病机多本虚标实，实则为邪，为“湿、浊、瘀、毒”，其本为虚，乃为脾肾亏虚、气血阴阳不足，治疗时也以扶正祛邪立法，采用扶正祛邪、活血化瘀、疏通经络、排毒泄浊、内病外治等方法，中药熏蒸治疗此病获效满意。

◆方法一

1. 药物组成与方法 黄芪、党参、附子、当归、桂枝、淫羊藿、杜仲、麻黄、大黄、丹参、赤芍、地肤子等。将中药放入药蒸器内的药锅中，加热前先浸泡半小时以上，用中药蒸气将药蒸器内的温度升至35~40℃，根据病人的耐受程度调节药蒸器内的温度，治疗时间根据病人情况而定，一般为30~60分钟，治疗过程中约使病人排汗0.5~1千克。药蒸后用干毛巾擦干，原则上不让病人淋浴，以利于皮肤上的中药继续吸收。

2. 治疗效果 治疗32例，显效15例，有效13例，无效4例，总有效率87%。

3. 讨论 临床上慢性肾功能不全多为脾肾阳虚、气血不足之象，且久病夹瘀，所以在选药时注重选择温补脾肾、补益气血和活血化瘀药物，并配以引经通络之品。方中麻黄、桂枝发汗解表，温阳利水，两药配伍应用，发汗驱邪之力倍增。附子与麻黄配伍温阳祛邪之功更强。大黄泻下攻积，活血祛瘀，推陈出新。当归补血活血。黄芪、党参补肺健脾益气。淫羊藿、杜仲补肾温阳助气化。丹参、赤芍则活血化瘀。地肤子祛风止痒。全方温补与祛邪同用，避免祛邪而伤正，共奏疏通气血、宣泄腠理、发汗祛邪之功效。中药熏蒸产生的药物的蒸气，借助中药和热力的综合作用，目的是利用皮肤较大的体表面积排泄水分及体内的毒性物质，降低毒素对身体各脏器损伤，减轻病人的临床症状；通过刺激皮毛来激发肺气，从而达到通调水道、利尿消肿的作用；同时通过皮肤吸收部分中药，改善临床症状，保护残存的肾功能，延缓肾衰竭的时间。

◆◆方法二

1. 药物组成与方法 麻黄、细辛各15克，紫苏叶、艾叶各20克，桂枝、连翘、木瓜、白芷、川芎、红花、当归、地肤子、淫羊藿各10克，羌活、防风各15克。在中药气疗仪专用蒸发器内放入由纱布袋盛装的中药，加水3～3.5千克，通电煎煮。待蒸气舱内温度达37℃时，患者进入舱内，中药蒸气熏蒸全身各处（除头外），每日1次，每次20分钟。

2. 治疗效果 中药口服、灌肠、熏蒸治疗慢性肾功能不全68例，显效36例，有效28例，无效4例，总有效率94%。

3. 讨论 方中麻黄、桂枝、紫苏等辛温开腠，能兴奋周围血管发汗利水。大黄、连翘泻浊解毒。红花、当归等活血化瘀，通调血脉。黄芪、淫羊藿调补脾肾。诸药共奏祛湿利尿，活血化瘀，补益脾肾的作用。中药熏蒸既可利用温热作用开腠泻毒，利水消肿，又可利用皮肤透析，交换皮肤内外（体内外）的物质，达到吸收药物、排毒保肾的目的。

◆◆方法三

1. 药物组成与方法 麻黄、桂枝、细辛、红花、苍术、羌活、独活、白术各30克。上药加水3000毫升，煮沸20~30分钟，将药液倒入大洗衣盆或浴盆中，并加水适量放入浴罩内或浴室中，先熏后洗，浴间为保持温度需不断增加热水，使周身汗出。每剂1次，每次30分钟，每日1次或隔日1次，7次为1疗程。

2. 治疗效果 本方治疗肾衰竭6例，均有较好效果。

3. 讨论 麻黄、桂枝、细辛性味辛温，助阳发汗，通阳化气，利尿行水；羌活、独活、苍术祛除表里之湿，通经利尿；白术健脾化湿；血不利则为水，故用红花活血化瘀，以利水行。诸药合用，使汗出湿去，瘀化水行，小便通利。中药熏蒸既可利用温热作用开腠泻水、利尿消肿、温经化湿，又能加快血液循环，助肝脾功能恢复，故收效理想。

水 肿

水肿是指血管外的组织间隙中有过多的体液积聚而发生的局部或全身性肿胀现象，为临床常见症状之一。水肿是全身气化功能障碍的一种表现，与肺、脾、肾、三焦各脏腑密切相关。依据症状表现不同而分为阳水、阴水二类，常见于肾炎、肺心病、肝硬化、营养障碍及内分泌失调等疾病。临床表现为手指按压皮下组织少的部位（如小腿前侧）时，有明显的凹陷。根据水肿波及的范围分为全身性水肿和局部水肿；根据水肿发生的部位命名，如脑水肿、喉头水肿、肺水肿、下肢水肿等；根据水肿发生原因分为心性水肿、肾性水肿、肝性水肿、炎性水肿、营养不良性水肿、淋巴性水肿、特发性水肿（原因不明)等。治疗水肿一般采用内服药物，但也有采用注射药物治疗。中医称之为“水气”，亦称为“水肿”，认为其病因是因感受外邪、饮食失调，或劳倦过度等，使肺失宣降通调，脾失健运，肾失开阖，膀胱气化失常，导致体内水液潴留，泛滥肌肤，以头面、眼睑、四肢、腹背，甚至全身水肿。中医认为“诸有水者，腰以下肿，当利小便；腰以上肿，当发汗乃愈”。中药熏蒸治疗此病疗效良好。

◆方法一

1. 药物组成与方法 秦艽、苦参、黄柏、大黄、金银花、皂角刺、当归、防风、红花各15克。以日常脸盆大小容器，置开水水温90℃以上冲泡药粒至药液3000毫升，搁置痔瘘坐椅中，先将热水散发的雾气熏蒸肛部20分钟，待水温慢慢降至40～43℃左右，肛部创口直接坐浴盆中，并以柔软的小毛巾擦洗创面10～15分钟，以每日便后坐浴为宜，重者每日2次。

2. 治疗效果 中药熏蒸洗用于治疗痔瘘术后水肿43例，40例水肿完全消退，创面逐日愈合，15例水肿部分消退，2例水肿消退不明显，故有效率97%。

3. 讨论 方中秦艽、黄柏清热解毒止痛。大黄活血化瘀。佐以皂角刺、当归消肿止痛。桃仁、苦参加金银花具有清热凉血解毒消肿之功效。应用本方进行加热熏蒸洗，通过肛门皮肤黏膜外层组织，借助温度的热力作用，使其皮下血管扩张，促进局部的血液循环，使中药有效透入病灶部位，从而能较好清洁创口，袪除邪毒，调和气血，散瘀化滞，消肿止痛，加速创面的愈合。

◆方法二

1. 药物组成与方法 红花10克，海桐皮15克，威灵仙

15克，苏木15克，木通12克，白芷12克，大黄10克，伸筋草15克，乳香、没药各5克，牛膝15克，川续断15克，黄柏10克，蒲公英10克。上述各药加水浸泡25分钟，再加入少许黄酒，武火煎沸20分钟，滤取药液倒入盆中。水温过高可先进行熏蒸，待水温适宜用水洗患肢，也可同时将药渣包裹敷于疼痛之处。使用时要注意温度以免烫伤皮肤。每日2次，10天为1疗程，每剂可用2天。

2. 治疗效果 中药熏洗治疗关节水肿32例，32例均在用药后2天关节水肿疼痛消失或减轻。24例痊愈（关节水肿疼痛消失），余8例患者除2例疼痛减轻后放弃治疗，均在用药1周后痊愈。随访未见复发。

3. 讨论 方中红花活血通经，散瘀止痛。威灵仙、海桐皮祛风湿，通经络止痛。苏木活血祛瘀，消肿定痛。木通清心火，利小便，通经。白芷祛风湿，活血排脓，生肌止痛。大黄泄热通肠，凉血解毒，逐瘀通经。伸筋草祛风散寒，除湿消肿，舒筋活络。乳香、没药、川续断活血祛瘀消肿，定痛生肌。牛膝活血通经，引火（血）下行，利尿通淋。黄柏清热燥湿，泻火解毒，除骨蒸清虚热。蒲公英清热解毒，消肿散结。诸药合用舒筋活血，通利关节，消肿止痛，清热解毒，续筋接骨。中药熏蒸可促进血液循环作用，促进药物的吸收，同时有活血化瘀、消炎、杀菌作用，本方针对各种关节肿痛均有明显疗效，应用方便，其组方安全有效。

◆方法三

1. 药物组成与方法 麻黄、桂枝、细辛、杏仁、荆芥、防风、红花、桃仁、当归等加水煎为汤剂约400毫升，放入气疗仪药物雾化器内，关闭器盖。喷气口喷气，将喷口对准病人进行治疗，使治疗罩内温度达到40℃左右，可根据患者情况调整温度。每次治疗约30分钟。疗程10~15次。

2. 治疗效果 治疗糖尿病肾病水肿30例，显效10例，有效18例，无效2例，总有效率93%。

3. 讨论 消渴病久，肾气受伤。肾主水，肾气虚衰，气化失常，开阖不利，水液聚于体内而出现水肿。方中荆芥、麻黄、桂枝、细辛宣肺解表，麻黄尚能利尿，当归、桃仁、红花活血化瘀。本疗法配合中药熏蒸，药物渗透皮肤，由外入脏，温阳通络，宣肺解表，活血化瘀，利尿消肿，疗效显著。

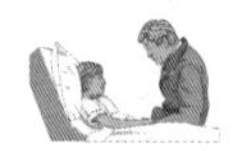

脑外伤后综合征

脑外伤后综合征是常见的头部外伤后的表现，常在头部受伤3个月后，仍然存在或者出现的一系列神经精神症状。临床表现为头昏、头痛、疲乏、睡眠障碍、记忆力下降、精力及工作能力下降、心慌、多汗、性功能下降等，神经系统检查没有阳性的体征。西医多对症治疗，如镇痛药、苯海拉明、异丙嗪等，但副作用比较大，会产生耐受性。中医称为“头痛”“眩晕”“不寐”，中医认为因其为外伤，其发病乃七情惊恐、气滞血瘀所致，治以镇惊安神、活血化瘀。中药熏蒸可促进血液循环，活血化瘀，疗效好。

◆◆方法

1. 药物组成与方法 石菖蒲30克，细辛7克，远志10克，鸡血藤12克，酸枣仁15克，何首乌20克，水煎成400毫升，过滤后倒入美容用蒸气机的玻璃瓶中，待药蒸气从管口冒出时，将管口距离患者头部20~40厘米处熏蒸，每次熏蒸40分钟。

2. 治疗效果 通窍活血汤配合熏蒸治疗脑外伤后综合征

50 例，治愈 30 例，好转 18 例，未愈 2 例，总有效率 89%。

3. 典型病例 廖某，男，50 岁。患者 3 个月前因车祸致脑挫裂伤，治疗后好转，但遗留头痛、头晕、失眠、情绪不稳、健忘、四肢乏力、心悸怔忡等症状，诊见面色少华，舌淡，苔薄白，脉细弱。证属瘀恋脑络兼血虚证，治以活血祛瘀通窍，佐以滋阴养血。方以通窍活血汤加乳香 10 克，丹参 10 克，甘草 5 克，当归 10 克，熟地黄 10 克，连服 10 剂，并配合头部熏蒸，早晚各 1 次，每次 40 分钟，10 日后症状消失，嘱继服八珍汤巩固疗效，5 日而愈。

4. 讨论 方中石菖蒲化湿开胃，开窍豁痰，醒神益智。细辛祛风，散寒，行水，开窍。远志安神益智，祛痰，消肿。鸡血藤补血，活血，通络。酸枣仁养肝，宁心，安神，敛汗。何首乌补肝肾，益精血，乌须发，强筋骨，降血脂，抗衰老。诸药合用安神益智，补血活血。中药熏蒸可促进血液循环作用，熏蒸药物的有效成分可直接在接触的肌肤部位产生药效或在向体内转运的透皮吸收过程即发挥其消炎、活血化瘀、消肿止痛等作用，可降低骨骼肌、平滑肌和纤维结缔组织的张力，松解肌肉、缓解痉挛。

紫 癜

紫癜是皮肤和黏膜出血后颜色改变的总称。临床表现为出血点、紫癜和瘀斑，一般不高出皮面，仅于过敏性紫癜时可稍隆起，开始为紫红色，压不褪色，以后逐渐变浅，至两周左右变黄而消退。临床分型主要有三种：单纯性紫癜，一般无全身症状，两下肢可出现散在针头大小鲜红色瘀点，压之不褪色，七天以后颜色逐渐变淡而消退，但又有新的瘀点产生；过敏性紫癜，是一种血管变态反应性疾病，皮肤分批出现对称分布、大小不等、高出皮面及压之不褪色的丘疹样紫癜；特发性血小板减少性紫癜，又名出血性紫癜，皮肤、黏膜或内脏亦可出现严重出血，有大片瘀斑、血肿。西医常用口服维生素 C、芦丁、钙拮抗剂治疗，有时也用局部外用皮质激素制剂。这些方法往往只能暂时缓解症状，达不到根治的目的。中医称本病为“紫斑”“葡萄疫”“肌衄”“斑毒”等，认为其病外因为外感风热之邪，湿热夹毒蕴阻于肌表血分，迫血妄行，外溢皮肤孔窍，以实证为主；内因为素体心脾气血不足，肾阴亏损，虚火上炎，血不归经所致，以虚证为主；治疗本病实证以清热凉血为主；虚证以益气摄血、滋阴降火为主。中药熏蒸治疗此病效果好。

◆◆方法一

1. 药物组成与方法 苦参 40 克，枯矾 30 克，羌活 30 克，独活 30 克，鸡血藤 30 克，地肤子 30 克，生甘草 15 克，上药研磨成粉，放入无纺布袋中，加水 4000 ~ 6000 毫升浸泡 5 分钟，武火煎 10 分钟再文火煎 15 分钟后，将一半药汁倒入木桶，乘热将双腿置于木桶沿上进行熏蒸。待药温降至38 ~ 43℃，将患儿两腿置于木桶中进行洗浴，剩余药液持续加热，少量间隔倒入木桶，维持水温，以利于药物作用的发挥。每日 1 次，1 疗程 7 天。

2. 治疗效果 治疗过敏性紫癜 100 例，痊愈 48 例，显效 42 例，有效 9 例，无效 1 例。

3. 讨论 本方中苦参清热解毒，鸡血藤活血通络，共奏清热解毒活血化瘀之功，为君药。地肤子、羌活、独活祛风燥湿，通经活瘀为臣药。枯矾燥湿通络，以助祛湿活瘀之功，为佐药。甘草调和诸药为使。诸药合用共奏清热解毒、活瘀通络、祛风燥湿之功。采用中药熏洗将药物煎汤进行局部熏洗、浸渍，促进经络疏通，起到活血化瘀、祛风燥湿、消除紫癜、降低紫癜复发率的作用。

方法二

1. 药物组成与方法 生地黄、牡丹皮、白芍、黄芩、黄柏各20克，山栀15克，甘草9克。上药煎煮20分钟后，将煎出的药液倒入盆中。乘热对患处进行熏蒸。待药汁温后，浸洗肌肤。每日1剂，7剂为1疗程。

2. 讨论 方中生地黄清热生津，养血滋阴，牡丹皮清热凉血，活血散瘀，二者均有凉血消斑的作用。药理实验表明，牡丹皮的甲醇提取物有抑制血小板作用。白芍养血柔肝，缓中止痛，敛阴收汗，药理实验表明白芍有抗血栓和抗血小板聚集作用。黄芩、黄柏、山栀清热解毒，泻火，燥湿，凉血。甘草清热解毒，补脾益气，缓急止痛。诸药合用清热解毒，燥湿，凉血止痛。用于治疗热盛迫血型紫癜（皮肤过敏者慎用）。中药熏洗可促进药物吸收，促进血液循环，有助于活血化瘀，疗效理想。

方法三

1. 药物组成与方法 桃枝60克。上药加水适量，文火煎煮50分钟，将煎出的药液倒入盆中，乘热对患处进行熏蒸。待药汁温后擦洗患处。每日1剂，早晚各1次。

2. 讨论 方中桃枝活血通络，解毒。将药物煎汤进行局部熏洗、浸渍，促进经络疏通，起到活血化瘀、消除紫癜的作用。主要用于皮肤结节性紫癜。

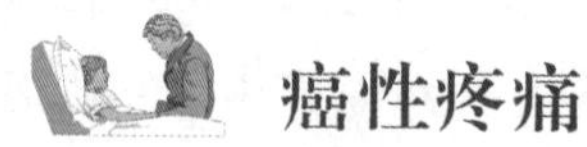

癌性疼痛

癌性疼痛是疼痛部位需要修复或调节的信息传到神经中枢后引起的感觉，是造成癌晚期患者主要痛苦的原因之一。在疼痛患者中，因各种原因使 50%~80% 的疼痛没有得到有效控制。既有“不荣则痛”的病机，又有“因实致痛”的病理等。临床表现为全方位疼痛，疼痛部位大多不太明确，范围较广泛，伴焦虑与忧郁混合在一起同时存在，存在“失眠→疲乏→疼痛→失眠”这样的恶性循环，多时出现功能性腹部疼痛，西医治疗时多当焦虑突出时，治疗常应用镇痛剂和抗焦虑剂，效果不理想，手术治疗往往需要结合病人的总体身体状况及生存期考虑。本病属于中医“癥瘕积聚”范畴，中医认为其病因主要包括六淫邪毒、七情内伤、饮食失调、正气亏虚；而癌毒内郁、痰瘀互结、经络壅塞是癌性疼痛的基本病机，癌毒内郁是病机之关键，痰瘀是主要病理因素，二者因果为患，正气亏虚是癌痛发生的重要内在因素，病位涉及相关脏腑经络，病理性质为本虚标实，标实为主；解毒祛瘀、化痰通络是基本治法，消癌解毒是治疗关键，化痰祛瘀贯穿治疗始终。采用中药熏蒸治疗此病疗效较好。

◆◆方法

1. 药物组成与方法　雷公藤、苍耳子、薄荷、升麻、苦参、杏仁、桃仁、威灵仙等，将上药加水适量浸泡 30 分钟，水煎后全身熏蒸或全身水浴。每次 30 分钟左右，每日 1 次。7 天为 1 疗程。

2. 治疗效果　治疗癌性疼痛 48 例，其中完全缓解 25 例，部分缓解 18 例，轻度缓解 5 例。

3. 典型病例 朱某，男性，47岁，1999年3月诊为右侧肺癌，行化疗并放疗。1999年6月出现肿瘤转移，并相继出现胸部、腹部、臀部、下肢及头部疼痛。行止痛剂治疗效果不佳，停药后疼痛依然。予雷公藤合剂熏浴治疗，当日痛止，此后一直采用水熏治疗，停用西药止痛剂，疼痛未再发。

4. 讨论 方中雷公藤祛风除湿，活血通络，消肿止痛。苍耳子散风除湿，通窍止痛。薄荷疏散风热，清利头目，疏肝行气。升麻发表透疹，清热解毒，升举阳气。苦参清热燥湿，利尿。杏仁具有化痰作用。桃仁活血祛瘀。威灵仙祛风除湿，通络止痛。诸药合用共奏抗癌攻毒，发汗透邪，化痰散结，活血化瘀，舒经活络之功。中药熏蒸可促进血液循环，通达血脉，助主药活血化瘀，故奏效。

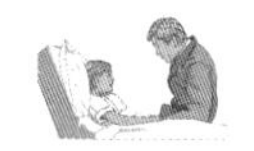

运动性疲劳

运动性疲劳是指运动引起的肌肉最大收缩或者最大输出功率暂时性下降的生理现象。肌肉运动能力下降是运动性疲劳的基本标志和本质特性。按身体器官分为骨骼肌疲劳、心血管疲劳、呼吸系统疲劳；按运动方式分快速疲劳、慢速疲劳。临床表现有运动后肌肉力量明显下降，不能及时恢复，肌肉不能充分放松，肌肉硬度增加，疲乏，腿痛，心悸，头痛，胸痛，恶心，甚至呕吐，呼吸表浅有时会出现节律紊乱，动作不协调，技术动作出现变形，多汗。西医常采用改善代谢法、调节神经系统法、补充法，但治标不治本，效果不理想。中医称之为“劳倦”，认为其病因病机为劳累过度和情志不畅，劳累是内伤不足之虚证，其本质是脏腑功能的下降、失调与精血不足，人体脏腑、气血平衡失调，精、气、神受损，导致肌肉酸困疼痛、筋骨关节疼痛，脾胃功能失调、肝胃不和，虚烦不眠、精神不振和困倦等症状，治以理气化瘀、补气生血为主。中药熏蒸对消除疲劳有较好疗效。

◆◆方法

1. 药物组成与方法 生黄芪 20 克，当归 10 克，川芎 10 克，落得打 15 克，紫金皮 10 克，羌活 10 克，独活 10 克，桂枝 10 克，川牛膝 10 克，伸筋草 15 克，吴茱萸 6 克，小茴香 6 克。将药物装入熏蒸仪内，加热，产生蒸气后对准人体损伤部位，进行熏蒸，每次熏蒸时间为 30 分钟，并注意调节熏蒸的可耐受温度。

2. 治疗效果 中药熏蒸加刮痧疗法抗运动性疲劳 80 例，显效 61 例，有效 19 例，总有效率 100%。

3. 讨论 方中黄芪益气固表，敛汗固脱。当归补血活血，调经止痛，润肠通便。川芎活血行气，祛风止痛。落得打清热利湿，解毒消肿。紫金皮续筋接骨，祛瘀通络。羌活、独活散寒，祛风，除湿，止痛。桂枝发汗解肌，温经通脉，助阳化气，散寒止痛。川牛膝逐瘀通经，通利关节，利尿通淋。伸筋草祛风散寒，除湿消肿，舒筋活络。吴茱萸散寒止痛，降逆止呕，助阳止泻。小茴香散寒止痛，理气和胃。诸药合用益气活血，化瘀除湿，舒筋活络。中药熏蒸具有祛风湿散寒、行气活血作用，中药熏蒸治疗运动性肌肉疲劳，能有效促进机体运动后肌肉力量恢复，效果理想。

鼓 胀

鼓胀是以腹胀大，皮色苍黄，脉络暴露，四肢瘦削为特征的一种病症，由于患者腹部膨胀如鼓，故名为鼓胀，又称单腹胀、臌脝。西医的肝硬化、腹腔内肿瘤、结核性腹膜炎等出现腹水时，可参照本证辨证论治。临床主要表现有腹胀如鼓，按之尚柔软，叩之如鼓，仅在转侧时有振水声，腹皮青筋显露，肤色苍黄，下肢水肿；病至后期则腹水显著增多，腹部胀大绷急，按之坚满，并可出现脐心突出。西医多按肝硬化腹水、结核性腹膜炎、腹腔内肿瘤等疾病发生腹水而出现类似鼓胀论治。中医认为其病因病机为酒食不节，情志不舒，劳欲过度，感染血吸虫以及黄疸、积聚失治等因素，导致肝、脾、肾三脏功能障碍，气、血、水积聚腹内而成。若鼓胀在半个月至一个月之间不断进展，则属缓中之急，多属阳证实证；若鼓胀迁延数月，则为缓中之缓，多属阴证虚证，采用理气祛湿、行气活血、健脾利水、健脾温肾、滋养肝肾，必要时用峻剂逐水。中药熏蒸治疗此病有较好疗效。

方法一

1. 药物组成与方法 荷叶、酒各适量。上药加水煎煮，煎汤滤渣，倒入浴盆，先以热汽熏蒸腹部，至水不烫时擦洗腹部，每日 2 次。

2. 讨论 方中荷叶味苦辛微涩、性凉，归心、肝、脾经，具有消暑利湿、健脾升阳、散瘀止血的功效。近代研究证实，荷叶有良好的降血脂、降胆固醇和减肥的作用。荷叶煎煮洗腹部主要用于腹水胀满。中药熏蒸使皮肤毛细血管扩张，促进血液及淋巴液的循环和新陈代谢，并能使体内的五脏六腑的“毒气”“邪气”通过汗腺迅速排出体外，能疏通经络、益气养血，调节机体阴阳平衡，从而达到治疗疾病之目的。

方法二

1. 药物组成与方法 蒺藜 200 克。加水煎煮，煎汤滤渣，倒入盆中，先以热汽熏蒸脐腹，至水不烫时擦洗脐腹，每日2～4次。

2. 讨论 方中蒺藜辛、苦，微温，归肝经。具有平肝解郁，活血祛风，明目，止痒之功。近代研究证实，蒺藜可明显降低大鼠肾上腺中维生素C含量，升高血糖、胆固醇及肾腺皮质激素的血药浓度。蒺藜的功用加其煎煮液熏洗腹部主要用于腹水胀满、胸胁不舒，疗效好。

◆方法三

1. 药物组成与方法 水红花6克，大黄、芒硝、山栀、石灰各3克，酒曲1块。煎汤滤渣，倒入盆中，先以热汽熏蒸脐腹，至水不烫时擦洗脐腹。每次30分钟，每日3次，日换药1剂。

2. 讨论 方中水红花散血消癥，消积止痛。大黄攻积滞，清湿热，泻火，祛瘀，解毒。芒硝破痞，温中，消食，逐水，缓泻。山栀清热泻火。药理实验表明，芒硝内服后其硫酸离子不易被肠黏膜吸收，存留肠内成为高渗溶液，使肠内水分增加，引起机械刺激，促进肠蠕动。大黄中的番泻苷在肠道细菌酶的作用下分解产生大黄酸蒽酮，大黄酸蒽酮可刺激大肠黏膜，使肠蠕动增加而泻下。山栀成分去羟栀子苷对小鼠有泻下作用。诸药合用主治气滞湿阻型鼓胀，症见腹大胀而不坚、胁下痞胀或疼痛、纳少、嗳气、尿少、大便不爽等。

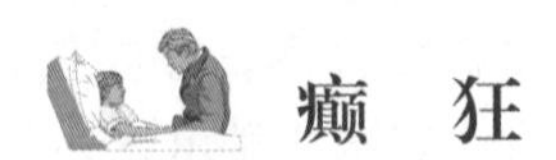

癫 狂

癫狂是精神错乱、言语行动失常的疾病，俗称“文癫”“武狂”，与西医的精神分裂症、情感性精神病、器质性精神病相似。临床表现有幻听，妄想，病人缄默、不动、违拗或呈被动服从，并伴有肌张力增高，可见蜡样屈曲，病人的任何部位可随意摆布并保持在固定位置。有时可突然出现冲动行为，即紧张性兴奋：病人行为冲动，动作杂乱，做作或带有刻板性。分为慢性、亚急性或急性三型。西医主要采取药物治疗，毒副作用和药物依赖性较大。中医把其分为癫，表现为抑郁状态，情感淡漠，沉默痴呆，喃喃自语，出言无序，甚则僵仆直视，以静而多喜为显著特征，认为其属虚证，由痰气郁结，或心脾两虚所致；狂，表现为兴奋状态，喧扰不宁，打人骂人，歌笑不休，甚则逾垣上屋，以动而多怒为显著特征，认为其属实证，由阳气过亢，心神外越所致。癫病经久，痰郁化火，可以出现狂证；狂病延久，正气不足，亦可出现癫证。故癫狂常并称，二者可相互转化，因此临床上常以癫狂并称之。其病因病机为七情所郁，遂生痰涎，迷塞心窍，治以化痰、清火、活血、祛瘀、攻下、涌吐、补益、重镇、开窍、宁神等法。中药熏蒸治疗此病收效好。

方法一

1. 药物组成与方法 艾叶150克，石菖蒲150克，白芷60克，酸枣仁50克，大枣60克。上药煎煮1桶，在避风保暖之处先以热汽熏蒸周身，至水不烫时洗浴全身，有条件者可浸泡于浴池中，每3~4天1次。

2. 讨论 方中石菖蒲辟秽开窍，宣气逐痰。白芷祛风散寒，通窍止痛，消肿排脓。酸枣仁养肝，宁心安神，敛汗。艾叶散寒止痛，温经。大枣补中益气，养血安神。诸药合用主治癫证，症见语无伦次、忧郁痴呆者。中药熏蒸可加速体内血液循环，加快药物吸收，配合主药化瘀开窍，故收效好。

方法二

1. 药物组成与方法 透骨草、礞石各20克，艾叶、石菖蒲、远志、郁金、胆南星、茯苓、法半夏各10克。上方礞石先煎30分钟，再加入其余药物煎煮30分钟，去渣。先以热汽熏蒸周身，至水不烫时擦洗脐腹部和后背部。每次15分钟，每日1次。

2. 讨论 方中透骨草祛风湿，活血，舒筋，止痛。礞石下气，祛痰，平肝，既能攻消痰积，又能平肝镇惊，为治惊痫之良药。艾叶散寒止痛，温经。石菖蒲辟秽开窍，宣气逐痰。远志安神益智，祛痰，消肿。郁金行气化瘀，清心解郁。胆南星燥湿化痰，息风定惊，用于中风痰迷、癫狂惊痫。茯苓利水渗湿、益脾和胃、宁心安神。法半夏燥湿化痰。诸药合用燥湿祛痰，平肝定惊，主治各种癫狂。中药熏蒸可通达血脉，携带方中芳香药物石菖蒲、郁金发挥醒脾开窍、活血化瘀作用，故收效理想。

◆◆方法三

1. 药物组成与方法 生铁落10克，磁石100克，胆南星、白芷、钩藤、连翘各50克，石菖蒲80克。生铁落先煎30分钟，取汁。将药液放入浴盆中，先以热汽熏蒸周身至水不烫时洗浴。每次30分钟，每日换药1剂。

2. 讨论 方中胆南星清热化痰，息风定惊，用于中风痰迷，癫狂惊痫。石菖蒲辟秽开窍，宣气逐痰。生铁落平肝镇惊。磁石平肝潜阳，安神镇惊。白芷祛风湿，活血排脓，生肌止痛。钩藤清热平肝，息风止痉。连翘清热解毒，散结消肿。诸药合用清热化痰，安神镇惊。主治痰火上扰型癫狂，症见病起急骤、性情急躁、头痛失眠、两目怒视，甚或突然狂乱无知、逾垣上屋，或毁物伤人者。中药熏蒸可加快药物吸收，其高温作用可开启皮肤汗腺、毛孔，加速化瘀、开窍功效，法药配合恰当，疗效好。

厥 证

厥证是以突然昏倒，不省人事，或伴四肢逆冷为主要表现的疾病的统称，又称暴厥、尸厥。临床表现轻者昏厥时间较短，移时自醒，清醒后无偏瘫、失语、口眼㖞斜等后遗症，缓解时和常人一样，严重时则会一厥不醒而导致死亡。发病之前常有先兆症状，如头晕、视力模糊、面色苍白、出汗等，而后突然发生昏仆，不知人事，发病时常伴有恶心、汗出，或伴有四肢逆冷。西医无此病名。中医认为其病机为阴阳失调，气血运行失常，夹痰夹食，使清窍闭塞；或气血虚亏、精明失养而引起。按虚实分为虚厥，症见面白口张、呼吸微弱、汗出肢冷；实厥，症见呼吸气粗、肢体强直、牙关紧闭，其中因情志刺激发病者为气厥，兼见面赤唇紫，舌红脉弦者为血厥，治宜行气活血开郁；痰湿素盛之人发病者为痰厥，兼见喉中痰鸣，苔腻，治宜行气豁痰；暴饮过食致厥者为食厥，兼见脘腹胀满，苔厚，治宜和中开郁；因感受暑邪而发病者为暑厥，兼见面红身热，舌干，治以解暑益气。中药熏蒸治疗此病疗效好。

方法

1. 药物组成与方法 人参、黄芪、白术、附子、醋各适量，速取醋入壶，置旺火炉上，另取1根竹管一端插入壶嘴，一端对准患者口鼻，药汽熏蒸，并速配大剂人参、黄芪、白术、附子入于醋中见熏，直至神志苏醒。

2. 讨论 方中人参大补元气，复脉固脱，补脾益肺，生津止渴，安神益智。药理实验表明，人参水浸剂亦能对抗可卡因、士的宁及戊四氮所致惊厥，并能降低惊厥死亡率。黄芪益气固表，敛汗固脱，托疮生肌，利水消肿。白术健脾益气，燥湿利水。附子回阳救逆，温补脾肾，散寒止痛。诸药合用安神益智，温补脾肾。用于治疗血厥。中药熏蒸可促进血液循环，驱除体内邪气，可加快晕厥的恢复。

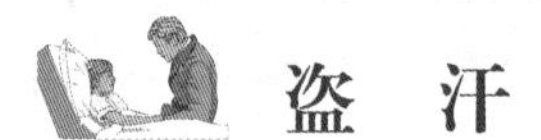

盗　汗

盗汗是以入睡后汗出异常，醒后汗泄即止为特征的一种病症。临床按性质分为生理性盗汗、病理性盗汗；按轻重分轻型盗汗：多数在入睡已深，或在清晨5时许或在醒觉前1～2小时汗液易出，汗出量较少，仅在醒后觉得全身或身体某些部位稍有汗湿，醒后则无汗液再度泄出；中型盗汗：多数入睡后不久汗液即可泄出，甚则可使睡装湿透，醒后汗即止，揩拭身上的汗液后，再入睡即不再出汗，常有烘热感，热作汗出，醒后有时出现口干咽燥的感觉；重型盗汗：汗液极易泄出，入睡后不久或即将入睡时，即有汗夜大量涌出，汗出后即可惊醒，醒后汗液即可霎时收敛，再入睡可再次汗出，出汗量大，汗液常带有淡咸味，汗出甚者可使被褥浸湿，一夜非数次替换睡装则无法安睡，伴有明显的烘热感，心情烦躁，汗后口干舌燥，喜欢凉水，平时可伴有低热或潮热，五心烦热，颧红，头晕，消瘦，疲乏不堪，尿色深，尿量少，大便干燥。盗汗临床最突出的表现是睡眠时出汗。盗汗可能与西医甲状腺功能亢进症、糖尿病、肿瘤、结核等有关，西医对此病常依据上述病症给予治疗，但效果不理想。中医认为其病为肾阴虚、肝火旺、心血虚所致，滋阴降火，补血养心、益气固表。中药熏蒸治疗此病疗效较好。

◆◆方法一

1. 药物组成与方法 麦冬30克，五味子50克，黄柏40克，艾叶30克。上药煎煮1桶，在避风保暖之处先以热汽熏蒸周身，至水不烫时洗浴全身，有条件者可浸泡于浴池，3～4天1次。

2. 讨论 方中麦冬养阴生津，润肺清心，善清心肺之热而养阴除烦，兼可清润胃肠而止渴润燥。五味子收敛固涩，益气生津，补肾宁心。黄柏清热燥湿，泻火除蒸。艾叶温经止血、散寒止痛。诸药合用益气养阴生津，治疗各型盗汗。中药熏蒸就是利用皮肤生理特性，使药物通过皮肤表层吸收，角质层渗透和真皮层转运进入血液循环而发挥药效，可使皮肤毛细血管扩张，促进血液及淋巴液的循环和新陈代谢，并能使体内五脏六腑的“毒气”“邪气”“寒气”通过汗腺迅速排出体外，既扶元固本又消除疲劳，给人以舒畅之感，又能疏通经络、益气养血，调节机体阴阳平衡，从而达到治疗疾病之目的。

◆◆方法二

1. 药物组成与方法 生黄芪30克，知母10克，生牡蛎30克，麻黄根15克，生地黄30克，茯苓20克，黄芩10克。将上药盛入脸盆，加适量洁净水煎煮，煎至3升，去渣取汁，乘热熏蒸涌泉、神阙穴，待药液温度适中后用纱布蘸药液擦洗肺俞、心俞、神阙穴，每日擦洗10分钟，1日1次。

2. 讨论 方中黄芪益气固表、敛汗固脱、托疮生肌、利水消肿，多用于体虚表弱所致的自汗、阴虚盗汗。知母清热泻火，生津润燥。牡蛎粉扑撒汗处，有止汗作用。麻黄根敛汗固表。生地黄清热生津滋阴。茯苓利水渗湿、益脾和胃、宁心安神。黄芩清热燥湿，泻火解毒。诸药合用共奏益气敛阴、收敛止汗。适用于阴虚盗汗，症见久咳虚喘、虚烦少眠、寐则汗出、形体消瘦、骨蒸潮热、五心烦热者。中药熏蒸可加快药物进入血液循环而发挥药效，可使皮肤毛细血管扩张，促进血液及淋巴液的循环和新陈代谢，能疏通经络、益气养血，调节机体阴阳平衡，治疗本病效果良好。

病毒性心肌炎

病毒性心肌炎系病毒感染心脏所致的有关局限性或弥漫性的急性、亚急性或慢性炎症性心肌疾病，是最常见的感染性心肌炎。病毒性心肌炎的发病多数与消化道、呼吸道的病毒感染有关。临床表现轻者几无症状而呈亚临床经过，或症状轻微，有心悸、气促、心前区不适及乏力；重者可出现心脏扩大、心功能不全、严重心律失常、休克等，甚至猝死。大部分患者经适当治疗可得以完全恢复，少部分患者可转为慢性心肌炎，最终发展为非特异性扩张型心肌病。西医常给予抗病毒治疗，如胸腺素、利巴韦林，以及激素治疗，如地塞米松等。本病属中医的“心悸”“怔忡”“虚劳”等证，中医认为外感六淫病毒侵犯心脏，耗伤气阴或以气阴两虚之体，复感六淫病毒外邪而发病，治以清热解毒、扶正固表、活血通脉，可有效地阻止病变的发展，并使其逆转。中药熏洗治疗此病疗效良好。

◆方法一

1. 药物组成与方法 万年青10克，苦参10克，沙参10克，丹参10克，党参10克。上药加水3000毫升，煮沸20分钟，去渣取汁，先以热汽熏蒸周身至水不烫时浸洗全身，每日1剂，浸泡1次，每次30分钟，7日为1疗程。

2. 治疗效果 该方治疗病毒性心肌炎心律失常15例，均获得明显疗效。一般浸浴3～4次即可起效。

3. 讨论 方中万年青、苦参清热解毒；丹参活血化瘀；党参补气养心；沙参益气养阴。故全方合用使热清瘀化，气阴充足则心自宁静。用于治疗胸闷时痛，心悸气短，口渴欲饮，唇色暗淡，舌质暗红，苔薄黄腻，脉细数结代等症状。采用中药熏洗疗法所产生的热药蒸气，促使血液循环，活血通脉，清除体内毒素对机体各脏器的损伤，可用于该病的临床治疗。

◆◆方法二

1. 药物组成与方法 生地黄45克，五味子30克，麦冬20克，竹叶10克，党参20克。上药加水3000毫升，煮沸30分钟，去渣取药液，将煎出的药液倒入盆中。乘热将双脚置于盆沿上进行熏蒸。待药温后浸浴双足，每次30分钟，每日1次，7日为1疗程，每剂可用2日。

2. 讨论 方中生地黄、麦冬养阴清热；党参补益心气；五味子养心安神，收敛心气；竹叶清心除烦。故本方重在益气养阴，对病毒性心肌炎恢复期气阴两虚者效果尤佳。中药熏洗可通过皮肤和汗腺、毛孔使药物快速达于病所，其高温还有祛风除湿、利水消肿、排泄体内有毒有害物质的功能，与药物发挥协同作用，疗效满意。

◆◆方法三

1. 药物组成与方法 丹参15克，川芎10克，木香10克，当归10克，益母草15克，川桂枝10克。上药加水3000毫升，煎煮30分钟，去渣取汁，将煎出的药液倒入盆中。乘热将双脚置于盆沿上进行熏蒸。待药液温后浸浴双足，每次30分钟，每日1次，7日为1疗程，每剂可连用2次。

2. 治疗效果 治疗病毒性心肌炎21例，痊愈4例，显效8例，有效9例。

3. 讨论 方中丹参活血祛瘀，安神除烦；川芎活血通络，行气止痛；当归养血活血；益母草活血通经，祛瘀止痛；木香疏利气机；桂枝温通心阳。其中丹参、川芎、当归、益母草、桂枝，均有改善心功能、降低心肌耗氧量、抗心律失常作用，丹参、川芎还具有镇静作用。中药熏洗可配合丹参、川芎、木香、当归、益母草、川桂枝活血化瘀，行气止痛。故验之临床，对病毒性心肌炎气滞血瘀者有显著疗效。

参考文献

[1] 孙乔明．醋薄荷煎熏预防感冒[J]．赤脚医生杂志，1977(12)：14.

[2] 陈堤．中药气雾治疗仪治疗感冒92例疗效观察[J]. 上海中医药杂志，1993（11）：30.

[3] 冯章巧，吐逊江，阿力木．葱白辛夷汤熏鼻治感冒[J]．中国民间疗法，2003，11（8）：26.

[4] 杨娣珍．香苏液矿石熏蒸治疗外感900例观察及护理[J]．中国民间疗法，1998（2）：64.

[5] 王珊苹，王孟清．中药熏洗疗法治小儿外感高热症的效果观察与护理[J]．当代护士，2007（4）：73.

[6] 舒兰．熏洗方治疗夏秋季小儿外感高热的疗效观察[J]．湖南中医药导报，1998，4（3）：27.

[7] 王晓林，蒲昭和．艾叶熏脚治咳嗽[J]．快乐养生，2011，2(中)：47.

[8] 吴有华．鱼腥草杏仁水泡脚治咳嗽[J]．上海医药，2009，30

(12)：552.

[9] 林娜，王建中．汤药熏蒸吸入法治疗痰粘难咳实喘 62 例[J]．中国乡村医生杂志，2001，17（3）：30.

[10] 陈凯．中药熏蒸法治疗头痛 90 例[J]．中医外治杂志，2005，14（1）：52.

[11] 李治方．中药熏洗治慢性头痛[J]．新中医，1987（1）：44.

[12] 王虎臣．自拟镇首汤内服外熏治疗血管性头痛 116 例疗效观察[J]．光明中医，2007，22（11）：60.

[13] 史小春，孙尧中，陈海军．川芎茶调散蒸熏治疗偏头痛 30 例[J]．新中医，2003，35（1）：57.

[14] 江蕙君．输尿管镜下钬激光碎石术的护理体会[J]．中国水电医学，2007，10（1）：53.

[15] 施财富．中药熏蒸治疗痛风性关节炎 42 例[J]．中医杂志，2005，46（3）：207.

[16] 王小珍，肖春玲，邹映珍．舒筋活血洗剂熏洗辅助治疗痛风性关节炎疗效观察[J]．护理学杂志，2009，24（9）：50.

[17] 柳建华．中药内服加熏洗治疗痛风 36 例[J]．中医杂志，2002，43（8）：577.

[18] 李漾，郑德采，方芳，等．皂荚子熏蒸治疗气滞型功能性便秘 30 例[J]．新中医，2009，41（4）：82.

[19] 章健，章伟．古医籍中外治通便五法[J]．中医外治杂志，1996，（2）：40.

[20] 李晓玲，钱旭东．中草药熏蒸疗法治疗中风半身不遂 94 例[J]．中国民族民间医药杂志，1998（2）：12.

[21] 梅丽霞．推拿配合中药熏洗治疗中风后患肢水肿 30 例[J]．中医外治杂志，2011，21（2）：29.

[22] 胡钢，冉颖率．透骨散熏洗治疗中风后患肢浮肿 21 例[J]．黑龙江中医药，1997（5）：36.

[23] 王振新，戴增焰．瘫复汤熏蒸疗法治疗偏瘫浅析[J]．实用中

医内科杂志，2003，17（6）：503.

［24］李翔，钟格兰，王利洪．中药熏蒸治疗脑卒中偏瘫肌痉挛疗效观察[J]．中国中医药信息杂志，2009，16（1）：75.

［25］杨玉岫．野艾煎水洗足治泄泻[J]．山西中医，1988（4）：6.

［26］章进．二草汤熏洗双足治疗小儿泄泻 96 例[J]．中医外治杂志，1996，5（5）：14.

［27］章妍．中药熏蒸治疗化脓性腮腺炎的护理[J]．现代中西医结合杂志，2009，18（6）：678.

［28］李绍云，魏雪，王冰．抗病毒结合中药雾化熏蒸治疗流行性腮腺炎的护理体会[J]．中国现代药物应用，2011，5（14）：109.

［29］陈宝艳，李道成，王淑平．针刺配合中药熏足对剖宫产术后胃肠功能恢复的影响[J]．实用中医药杂志，2011，27（3）：152.

［30］方卓，刘春梅．外用熏洗法治疗老年性高血压病 48 例临床观察[J]．长春中医学院学报，1999，15（2）：12.

［31］何建茹，杨依琴，李燕萍．中药熏蒸治疗肝阳上亢型高血压疗效观察及护理[J]．辽宁中医药大学学报，2011，13（4）：207.

［32］程慧丽．中草药熏蒸治疗胆石症 47 例[J]．黑龙江中医药，2004（6）：22.

［33］刘岩红．艾灸配合中药熏洗治疗雷诺氏病 66 例[J]．中国针灸，2002，22（4）：267.

［34］赵建群，赵德勇．通脉汤治疗雷诺氏病 20 例[J]．河北中医，1998，20（4）：198.

［35］孙东星，王吉民，范胜华，等．中药熏洗治疗雷诺氏病[J]．新疆中医药，1995（4）：47.

［36］李孝友．中药内服、外熏治疗实证癃闭案[J]．辽宁中医杂志，1987（7）：7.

［37］栗清亮．中医辨证治疗肢体动脉硬化闭塞症 238 例[J]．四川中医，2006，24（11）：66.

［38］吴玉泉．温经复脉汤治疗Ⅱ期闭塞性动脉硬化症 32 例临床观

察[J]. 北京中医药，2008，27（6）：453.

[39] 白颖，徐涛. 中药熏蒸疗法治疗筋瘤临床观察[J]. 中国社区医师，2010，12（7）：92.

[40] 卜林凌，金晓晓，石玲. 针灸配合中药熏蒸治疗成人单纯性肥胖症73例疗效观察[J]. 中国民族民间医药，2011（5）：104.

[41] 袁亦文，程云. 中药熏蒸减肥健肤39例临床观察[J]. 新疆中医药，2005，23（3）：27.

[42] 艾丽萍，徐志斌. 中药药浴治疗淤胆型肝炎30例[J]. 中西医结合肝病杂志，1999，9（2）：43.

[43] 杨琪. 中药熏蒸治疗2型糖尿病周围神经病变48例临床观察[J]. 海南医学，2009，20（1）：176.

[44] 闫镛. 糖痛外洗方治疗糖尿病周围神经病变60例[J]. 河南大学学报（医学版），2005，24（2）：57.

[45] 温秀英. 中药熏蒸辅助治疗糖尿病伴周围神经病变的护理体会[J]. 中国实用神经病杂志，2006，9（6）：175.

[46] 曹胜雁，李霞. 中药熏蒸治疗糖尿病足100例[J]. 光明中医，2010，25（9）：1638.

[47] 朱凤溪. 中西医结合治护糖尿病高危足35例[J]. 中国中医药现代远程教育，2011，9（4）：168.

[48] 王晨媛，耿丽，何丹丹，等. 中药熏蒸治疗糖尿病高危足的护理[J]. 中国中医急症，2009，18（1）：159.

[49] 郭翠莲. 中药熏蒸疗法治疗失眠症41例[J]. 福建中医药，2006，37（1）：37.

[50] 骆乐，寿依群，陈文君. 中药熏蒸加针刺治疗失眠症的临床观察[J]. 上海针灸杂志，2006，25（2）：19.

[51] 曾艳红. 中药头部熏蒸治疗失眠证的临床体会[J]. 中国中医基础医学杂志，2002，8（1）：46.

[52] 郑帆影. 老年痴呆早期多泡脚[N]. 健康时报，2007-2-8（23）.

[53] 孙庆. 综合疗法治疗颈性眩晕22例[J]. 湖北中医杂志, 2004, 26 (3): 46.

[54] 侯筱文. 中药熏蒸为主综合治疗颈性眩晕100例[J]. 中医外治杂志, 2008, 17 (5): 25.

[55] 师彬, 朱培灵, 高鑫, 等. 中医外治颈源性眩晕112例[J]. 中医外治杂志, 2005, 14 (5): 20.

[56] 杨波. 中药泡脚防治冠心病[J]. 农家科技, 2008 (5): 52.

[57] 郝斌锋. 熏蒸法治疗肋间神经痛[J]. 新中医, 1986 (6): 4.

[58] 孙西照, 于雯, 陈玮, 等. 中药药物熏蒸疗法治疗慢性肾功能不全的临床研究[J]. 中国民族民间医药, 2010 (16): 150.

[59] 钱晓平, 惠永平, 杨金亮, 等. 中药口服、灌肠、熏蒸治疗慢性肾功能不全临床观察[J]. 山西中医, 2006, 22 (2): 16.

[60] 朱连珠. 中药熏蒸洗应用于痔瘘术后水肿的效果观察[J]. 河北医学, 2004, 10 (4): 379.

[61] 刘永华, 王洪娜, 宋宁. 中药熏洗治疗关节水肿32例[J]. 中国民间疗法, 2011, 19 (5): 30.

[62] 王明青. 中药熏蒸气浴法治疗糖尿病肾病水肿疗效观察[J]. 吉林中医药, 2010, 30 (8): 695.

[63] 李湘林, 李跃玲. 通窍活血汤配合熏蒸治疗脑外伤后综合征50例[J]. 中国民间疗法, 1999 (8): 37.

[64] 李灿灿. 中药熏洗治疗过敏性紫癜的护理体会[J]. 医药论坛杂志, 2009, 30 (24): 124.

[65] 杨长春. 熏蒸水浴疗法治疗癌性疼痛48例[J]. 中国民间疗法, 2001, 9 (3): 13.

[66] 喻治达, 曾细妹. 中药熏蒸加刮疗法抗运动性疲劳120例临床研究[J]. 江西中医药, 2005, 36 (12): 27.

第二章 外科疾病

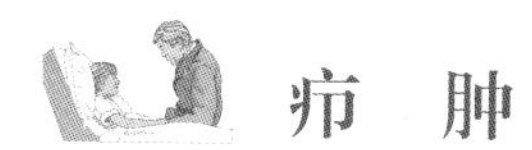

疖 肿

疖肿是毛囊及毛囊深部周围组织化脓性感染，是一种生于皮肤浅表的急性化脓性疾患，随处可生，以头面、颈、背、腋下为多见。临床表现疖子开始为小的红色肿块，逐渐变大，里面充满脓汁，疖子周围疼痛、压痛，脓出即愈。西医采用口服抗生素以消除感染。中医认为是热毒侵入皮肤而发病，属于疮疡热证，所以又称“热疖”，治以清热解毒。中药熏蒸治疗此病疗效显著。

◆◆方法一

1. 药物组成与方法 野菊花、金银花各50克，紫花地丁、黄柏、大黄、皂角刺各30克。上药加水2000毫升，煮沸30分钟，去渣取药液，待稍冷却后熏洗患处，每次30分钟，每日2~3次，每剂1日。

2. 治疗效果 本组共90例，治愈82例，好转6例，无效2例。治愈率91%，总有效率97%。

3. 典型病例 张某，男，40岁，锅炉工。5天前出现颈、背、大腿等处局部皮肤红、肿、灼热，突起根浅，无波动感，无发热畏寒，舌红苔黄，脉数。曾自服抗生素2天无明显疗效。经用上方5天后，症状完全消失，局部皮肤如常。

4. 讨论 本方中野菊花性味苦寒，金银花性味甘寒，二者最善清热解毒，可谓疮疡圣药；紫花地丁、黄柏清解热毒、凉血消肿；大黄泻火通便，以荡热于中；皂角刺活血通络，溃坚决脓。诸药合用，共奏清热解毒、凉血活血、消肿止痛之功。本方对各种疖肿初起的患者均适宜。对疖肿不宜用力挤压，面、鼻部的疖肿尤应注意。若初起自行挤压或碰伤则往往转成“疔疮”重症。若脓成宜尽早切开排脓，以免病情加重。中药熏洗可配合方中清热药透出体内“热气”，增强清热解毒、杀菌、抗炎之功。

◆方法二

1. 药物组成与方法 金银花30～40克，蒲公英30～40克，连翘15克，赤芍15克，黄芩12克，白芷12克，苦参12克，生甘草9克。将上药一剂放盆中加水适量泡透，煎沸10～15分钟，乘热熏患处，每日2次，重者3次。有伤口者，洗后用无菌敷料暂包扎，每日最后一次熏洗毕常规换药，直至炎症消失或伤口肉芽长平近愈。重者日1剂，轻者2日1剂。有脓液多者，洗后药液不保留。

2. 治疗效果 发热者用药3～6天体温均恢复正常，平均4.5天。治疗短者2天，最长者15天全部治愈，平均7.2天。合并开放性指（趾）骨骨折者无一例骨髓炎发生。

3. 典型病例 鄂某，男，50岁，因肛门右侧肿痛伴发热8天入院。肛门右侧肿痛，渐向右臀部扩大，伴发热，便秘，肌肉注射青霉素、庆大霉素无效，入院时体温39.3℃，伤口以右坐骨结节为中心，约12厘米×14厘米，明显红、热、肿、痛，且有波动感，穿刺深2厘米抽出脓液，诊为肛周脓肿。即在局麻下无菌操作切开，排出白色稠脓约10毫升，脓腔深10厘米，生理盐水冲洗脓腔，凡士林纱条填入止血引流，无菌敷料包扎，静脉滴注青霉素和庆大霉素，次日换药伤口无出血，即开始用解毒洗剂（方中金银花40克，蒲公英40克，加黄柏12克，余同前方）煎汤熏洗（坐浴），每日2次，换药日1次。熏洗后感觉明显痛轻，日1剂，连用5剂，体温正常，患部红肿基本消退，改熏洗2日1剂，伤口用生肌玉红纱条填入。2日后复查血象正常，停静脉用药，口服抗生素3天，继续熏洗换药，伤口闭合，痊愈出院。

4. 讨论 本方主治实证热证，治以清热解毒为主。方中金银花、蒲公英、黄芩、连翘、生甘草、苦参有较好的清热解毒作用，其中金银花、蒲公英、连翘是疮疡要药，赤芍清热化瘀、白芷祛风止痛，诸药合用有很好的清热泻火、治疮疡肿毒的作用。中药熏洗有明显的抗菌消炎止痛作用，有消毒伤口、清洗脓腔、促进脓腐尽快排出、减少组织坏死作用。

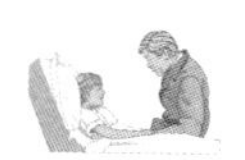

软组织感染

软组织感染通常是指发生在皮肤、皮下浅筋膜层（皮下脂肪）以及浅表淋巴管和淋巴结的感染，多因外伤、手术、烧伤、毛囊炎等引起，包括毛囊炎、疖、痈、急性蜂窝织炎、脓肿、丹毒、急性淋巴管炎等。临床特征创口有脓性分泌物，或伴有周围软组织潮红、肿胀，肢体功能障碍，严重者可伴有脓毒血症、败血症等严重并发症。西医治疗此病多是初起应用抗生素，已形成脓肿切开引流。本病属于中医“外伤染毒”范畴，中医认为其病因病机多因热毒溢于肌肤，表不透邪所致，治以清热燥湿，化瘀解毒。中药熏蒸治疗此病有独到之处。

◆◆方法一

1. 药物组成与方法 苍术30克，黄柏30克，苦参30克，金银花30克，蒲公英20克，当归15克，红花9克，甘草15克。烧伤后感染加虎杖15克，大黄10克；营养不良性溃疡加生黄芪30克，地榆15克；外敷药物过敏致皮肤湿疹样皮炎加蛇床子15克，白鲜皮15克，枯矾10克。将药物煎水熏洗溃疡面，每次20~30分钟，每日3次，每剂可用2天。每次洗完后将用新鲜药液浸过的纱布湿敷于疮面，直至溃疡愈合为止。病变位于四肢末端者，可将病灶部位直接浸渍于药液内；位于躯干者，可将盛药之容器放置于疮部下方，频频淋洗。

2. 治疗效果 本组80例患者经用以上方法治疗均获痊愈。伤口愈合时间最短4天，最长23天，平均8天。

3. 典型病例 张某，男，53岁。患者以左下肢小腿外侧开水烫伤后感染，创面腐烂流脓疼痛反复发作1个月余就诊。查：左下肢小腿外侧踝上9厘米处可见4厘米×6厘米溃疡疮面，疮边凹陷，边缘形似缸边，疮面肉色灰暗秽浊，脓水稀薄，溃疡周围伴有湿疮，并有色素沉着。诊断：左侧小腿下部外侧烫伤后慢性溃疡，亦称臁疮。即用溃疡洗剂加黄芪、地榆、白鲜皮、艾叶各15克，煎汤外洗湿敷嘱其适当休息，加强营养，3日后局部疼痛减轻，1周后脓液明显减少，疮面变浅、缩小，肉色开始转红，脓水变稠。10天后，疮周缸边低平，痒止，疮面干净红润，肉芽开始生长，疮面缩小至2厘米×3厘米，上方减苍术、蒲公英，加乳香、没药各15克，继用1周而愈合。

4. 讨论 本洗剂中苍术、黄柏、苦参燥湿去腐清热，金银花、蒲公英清热解毒，消痈散结；当归、红花活血止痛，温经通络；甘草解毒，缓和药性，减少药物对疮面的刺激性。诸药合用加煎汤熏洗，使疮腐肉易脱，脓水易去，滞留湿热毒邪亦随脓而泄，局部气血恢复运行，腐去新生，收口较快，达到缩短疗程之目的。苦参有显著的燥湿利尿的作用，得苍术、黄柏其燥湿作用益强，所以用此汤外洗后无肉芽水肿现象。据药理研究报道，甘草有抗过敏作用，通过缓和药性减少药物对疮面的刺激，使患者感觉舒适，其他诸药有广泛的抗菌作用，亦为此洗剂的临床应用提供了佐证。

◆方法二

1. 药物组成与方法 芒硝 45 克，金银花 30 克，蒲公英 30 克，马齿苋 30 克。将药水煎约 2000 毫升，药渣保留在盆内，乘热先将患肢置盆上熏蒸 10 分钟，待药液温度稍降后，用消毒纱布浸渍药液熨洗约 20 分钟，每日 1 剂，早晚各熏洗 1 次，熏洗后疮面暴露，10 天为 1 疗程。

2. 治疗效果 痊愈 18 例（溃疡愈合，疮面平复、无渗液，疮面周围肿胀消失，无明显色素沉着），有效 9 例（疮面周围肿胀消失，边缘变软、变红，肉芽鲜活，周围肌肤向疮面收敛，遗留色素沉着或色变浅淡），无效 1 例（疮口凹陷，肉芽色灰白，疮面周围组织肿胀，仍有脓液渗出，色素沉着不见好转）。临床有效率 96%。

3. 典型病例 王某，男，52 岁，渔民。患者双下肢患静脉曲张 8 年，左小腿下端溃疡 3 年。患者 3 年前因出海捕鱼时不慎左小腿内下端被碰伤，逐渐形成溃疡，日久不愈，疮面逐日增大加深，曾多次奔走大小医院外敷各种中西药膏，内服中药数百剂，静脉滴注抗生素治疗均罔效。查：两小腿散在多处迂曲的静脉团，左小腿下端已成紫褐色，内踝上约 10 厘米处见面积约 4 厘米 ×4 厘米、深约 0.5 厘米的溃疡面，中央凹陷，边缘高起变硬，呈紫暗色，疮面灰白色，有较多稀薄血水外渗并带有臭秽异味，周围组织肿胀，扪之凹陷。诊断：臁疮。予上方水煎熏洗，每日 1 剂，同时停用其他一切治疗。10 剂后复诊，疮面周围肿胀消失，肉色红润，渗液明显减少，边缘变软、变红，嘱其继用原方 10 剂。10 日后复诊，溃疡面基本平复，肉芽鲜活无渗出，周围肌肤开始向疮面中央收敛结痂，褐色斑明显变浅红，嘱其继用 5 剂。5 剂后复查，溃疡面愈合，结痂部分脱落，周围皮肤变红，色素斑基本消退。一年后随访溃疡未再复发。

4. 讨论 用金银花、蒲公英、马齿苋清热解毒，金银花还可透热转气，使体内热毒从体表出，芒硝燥湿敛疮，可使疮面肉芽迅速变鲜活而愈合，并且愈后不易复发，芒硝的主要成分是硫酸钠和少量氯化物，熏洗的热作用可使其晶体渗透压明显高于组织渗透压，而使组织水分向体外渗出，从而加速了脓腐毒邪的排泄，又减少了肿胀组织对局部血管的压迫，减少了静脉回流阻力，加之外洗时的温热作用能使患处的血管扩张，促进了局部的血液循环和淋巴循环，改善了局部组织的营养供应，加之熏洗的消炎、杀菌作用，从而可使溃疡面加速愈合，并且不易复发。

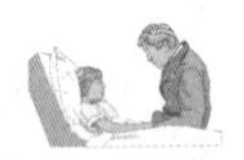

下肢浅静脉炎

下肢浅静脉炎是指静脉血管内膜损害，形成血栓，迅速导致整条浅静脉壁的炎症反应，临床表现有浅静脉突然发生红肿、灼热、疼痛或压痛，出现条索状物或硬结，急性期后，索条状物变硬，局部皮肤色素沉着，多见于下肢注射、外伤、感染、手术等之后，是外科门诊常见病，西医学多以抗菌消炎治疗，效果不甚理想。中医多辨证为气滞血瘀、湿热内蕴、热毒内留、余毒未清等，单纯采用中药内服疗效亦欠佳。中药熏蒸疗法治疗下肢浅静脉炎有抗菌消炎、止痛、抑制渗出、促进局部血液循环、改善局部营养的功能，作用显著、疗效确切。

◆◆方法

1. 药物组成与方法 当归30克，桃仁25克，红花30克，赤芍30克，独活20克，威灵仙20克，苍术20克，三棱20克，莪术20克，防风20克，蒲公英50克，金银花60克，连翘20克，桂枝15克，木瓜20克，牛膝20克。将上药加水2000毫升煮沸30分钟后，先熏蒸患肢，待药液温度下降后用药液擦洗患肢。每日早晚各1次，每日1剂，每次半小时。

2. 治疗效果 治疗68例，其中治愈67例，无效1例。治愈者随访3~6个月未见复发。

3. 典型病例 李某，男，60岁。左小腿静脉注射后出现浅静脉红肿疼痛，同侧腹股沟淋巴结肿大疼痛，发热畏寒，影响活动，夜间痛甚。予上药煎汤先熏后洗，每日1剂，每次半小时，早上熏洗后晚上再将原药液加热后熏洗1次。并多饮水，抬高患肢。1周后患肢红肿疼痛明显缓解，再用药1周后疼痛不适消失，宣告痊愈。

4. 讨论 本病多因血栓形成致血流障碍，局部血管血供营养低下。应用中药活血化瘀、散结止痛之功，可以达到治疗目的。方中木瓜、威灵仙有祛风止痛，消肿，舒筋活血，通络之功。三棱、莪术行气破血，使血栓软化、消散；当归、桃仁、赤芍活血化瘀，清热散结；防风、桂枝、独活温经散寒，通行血脉，祛风湿，止痛；蒲公英、金银花、连翘清热解毒，止痛散结。加上药液蒸气的热力能使血管扩张，加强局部组织血液循环，改善组织营养，促进淋巴液的回流，明显起到消肿的作用。并有较强的抗组织胺及抑制变态反应的作用，减轻皮肤的过敏反应，达到止痛的目的。中药熏洗法治疗下肢浅静脉炎有抗菌消炎、止痛、抑制渗出、促进局部血液循环、改善局部营养的功能，作用显著，疗效确切。

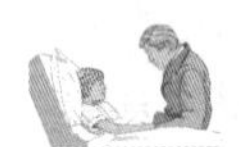

下肢深静脉炎

下肢深静脉炎为周围血管性疾病，多见于外伤、手术、下肢注射等之后。临床表现有发病突然，患肢呈凹陷性肿胀、疼痛、发热，皮肤呈暗红色，有广泛的静脉怒张或曲张以及毛细血管扩张；后期出现营养障碍性改变，伴有淤积性皮炎、色素沉着或浅表性溃疡，股、胫周径较健肢粗 1 厘米以上，行走时肿痛加重，静卧后减轻，静脉造影可见患肢深静脉血管狭窄或堵塞。本病属于中医“脉痹”“恶脉”“筋痹”“流注”等证范畴，其病因病机为湿热下注，气血瘀阻和气血失和而致，治以清热解毒、行气解瘀。中药熏洗治疗此病疗效好。

◆◆方法一

1. 药物组成与方法 苍术 30 克，黄柏 15 克，薏苡仁 30 克，川牛膝 10 克，土茯苓 30 克，丹参 30 克，赤芍 15 克，泽兰 30 克，桂枝 10 克。水煎两次，取药液 400 毫升，每日 2 次分服。加减：热盛，见皮肤色红，有热感或触之灼手者，加金银花、连翘、紫花地丁；湿盛，见肿胀明显，下肢沉重难支者，加车前子、泽泻；瘀滞重，见皮肤紫暗而痛甚者，加桃仁、没药、地龙；气虚，下肢酸软无力者，加黄芪、木瓜；复受寒邪而肢冷者，肉桂易桂枝。中药熏洗法：苦参、黄柏、红花各 30 克，川椒 10 克。水煎半小时，取药液 500 毫升，熏洗患肢，每日 1 次。

2. 治疗效果 临床治愈：自觉症状、体征完全消失，能恢复正常体力劳动者，48 例；显效：自觉症状、体征消失，但劳累或阴雨天气仍感不适者 31 例；有效：自觉症状、体征明显好转或基本消失，但有复发者，5 例；无效：服药后症状、体征无明显改善者，2 例。总有效率 98%。

3. 典型病例 李某，男，58 岁。患者半个月前因劳累过度，突感左下肢剧痛，继之肿胀，活动受限。查见左膝下红肿，触之灼热，舌红苔黄腻，脉滑数。辨证属湿热下注、血脉瘀滞，治宜清热利湿、活血止痛。四妙活血汤加金银花 30 克，紫花地丁 30 克，连翘 15 克。水煎服，日 1 剂。6 剂症减，连服 40 余剂，配合熏洗 20 余次，诸病悉除而愈。随访 1 年未复发。

4. 讨论 下肢深静脉炎属中医学“痹证”“肿胀”之范畴，其病机特点主要责之湿、热、瘀。水湿、瘀血皆为病理产物，又为有形之邪。湿盛则肿，浸淫脉络，血流受阻；血瘀脉道，阻碍津液之输布，停聚成湿。正如《诸病源候论》所云：“经脉闭塞，故水溢于皮肤而令水肿也。”湿郁日久则化热，湿热蕴结则进一步加重瘀血。可见，湿瘀同病，相互影响，进而形成恶性循环。因此，利湿清热与活血化瘀乃治疗此症之大法。四妙活血汤用四妙散（苍术、黄柏、薏苡仁、川牛膝）加土茯苓利湿导热，并能引药下行；丹参、赤芍、泽兰凉血散瘀。湿为阴邪，得阳始化，故少佐桂枝一味，温阳化气。用苦参、黄柏、红花、川椒水煎熏洗，能加速患肢的血液循环。诸药相伍，共奏利湿清热、活血通络之效。内服外洗，相辅相成，相得益彰。湿祛热清则肿自消；脉通瘀散则痛自愈。中药熏蒸能促进血液循环，加强活血化瘀作用，引药物直达病所，故收效好。

◆◆方法二

1. 药物组成与方法 荆芥、防风、透骨草、蒲公英、紫花地丁、菊花、地骨皮、红花各30克。上药加水至1000毫升，浸泡1小时左右，文火煎30分钟，关火后可先将患肢放在煎药盆上熏蒸，待药液转温后（以可入手为度），用纱布蘸药液擦洗患肢，每日早晚各1次，每次20分钟。每剂药可重复使用3日，15～20日为1疗程。

2. 治疗效果 本组68例中，临床治愈14例（症状完全消失，可正常工作）；显效28例（症状基本消失）；有效24例（症状部分减轻）；无效2例（症状无明显改善）。总有效率97%。

3. 讨论 下肢深静脉炎属中医学“脉痹”范畴。中医学认为，本病是由于气血运行不畅，瘀血阻于络道，脉络塞滞不通，营血回流受阻，水液外溢，聚而为湿，湿重久居化热，湿热流注下肢而成。故治宜清热利湿，活血化瘀。方用荆芥、防风利湿止痛；蒲公英、紫花地丁、菊花清热解毒；透骨草利湿活血；地骨皮清热凉血；红花活血祛瘀。本方为外用熏洗方，可使药液直接渗入病变部位，加速静脉血液回流，从而改善血液循环，达到治疗目的。

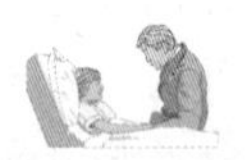

下肢静脉曲张

下肢静脉曲张是指下肢浅表静脉发生扩张、延长、弯曲成团状，晚期可并发慢性溃疡的病变，是外科常见病，是由于重体力劳动或长期站立，下肢肌肉收缩的机会减少，静脉回流不畅，压力增高、瓣膜扩张、闭锁不全而形成。临床表现以大隐静脉或小隐静脉曲张多见，早期下肢静脉明显扩张、隆起、弯曲；晚期下肢皮肤营养障碍，可见萎缩、色素沉着、脱屑、瘙痒，主要是单独侵犯一条浅静脉，沿着肢体的浅静脉出现疼痛、发红、肿胀、灼热，常可摸到硬结节或硬性索状物，有明显压痛，有时伴有患肢肿胀，常伴下肢慢性溃疡、慢性湿疹、血栓性静脉炎等。西医用喜辽妥等西药治疗，有时用手术结扎治疗。本病未破溃前属中医“筋瘤”范畴，破溃后属“臁疮”范畴，中医认为病因为肝郁气滞、气滞血瘀，治以疏肝解郁、行气化瘀。运用中药熏蒸疗法治疗，有较好疗效。

方法一

1. 药物组成与方法 当归、川芎、鸡血藤、透骨草、艾叶、制川乌、红花、桂枝、怀牛膝各15克。先浸泡40分钟，然后文火煮，煮沸30分钟后，乘热熏蒸患部（注意：患肢与药液要保持距离，以能耐受为度，防止烫伤）。每日2次，每次20分钟。10天为1疗程。

2. 治疗效果 32例患者经过1～3疗程的治疗，痊愈7例（症状消失，扩张的静脉恢复），好转24例（扩张的静脉尚未恢复正常，但下肢沉重、疼痛等症状明显缓解），未愈1例（临床症状无变化）。最短者1个疗程见效，长者3疗程。总有效率97%。

3. 讨论 本病的治疗方法有按摩、温水浴、手术等，用中药熏蒸治疗通过药物的蒸发直接作用于患处，可促使瘀滞的脉络得以通畅，恢复正常血运，本方用当归活血通络为主药；佐桂枝、鸡血藤、透骨草温通经络；川芎、红花活血化瘀，通络止痛；艾叶、制川乌温通血脉助佐药发挥作用；川牛膝既可以活血又可引药下行直达病所，使瘀滞得祛，脉络得通，则病可愈。本方法效果显著，优于他法，又简便易行，不给患者增加负担及创伤，且无任何毒副作用，患者易于接受。

◆方法二

1. **药物组成与方法** 黄芪60克，桃仁12克，红花、升麻、川芎、枳壳、柴胡各10克，川牛膝、赤芍各15克，桑寄生30克。郁久化热，热毒下注加蒲公英30克、丹参15克、青天葵15克、皂角刺20克；湿热流注加萆薢15克，汉防己15克，海桐皮15克；寒湿内停加艾叶20克，吴茱萸15克。1个月为1疗程。上方加生葱根茎6个，生姜6片，煎后加米酒、米醋各50克。乘温热洗患处并泡浴患足，每天2~3次，每次20~30分钟。

2. **治疗效果** 第1疗程后治愈5例，好转10例；第2疗程后，治愈8例，好转7例。总有效率100%。(治愈：患肢无明显脉络曲张，肿胀消退；好转：下肢静脉轻度曲张，久行久站稍有胀痛感；未愈：患肢脉络曲张无明显改善，肿胀未消退)

3. **典型病例** 杨某，男，72岁，2005年7月5日初诊。主诉：有下肢静脉曲张5年。症见：右下肢脉络曲张如索，局部皮色暗褐，瘙痒，扪之欠温，患肢怕冷，踝部肿胀，按之凹陷，步履艰难，久行久站或负重劳累后则患肢胀痛酸困，伴乏力，纳差，短气，舌淡暗有瘀点，边有齿痕，苔微腻，脉细无力。证属气虚血瘀，湿浊流注。治宜益气温阳，化瘀除湿。基本方加艾叶15克，桂枝10克，萆薢10克，汉防己10克，威灵仙20克。按上述方法治疗半个月余，患肢脉络曲张明显改善，肿胀消退，久行久站稍有胀痛感。续以原方治疗1个月，仅有下肢静脉轻度曲张，余症全消。原方去桂枝、威灵仙、汉防己，再予15剂，1个月后随访无复发。

4. **讨论** 本病乃因先天禀赋不足，筋脉薄弱，加之久行久立，过度劳累，进一步损伤筋脉，以致经脉不合，气血运行不畅，血壅于下，瘀血阻滞，脉络扩张充盈，日久交错盘曲而成，日久类似瘤体之状。或遭受寒湿，寒凝血脉，瘀滞筋脉络道而为病。瘀久不散，化生湿热，流注于下肢经络，复因搔抓、虫咬等诱发，则腐溃成疮，日久难收敛。外洗浴足方重用黄芪益气补气，并助活血行血；桃仁、红花、赤芍、川芎活血祛瘀，通络止痛，通利血脉；升麻、柴胡升阳举陷；川牛膝、枳壳引药下行，直达病所；桂枝、威灵仙、汉防己、萆薢温阳祛湿，养血活血。另加生姜、生葱、酒、醋辛散酸收，走窜渗透，助行药力，有助于肌肉组织对药物吸收。运用熏蒸、热洗药浴，开腠泻浊，促进药物渗透吸收，有助于增加疗效。

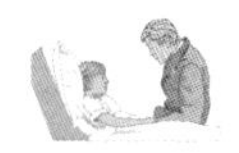

血栓闭塞性脉管炎

血栓闭塞性脉管炎是指发生于中小动脉（同时累及静脉及神经）的慢性进行性节段性炎症性血管损害，病变累及血管全层，导致管腔狭窄、闭塞，简称脉管炎，又称伯格病。临床表现有间歇性跛行，伴患肢怕冷，麻木，刺痛或酸痛感，足趾有持续性疼痛，尤其在夜间卧床时加剧（静止痛），后期出现足部坏疽和溃疡，形成久治不愈的溃疡。西医治疗用血管扩张药、前列腺素等，或用手术治疗。中医称为“脱骨疽”“脱疽”“十指零落”，认为其病因病机是因受寒冻过盛，或外伤后引起血管、神经损伤；或忧思过度，可使心、肝、肾、脾的功能失调，而导致经络、气血功能紊乱而发病，治以活血化瘀、补气养血、清热解毒、温经散寒。中药熏蒸有促进血液、淋巴循环作用，治疗此病效果好。

方法一

1. 药物组成与方法 豨莶草60克，忍冬藤30克，川椒

15克，水蛭15只（豨莶草、忍冬藤新鲜者量可酌加大，疗效尤佳）。将上药物入锅中，加水2500~3000毫升，煎汤去渣，熏洗患处每日2次，每次1~2小时，20天为1疗程。

2. 治疗效果 共治疗13例，治愈10例，好转2例，无效1例，总有效率达92%。

3. 典型病例 陈某，男，53岁，农民。右足第二、三趾疼痛，麻木，逐渐变黑，分泌物恶臭，多处治疗效果不佳，用上药25剂后，诸症消失，活动自如，随访3个月未见复发。

4. 讨论 熏洗时湿润的热汽，能加速皮肤对药物的吸收；皮肤受热后局部温度升高，可导致毛细血管扩张，增加血液和淋巴液的循环，有利于血肿和水肿的消散；由于温热及药力的刺激能活跃网状内皮系统的吞噬能力，增强细胞膜的通透性，提高新陈代谢的作用，药物中的有效成分也具有直接杀灭皮肤表面细菌的作用。再者，豨莶草、忍冬藤、川椒及水蛭诸药具有祛风湿、利筋骨、清热解毒、清经络风热、破血逐瘀、温肾暖脾、逐寒燥湿、止经络疼痛及杀菌等药效。上述诸药之药力配合熏洗疗法之功效符合中医学对脉管炎之治则，达到既治标又治本之独特疗效。

◆◆方法二

1. 药物组成与方法 金银花60克，玄参60克，当归30克，甘草15克，赤芍12克，川牛膝30克，蒲公英15克，桃仁、红花各9克，乳香、没药各9克，川芎12克。湿热重、红肿明显加紫花地丁、大血藤、败酱草；瘀血明显加全蝎、水蛭；湿邪重加苍术、薏苡仁。将上方放入中药蒸气床进行患肢熏蒸治疗，温度调节为39~42℃，1次/天，7天为1疗程，连续2疗程。

2. 治疗效果 口服上述方药，采用四妙勇安汤加味内服并熏蒸治疗下肢血栓闭塞性脉管炎62例，治愈29例，显效24例，有效7例，无效2例，总有效率97%。

3. 讨论 本法具有清热解毒、活血止痛之功，主治热毒型血栓闭塞性脉管炎。方中金银花、蒲公英、大血藤清热解毒。赤芍、桃仁、红花活血祛瘀。乳香、没药、玄参、当归、甘草消肿止痛。加川芎、桃仁、红花、乳香、没药及虫类药物以增强活血化瘀之力，再利用药物熏蒸使药物迅速透过皮肤直达病处，并产生热效应，扩张血管，促进血液循环。

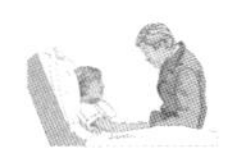

下肢深静脉血栓

下肢深静脉血栓是指从足部跖静脉丛向上到髂股静脉系统之间，任何部位发生的血栓，临床上常分为两类，即小腿肌肉静脉丛血栓形成和髂股静脉血栓形成。临床主要表现为下肢疼痛、肿胀，起病急骤或进行性加重，行走后肿痛加重，可合并浅静脉炎和浅静脉曲张。西医学认为，其成因有三：即血流滞缓、静脉壁损伤和高凝状态，常采用抗凝血疗法、手术疗法、溶血栓疗法，但病人体质没从根本上改变，不能根治。中医称为“脱疽”“坏疽”，认为其病因病机主要是阴寒客于脉络，寒凝血瘀，血瘀血滞，瘀久化热，热毒壅滞，血败化腐，治以益气行血、搜风祛寒、活血通络、散结止痛、清热解毒。中药熏蒸利用中医辨证论治原则治疗，收效良好。

方法

1. 药物组成与方法 当归尾25克，红花15克，苏木15克，三棱15克，丹参30克，鸡血藤20克，木通15克，汉防己20克，泽泻25克，车前子30克，川芎10克，生牛膝15克，蜈蚣3条，地龙10克，伸筋草20克，透骨草20克。加减方法：患肢红肿、热者加黄柏 15 克、茵陈 30 克，局部溃破流脓者加穿山甲 15 克、皂角刺 15 克，局部溃疡将愈者加生黄芪 30～60 克。每日 1 次，每次 30 分钟熏蒸患部，治疗 90 天。

2. 治疗效果 中药熏蒸联合抗凝剂治疗下肢深静脉血栓形成 28 例，治愈 3 例，显效 18 例，好转 7 例，无效 0 例。

3. 典型病例 患者，男，64 岁，西医诊断：右下肢深静脉血栓形成。中医诊断：脉闭（湿浊停聚，气血瘀滞，脉络不通）。予中药熏蒸、中药静脉滴注及抗凝治疗。治疗 10 天后，患者右小腿胀痛明显减轻，1 个月后患者右小腿胀痛已不明显，右下肢胫部周径与左侧比较仅增粗 1 厘米；复查血管多普勒超声，提示右腘、胫后静脉已有微弱血流信号，且有侧支循环建立，静脉最大排出量比治疗前改善 1/3，瓣膜显现不清。继续治疗 1 个月，患者右小腿胀痛已消失，右下肢胫部周径与左侧基本相同，可下床短距离行走，血管多普勒超声提示右腘、胫后静脉血流信号较前增强。至 3 个月治疗结束时，患者基本可正常行走，行走较长距离后，右下肢无肿胀疼痛等不适，血管多普勒超声提示右腘、胫后静脉血流信号已恢复正常，可见静脉瓣膜，静脉最大排出量比治疗前改善 2/3。于 2005 年 4 月 21 日患者痊愈出院。

4. 讨论 本方中汉防己、木通、泽泻、车前子利水祛湿，其中木通更有通利血脉之功效，现代药理研究表明，汉防己具有扩张血管的作用。当归尾、红花、丹参、鸡血藤活血化瘀通络以止痛，其中的鸡血藤又具有引药入络的功效，使药至病所，通经的作用明显增强。三棱、苏木攻逐瘀血，加以虫类药地龙、蜈蚣，破瘀散结、消肿止痛功效大增。伸筋草、透骨草祛风除湿，舒筋止痛。川芎行气活血，为血中之气药，取“气行则血行”之意。生牛膝散瘀，引药下行。本方集中药力以通为主，气血得行，经脉得通，血脉流畅。通过临床实践证明，中药熏蒸疗法可促进血液循环，以疏通腠理、舒张血管、通达血脉，同时能增进药物的吸收，治疗下肢深静脉血栓形成具有疗效好、成本低、易普及的特点。

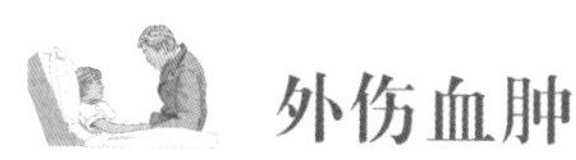

外伤血肿

外伤血肿是指外伤所致软组织肿胀，为外科门诊常见病，主要为外力侵袭人体，造成机体的损害，引起肢体局部软组织受损，肿胀、疼痛、活动受限。临床表现为局部肿胀疼痛，瘀斑，屈伸不利，功能障碍。临床上根据受伤部位不同，分为不同类型。西医认为，外伤后局部肿胀多是因为局部出血和炎症渗出所致，局部血管先收缩后扩张充血，血管通透性增加，水分、电解质、血浆蛋白渗入组织间隙，同时中性粒细胞和单核细胞先后从血管逸出进入组织间隙，引起局部肿胀；肿胀严重，使静脉血回流受阻，代谢物排除缓慢，进而远端亦水肿。西医采用消炎，用止血敏、维生素 K、云南白药等治疗。中医则认为，外伤后肿疼是因为受伤部位气血运行不畅，筋脉拘挛，瘀血阻滞所致，气不通则痛，血不行则肿，治以活血化瘀、行气通络。采用中药熏蒸疗法治疗外伤血肿有较好疗效。

方法

1. 药物组成与方法 红花 10 克，伸筋草 10 克（如无此药，可用透骨草代替），先将药物放入铝盆或瓷盆中，加水没过药，浸泡 30 分钟。然后加水至半盆即可，煮沸 10 分钟，取下备用。对于暴露良好、易熏洗部位，先用热汽熏蒸，待水温适应后，用药液泡洗患处。不方便部位，可用浸药毛巾热敷患处，每日 2 次。药物可重复使用，每剂药可用 2～3 天，夏天可用2天，冬天可用3天。一般7天为1疗程，症状反复者，可行下一疗程。

2. 治疗效果 对所有患者均随访1~6个月，其中痊愈52例，占93%（肿胀、疼痛消失），好转8例（肿胀、疼痛明显减轻），无效0例（肿胀、疼痛无明显改变）。所有患者均有效。

3. 典型病例 某女，78岁，因走路不慎，将脚扭伤。行CR检查，结果示左足内踝部骨折，行石膏固定1个月，拆除石膏后，整个小腿肿胀、疼痛明显，活动障碍。用红花、伸筋草进行熏洗治疗，1疗程后，疼痛、肿胀明显减轻，但行走后又出现肿疼症状，继续用药3疗程，症状完全消失，即使再行走，亦无任何不适。

4. 讨论 本方采用活血祛瘀的红花与舒筋通络的伸筋草合用治疗此病。红花是活血化瘀的良药，伸筋草具有舒筋活络、祛风除湿的功效。两药煎汤熏洗、热敷患处，通过热效应和药物作用，使局部血运改善，促进新陈代谢，加强组织间液及静脉回流，从而达到消肿舒利关节目的。透骨草具有祛风除湿、活血止疼的功效，故可代替伸筋草使用。总之，红花、伸筋草外用，加之熏洗治疗外伤之肿痛，药少而精，方法简便，经济实惠，疗效可观，值得临床广泛推广。

参考文献

[1] 黄启敏，黄贤荣，张兆华．解毒洗剂治疗外科化脓性感染540例[J]．山东中医杂志，1995，14（10）：445.

[2] 蔡国良，王友和．中药洗剂治疗软组织溃疡80例临床观察

[J]. 云南中医学院学报，1998，21（4）：36.

[3] 张玉杰. 芒硝复方熏洗液治疗臁疮 28 例[J]. 中医外治杂志，1999，8（4）：18.

[4] 杨吉民，陈坚，上官军发. 中药熏洗法治疗下肢浅静脉炎 68 例[J]. 宁夏医学院学报，1998，20（2）：89.

[5] 宋明会，李风玲，孟现英. 四妙活血汤配合中药熏洗治疗下肢深静脉炎 86 例[J]. 贵阳中医学院学报，1996，18（2）：21.

[6] 王威，王蕊. 中药外洗治疗下肢深静脉炎 68 例[J]. 河北中医，2003，25（8）：626.

[7] 刘大芳. 中药熏蒸治疗下肢静脉曲张 32 例[J]. 中华现代中西医杂志，2005，3（12）：1103.

[8] 周建华. 中药外洗浴足法治疗下肢静脉曲张 15 例[J]. 中医外治杂志，2010，9（1）：31.

[9] 陈子卿，郭宝仁，王锡川，等. 中药熏洗疗法治疗脉管炎 13 例[J]. 福建医药杂志，1994，16（4）：33.

[10] 李俊英. 中药外用治疗外伤肿痛的疗效观察[J]. 中华实用中西医杂志，2007，20（5）：373.

第三章 骨科疾病

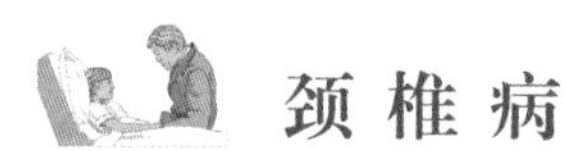

颈椎病

颈椎病又称颈椎综合征，是颈椎骨关节炎、增生性颈椎炎、颈神经根综合征、颈椎间盘脱出症的总称，是由于慢性劳损颈椎椎间盘退行性改变、骨质增生、椎体稳定性失稳，导致神经根、椎动脉、脊髓和交感神经受压刺激，从而引起从头、颈、肩、臂多种症状并见为特征的综合征。在临床上分型有颈型、神经根型、脊髓型、椎动脉型、交感神经型和混合型。临床表现有头晕，头、颈、肩、背、手臂酸痛，行走不稳或斜向一方，恶心，心慌，棘突及移位的关节突关节部有明显压痛，少数病人有复视、眼颤、耳鸣及耳聋等症状。西药对本病有辅助对症治疗作用，选用血管扩张剂等或手术治疗。中医认为病机是肝肾亏虚，精髓不足，气血衰少，盘骨失于濡养，风寒湿邪易于骤袭，痹着经络，气滞血瘀，致使筋骨不利，经络阻滞，气血不通，治以祛风散寒、活血通络、益气养血。中药熏蒸治疗此病疗效良好。

◆◆方法一

1. 药物组成与方法 葛根 40 克，制川乌 15 克，制草乌 15 克，桂枝 15 克，威灵仙 30 克，鸡血藤 30 克，细辛 10 克，制乳香 30 克，制没药 30 克，桃仁 20 克，红花 20 克，透骨草

30克，赤芍20克，当归30克，川芎30克，桑枝20克。上药装入纱布袋中，冷水浸泡1小时。加水2000毫升煎煮，取汁1500毫升作为熏蒸药液。患者取仰卧位，暴露颈部皮肤，调整熏蒸窗位置，使熏蒸药汽正对颈部皮肤处，上覆衣被使之封闭，每次时间为30分钟。温度在45～55℃，以病人耐受为准。治疗时控制熏蒸温度，防止皮肤灼伤；预防过敏反应。治疗后注意保暖，谨防受风着凉。10天为1疗程，1疗程更换1次药物。

2. 治疗效果 共治疗颈椎病患者64例，其中治愈11例，显效34例，有效14例，无效5例，有效率92%，疗效显著优于口服颈复康颗粒（治疗30例，总有效率70%）。

3. 讨论 本方主要治疗椎动脉型颈椎病，中医学认为本病是由于风寒湿邪客于颈项，致太阳经气机不利，营卫不和，经脉痹阻。气血运行不畅，气滞血瘀，瘀血阻络，导致气血不能上荣清窍，髓海不足，脑失濡养。葛根升清降浊为君药；桂枝、制川乌、制草乌祛风除湿、散寒止痛，制乳香、制没药、细辛、赤芍、桃仁、红花、川芎、当归活血行气，祛瘀止痛，共为臣药；威灵仙、透骨草、鸡血藤祛风湿，通经络，止痹痛，共为佐药；桑枝祛风通络止痛，引经之药直达病所，为使药。诸药合用，有升清活血、散寒除湿、通络止痛之功。现代药理研究证明，方中葛根具有调节心功能，抗心肌缺血及心律失常；降血压，舒张颈内动脉，改善脑循环、外周循环及微循环；抑制血小板聚集，降低血浆中儿茶酚胺的含量等作用。桂枝具有镇静、镇痛、扩张中枢及外周血管、抑制血小板聚集的作用。中药熏洗疗法是中医外治法的继承与发展，集热疗、药疗与特定腧穴刺激于一体。在热能的作用下，通过皮肤孔穴、腧穴等直接吸收药物，直达病灶，充分发挥药效作用，可促进血液循环，扩张血管，改善血液黏稠度、聚集性等血液流变学与血流动力学性质，加强局部病理代谢产物的排泄，有利于改善大脑缺血缺氧状态，从而控制眩晕等症状的发作。

◆方法二

1. 药物组成与方法 制川乌15克，制草乌15克，透骨草30克，伸筋草30克，红花15克，姜黄20克，刘寄奴20克。患者取仰卧位、平卧于治疗床上，暴露颈后，患部正对熏蒸孔，熏蒸管近出口处放有上述中药组方的酒精浸出液，熏蒸温度为45~50℃，熏蒸时间为40分钟。每日1次。并予补肾壮筋活血汤内服：葛根30克，杜仲15克，桑寄生20克，山萸肉15克，地龙15克，土鳖虫12克，桃仁18克，红花18克，当归15克，牛膝20克，鸡血藤20克，骨碎补18克，制乳香12克，制没药12克。风寒湿型加独活10克，秦艽12克，威灵仙60克；气滞血瘀型加黄芪30克，川芎15克；痰湿阻络型加半夏10克，苍术10克，陈皮6克；肝肾不足型加续断15克，枸杞子15克，木瓜20克。日1剂，水煎取汁300毫升，分2次服。10天为1疗程，治疗3疗程。

2. 治疗效果 共治疗颈椎病患者64例，其中治愈16例，显效34例，好转11例，无效3例，有效率95%，疗效显著优于口服索巴莫、芬必得。

3. 典型病例 某男，48岁，干部，2005年10月20日初诊。主诉：感觉颈部僵硬活动不便3年。近1年来渐感右侧肩部、右上肢无力、麻木、刺痛、项强，喜温怕凉，活动不利，时有头晕，压头试验阳性，颈椎X线示颈椎曲度变直，C4~5、C5~6椎间隙变窄，颈椎前缘呈唇样增生。舌质淡红，苔薄白，脉沉细。诊断为颈椎病，治宜补肝肾、祛风湿、活络止痛。予补肾壮筋活血汤和中药熏蒸方熏蒸。服药6剂后症状缓解，颈部僵硬大减，右上肢肌力增加。继用补肾壮筋活血汤和中药熏蒸方局部熏蒸治疗 20 天，症状完全消失，颈部活动自如，随访 2 年无复发。

4. 讨论 本方采用补肝肾，强筋骨，祛寒逐湿，活血温经进行治疗。方中葛根轻扬升发，既能发表解肌，又能疏通足太阳膀胱经的经气，治疗项背强几几，能舒缓颈部肌肉、韧带；杜仲、桑寄生、续断、枸杞子、山萸肉、骨碎补补肝肾，强筋骨；桃仁、红花、当归、牛膝、鸡血藤活血化瘀消肿。诸药合用，使肝肾之精充足，骨髓生化有源，瘀滞消散，疗效倍增。中药熏蒸治疗具有药力明显集中、直达患部、热效应稳定、效应较强的多重效果，能够扩张血管，加快血液循环，使药物有效成分经皮肤渗透于组织之中，直达病所。

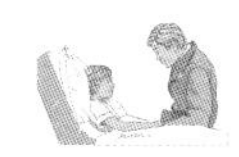

肩周炎

肩周炎全称为肩关节周围炎，是以肩关节疼痛和功能障碍为主要症状的常见病症，常为单侧发病，有时也可双侧同时发生。依据病理变化，可将本病病程分为 3 个阶段，即早期、冻结期和恢复期。临床表现肩部疼痛，阵发性或持续性，急性期时疼痛剧烈，夜间加重，活动与休息均可出现，严重者有触痛，疼痛时汗出难耐，不得安睡，部分病人疼痛可向前臂或颈部放射，肩关节活动受限，尤以外展、外旋、后伸障碍显著，病情严重者不能刷牙、洗脸、梳头、脱衣、插衣兜等，怕冷，甚至局部肌肉萎缩等。西医治疗用口服其他消炎痛类药物，压痛局限者可用 1% 普鲁卡因 + 醋酸氢化可的松局部封闭。中医称之为“漏肩风”“五十肩”，认为本病的病因与气血不足、外感风寒湿邪及外伤劳损有关。病机一是年老体虚或者劳累过度常易导致肝肾精亏，气血不足，甚至虚损，以致筋失濡养，血虚生痛，久而久之，则筋脉拘急而不用；二是久居湿地，风雨露宿，夜寐露肩当风，使风、寒、湿邪客于血脉筋肉，久之易筋凝气聚，脉络拘急而疼痛；三是跌仆闪挫等损伤也可导致筋骨外伤，筋脉受损，瘀血内阻，脉络不通，不通则痛，久之，筋脉失养，拘而不用，治以祛风散寒、解痉通络、活血化瘀。中药熏蒸治疗此病疗效好。

◆◆方法一

1. 药物组成与方法 当归四逆汤合乌头汤加减，基础方药组成：当归30克，桂枝30克，白芍30克，细辛20克，川乌30克，麻黄20克，黄芪30克，羌活30克，白芷30克，透骨草30克，威灵仙30克，乳香30克，桑枝20克。若偏于风寒湿型者，加防风20克，独活30克，葛根20克以助祛风除湿；偏于瘀滞型者，加赤芍30克，蒲黄20克，红花15克以增强活血化瘀之力；偏于气血虚者，黄芪用量增至50克加党参30克、熟地黄30克以增强益气益血之功。以上诸药加水煎取药液1000～1100毫升，用中药熏蒸治疗仪熏蒸患者肩关节30分钟。

中药熏蒸后给配予手法治疗，先以揉㨰法放松肩关节周围肌肉，用一指禅推法施术于患侧肩前部及上臂内侧，往返数次，配合患肢被动外展、外旋活动，再点按肩髃、肩贞、肩井、天宗、曲池、合谷等穴，每穴10秒，最后根据患者的耐受情况，尽可能配合患者做环转摇肩、上肢被动后扳、背后拉臂、先垂肩再屈肘、肩并节外展高举、肘关节伸展等运动，每个动作5～10次，每次手法治疗30分钟。

2. 治疗效果 治愈22例，好转24例，无效2例，治愈率46%，治愈好转率96%。

3. 讨论 本病的发生与气血不足、外感风寒湿邪及外伤劳损有关，本方当归、川芎、白芍、黄芪、乳香益气养血活血；川乌、麻黄、桂枝、细辛温经通脉，祛风散寒除湿；羌活、白芷、威灵仙、透骨草、桑枝、姜黄祛风通络止痛。诸药合用，共达益气补血、祛风通络、散寒除湿、活血止痛之功效，标本同治。中药熏蒸治疗仪可通过热、压力、按摩、氧疗、生物电疗5种医疗手段的协同作用来取效，热能加速人体的血液、淋巴液循环，促进新陈代谢，加快代谢产物的清除；热能扩张毛孔，经过汽化的药物分子在压力的作用下，通过扩张的毛孔、疏松的肌肤渗透患部；药物分子在浪涌力的作用下，提高了药物对患部的渗透力和按摩力；生物电疗不仅能扩张毛孔，在临床上还具有镇痛效果。手法治疗的目的是改善皮下筋膜与组织之间的内压力。改变神经肌肉的内环境，改善患肩的血液循环，减少致病病理物质的产生，加速新陈代谢，改善局部血液循环，加速渗出物的吸收，使局部水肿消失，炎症反应减轻，从而缓解疼痛。通过对关节的活动，可增强关节的稳定性，使关节周围肌肉、韧带、关节囊的扩张强度增强，从而改善关节的活动度和功能。

◆方法二

1. 药物组成与方法 防风15克，红花15克，伸筋草20克，透骨草20克，威灵仙15克，川芎15克，泽泻20克，细辛5克，桂枝15克，桑枝15克，延胡索20克，生姜5克。每日1次，每次治疗30分钟。10次为1疗程，疗程间隔休息7天。连续治疗2疗程。治疗时患者仰卧，患侧肩部置于熏蒸治疗槽内，肩部上方覆毛巾被，槽内温度可达42~48℃。

2. 治疗效果 所有患者治疗后均得到随访，时间1~2年，平均1.5年。结果治疗组痊愈46例，好转25例，无效9

例，总有效率89%；疗效显著优于口服芬必得对照组。

3. 讨论 本方结合熏蒸疗法发挥热疗及药物的双重作用，由于蒸气对身体的蒸腾作用，使皮温升高，皮肤毛细血管扩张，促进血液循环及新陈代谢，药物通过扩张的毛孔渗透肌肤，达到驱寒逐痹、通络止痛、舒筋活血的作用。

肱骨外上髁炎

肱骨外上髁炎，又名肘外侧疼痛综合征，俗称“网球肘”，是骨科常见病，是一种急慢性无菌性炎症，日久导致肉芽组织和粘连形成，出现机化、肥厚等组织病变，使关节僵滞疼痛，为功能障碍和受限的慢性劳损性病变，临床表现为肘关节外侧疼痛，用力握拳及前臂做旋前伸肘动作（如绞毛巾、扫地等）时可加重，局部有多处压痛，而外观无异常。西医因其为一种自限性疾病，常用保守治疗。本病属中医“伤筋”“筋痹”等范畴，其病因病机有肘部外伤或劳损，或外感风寒湿邪致使局部气血凝滞，络脉瘀阻而发为本病，治以温经散寒、活血化瘀、止痛。中药熏蒸治疗本病，可有效消除症状，巩固疗效。

方法一

1. 药物组成与方法 伸筋草15克，透骨草12克，防风12克，桂枝12克，细辛9克，千年健12克，川芎12克，苏木9克，红花9克，没药12克，威灵仙12克。诸药用纱布包好，置于盆内，加水2500毫升，浸泡0.5小时，煮沸10分钟后去火，加少许醋，做熏洗，湿热敷，每次15～20分钟，每日1～2次，注意不要烫伤皮肤，每剂药可用3天。

手法治疗。治则：舒筋通络，理筋整复。取穴：尺泽、曲池、手三里、外关、合谷、阿是穴。手法：一指禅推法、㨰法、按法、揉法、弹拨法、拿法、平推法。操作：先用一指禅推法自肱骨外上髁沿肘关节外侧至腕部来回推 5 ~8 分钟，再用㨰法在上述部位来回㨰 5 ~8 分钟，配合屈伸肘关节，用拇指沿桡骨小头向后弹拨伸腕肌 3 ~5 遍，按揉所取穴位、拿伸腕肌群，平推肱骨外上髁及桡侧伸腕肌群，以局部发热为度。

2. 治疗效果 治愈：症状体征全部消失 42 例；显效：症状体征基本消失 12 例；好转：疼痛明显减轻，活动障碍明显改善 6 例；无效：症状体征无明显改善 0 例。

3. 典型病例 何某，女，53 岁。病程半年，无明显诱因出现右肘关节外侧疼痛，疼痛沿前臂外侧向下放射到腕部，端提或做前臂旋转时疼痛加重，行封闭、针灸、理疗效不显。体征：肱骨外上髁压痛，前臂桡侧广泛压痛，前臂抗阻力及网球肘试验阳性。X 线片：肱骨外上髁可见骨膜反应。用推拿手法配合中药熏洗热敷治疗，8 次治愈。

4. 讨论 本方伸筋草、透骨草、千年健、桂枝、威灵仙舒筋活络，防风、川芎、细辛祛风散寒止痛，苏木、红花、没药活血化瘀，药物熏洗、热敷，使局部微循环进一步改善，加速损伤的修复。配予推拿手法可加强局部循环，加速炎症水肿和渗出物的吸收，促进因损伤而引起的无菌性炎症的吸收。手法还可改善局部营养供应，促进新陈代谢，增大肌肉的伸展性，使变性的软组织得到改善和修复，从而达到治疗目的。

◆◆方法二

1. 药物组成与方法 党参 30 克，黄芪 30 克，当归 30 克，桃仁 10 克，红花 10 克，牛膝 20 克，独活 20 克，威灵仙 15 克，桑寄生 20 克，续断 20 克，陈皮 15 克，木香 15 克，鸡血藤 15 克，伸筋草 20 克。将所配中药用双层纱布袋包扎好，置放于高压雾化器中，加水至适量，关闭药物器盖并拧紧，启动电源加热，使药物产生药蒸气，并通过药蒸气，使舱内温度达37℃，铺上治疗巾，让患者穿上治疗衣进入舱内，保留头部于舱外，关闭舱门，按体位调节键，使患者达到最舒适体位。舱内温度及治疗时间则根据患者体质及对热的耐受性而自行调节，一般体质好耐温者温度稍高，可在43～45℃，治疗时间30分钟，体质差怕热者温度稍低，可在42～43℃，治疗时间为20分钟。治疗完后嘱患者擦干身体，室内休息10分钟，以免感冒。1天1次，20次为1疗程，周六、日休息。

2. 治疗效果 治愈：经20天治疗后疼痛及压痛消失，手握力恢复正常；显效：疼痛及压痛基本消失，手握力基本正常；有效：疼痛压痛明显好转，手握力明显好转；无效：经20次治疗临床症状、体征等均无好转。结果：治愈27例，显效20例，有效12例，无效1例，总有效率98%。

3. 讨论 中药熏蒸疗法直接通过全身肌肤、孔窍、经穴，利用渗透、吸收、扩散、辐射等途径，使药物深入腠理、脏腑等，达到祛风散寒、除湿通络、抗炎消肿、扶正固本等功效。熏蒸时的温热作用亦能使皮肤毛孔汗腺开放，毛细血管扩张，血流加快，组织温度升高，促进或加速血液循环，致新陈代谢旺盛，白细胞吞噬能力增强，并促进局部炎症及代谢产物的吸收或随温热效应而使邪毒排出体外，关节活动功能障碍显著改善或恢复。进而达到治疗局部筋伤之目的。针对此病大多为长期慢性劳损，为加强对疾病的治疗效果，据患者气血不足，臂痛而无力，故药用党参、黄芪、当归益气养血；正气亏损，外邪屡侵，或夹风湿疼痛，故用独活、威灵仙等祛风胜湿止痛；久病入络，痛久必瘀则用桃仁、红花、牛膝、鸡血藤等活血化瘀，消肿止痛；肾主骨生髓，骨病日久，势必及肾，故用桑寄生、川续断等补益肾气强筋健骨；伸筋草走而不守，为治舒筋活络及久病顽痹、筋脉拘挛之要药。合而用之，祛风胜湿、通络止痛、扶正补虚之功昭然。

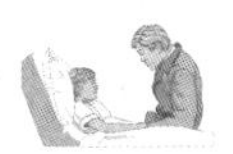

腕管综合征

腕管综合征又称腕管狭窄症，系指腕部外伤、骨折、脱位、扭伤或腕部劳损等原因引起腕横韧带增厚，管内肌腱肿胀，瘀血机化使组织变性，或腕骨退变增生，使管腔内周径缩小，从而压迫正中神经，引起手指麻木无力为主的一种病症。临床表现有患者桡侧3个半手指麻木或刺痛，夜间加剧，寐而痛醒，温度高时疼痛加重，活动或甩手后可减轻；寒冷季节患指发凉、发绀、手指活动不灵敏，拇指外展肌力差，严重者患侧大小鱼际肌肉萎缩，甚至出现患指溃疡等神经营养障碍症状。中医认为本病属“痹证”范畴，外伤风寒湿邪是导致本证的外因，主要病机为经络阻滞、气血运行不畅所致。临床应用中药熏蒸治疗多有较好疗效。

方法

1. 药物组成与方法 透骨草30克，伸筋草20克，海桐皮20克，川椒10克，白芷10克，苏木10克，桂枝10克，川芎10克，红花10克，仙桃树根皮50克。将药物倒入中等大小的陶瓷盆内，加水半盆，稍浸渍后煎半小时，去渣乘热熏患肢，待药液不烫手时，用纱布或干净薄细布洗擦患肢，洗后抹干，活动腕关节。每日1剂，熏洗2次，5剂为1疗程。

2. 治疗效果 本组治疗21例，治疗时间最长4疗程，最短2疗程，疼痛均消失，活动功能正常。

3. 典型病例 彭某，女，38岁，工人。患者诉半年前因骑单车不慎跌伤致右桡骨远端骨折，经手法整复，小夹板固定4周余，拆除夹板后经常手腕部疼痛发作，尤以夜间或晨起时为甚，麻木以拇、食、中指为主，拇指乏力。查：右手大小鱼际萎缩，腕横韧带处压痛，屈腕试验阳性。用上法熏洗5天，疼痛消失，仍感麻木，拇指活动欠佳，续用上方10剂，诸症消失告愈。

4. 讨论 熏洗法利用药物煎汤乘热熏洗患部，借助药力和热力的作用，使经络疏通，气血流畅，而达到通则不痛的目的，而且能消退神经及周围组织的无菌性炎症，降低毛细血管的通透性，减轻神经周围的粘连，软化瘢痕组织，抑制结缔组织增生，而对神经修复及功能恢复起到了较好的促进作用。并且本熏洗方以舒筋活血、通络止痛为组方原则，用透骨草、伸筋草、苏木、川芎、红花、仙桃树根皮活血化瘀，舒筋活络，海桐皮、川椒、白芷、桂枝温经散寒止痛，局部外用，力求直达病所。

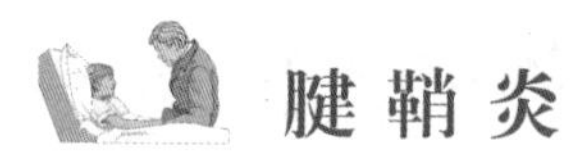

腱鞘炎

腱鞘炎，又称狭窄性腱鞘炎，是主要由于慢性损伤使肌腱和腱鞘的过度摩擦而引起的炎症。临床表现有：在早期可发生充血、水肿、渗出等无菌性炎症反应，反复创伤或迁延日久以后，发生慢性纤维结缔组织增生、肥厚、粘连等变化，腱鞘韧带的水肿和增生使骨韧带隧道狭窄，压迫水肿和增生的肌腱，肌腱则发生变性、变形，呈两端变粗的葫芦形或受损部位组织增生变粗，形成中间膨大、两端较细的锤形，阻碍肌腱的滑动。本病属中医“伤筋”范畴，中医认为其病因主要为局部劳累，病机主要是肝气不足，气血两虚，筋失气血之濡养，致筋急强硬，活动受限，治以补肝肾、养筋脉、通经络。针对局部症状中药熏蒸治疗，可有效消除疼痛和软化肥厚组织。

方法一

1. 药物组成与方法 杜仲30克，桑寄生30克，秦艽30克，防风30克，宽筋藤30克，海桐皮30克，丹参30克，延胡索30克，威灵仙20克，伸筋草30克，羌活30克，桂枝30克，川芎30克。上药加水2000毫升，煮沸15分钟后，倒入盆内，把患肢放于盆上，用浴巾覆盖熏蒸，药液温度降低后，把患肢放进药液中浸泡，并用药渣热敷患处，轻柔地活动关节。1天2次，每次30分钟，7天1疗程。

2. 治疗效果 共治疗68例，治愈38例，显效12例，有效15例，无效3例，总有效率为96%。

3. 典型病例 邝某，女，60岁，左中指疼痛，活动受限8个月就诊。检查左中指掌指关节掌侧酸楚不适，屈伸不利，屈指后出现“交锁”现象，不能主动伸直，局部压痛明显，可触摸到痛性硬结于指下弹动，同时伴响声。X线片示：左手掌、指骨均无异常。诊断为屈指腱鞘炎。应用以上方药熏洗两个疗程，疼痛减轻，手指关节活动灵活，继续治疗3疗程，疼痛消失，掌指关节功能恢复正常，硬结消失，随访1年余，未见复发。

4. 讨论 从中医理论分析，肝肾亏虚，筋失濡养，经筋关节活动不利是其本，但主要因素是局部过度劳损，寒凝血瘀，郁而成结。故用桑寄生、杜仲益肝肾，强筋骨；威灵仙、秦艽、防风、宽筋藤、海桐皮、伸筋草祛风除湿，舒筋活络，止痹痛；丹参活血化瘀，破瘀生新；延胡索消肿止痛，活血通脉，既能行血中之滞气，又能行气中之血滞；羌活、桂枝、川芎温经通络，引药上行，使药物直达病所，取得祛风湿、温经络、活血止痛、软化结节、消除症状的良效。中药熏蒸可刺激引起周身体表毛细血管网充分扩张、开放，外周血容迅速增多，导致体内储血重新分布，进而引发全身血液大循环，在疏通腠理、舒张血管、通达血脉、促进血液循环的同时能增进药物的吸收，而随着活血化瘀药物的吸收并发挥药效，又使因热效应产生的活血化瘀作用更加突出，更加持久。

◆◆方法二

1. 药物组成与方法 生川乌30克、生草乌30克、生南星15克、生麻黄10克、生姜衣6克、防风9克、川椒15克、海桐皮30克、艾叶15克、伸筋草15克、透骨草15克、桂枝15克、细辛10克。上方加水3000毫升，加热煮沸30分钟，倒入盆内，先熏蒸，待温度适宜后，手浸入药水中烫洗，每次30～60分钟，边洗边活动患处，每天早晚2次，10天为1疗程，治疗期间注意休息，不用冷水洗手。

2. 治疗效果 本组38例治疗1～4疗程，平均2.5疗程。按国家中医药管理局制定的《中医病证诊断疗效标准》评定，治愈（症状消失，患指自主屈伸活动正常）16例，好转（症状减轻，患指活动时有阻挡感）20例，未愈（临床症状无改善）2例。有效率95%。

3. 讨论 熏洗中药方中川草乌、生姜衣、桂枝、细辛、川椒、麻黄、南星、防风、艾叶可温经散寒、通络止痛；海桐皮、伸筋草、透骨草通经络、止痹痛。中药熏洗可使局部组织温度增高，毛细血管扩张，血液循环加速，增加局部血液循环，清除代谢淤积产物，温通静脉瘀滞，同时药物直接作用于患部，起到祛风除湿、温经散寒、通经止痛的作用，使局部炎症和瘀血消散，使肿胀消退，疼痛缓解。熏洗同时患指做功能活动，通过中药熏洗和局部手法治疗，不仅可以疏通经络，行气活血，化瘀止痛，软坚散结，开通闭塞，滑利关节，而且可使局部组织粘连得到松解、剥脱；局部血液循环及淋巴循环加快，使变性组织产生一系列生物物理和生物化学改变，使病变组织恢复正常，从而起到治疗作用。

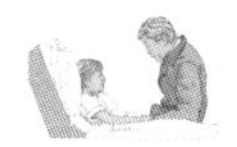

手指瘢痕粘连

手指外伤后形成的瘢痕，对手部功能的影响常较身体其他部分瘢痕对功能的障碍更为明显。由于手要完成许多复杂精细动作，所以如何松解手指瘢痕粘连，是手外科领域需要解决的主要课题之一。瘢痕是身体组织修复过程中的必然产物，组织形不成瘢痕也就不能愈合，但瘢痕的生长可发生肌腱粘连、关节强直、皮肤挛缩等一系列功能障碍，有的甚至可致残。中医辨证认为，瘢痕粘连为局部气血凝滞，治宜行气活血、化瘀散结。使用中药熏蒸疗法软解手指瘢痕粘连，疗效较为显著。

◆◆方法

1. 药物组成与方法 红花4克，乳香10克，没药10克，桂枝15克，木香15克，伸筋草30克，苏木15克，生首乌30克，海蛤壳粉30克（包煎），醋60克（后下），粗盐适量。将上药除醋外置于锅中加水适量，并按1%～1.5%比例加入粗盐煮沸后3分钟改小火，剥时加入醋，此时用热汽熏蒸患指，20分钟后熄灭继熏，汤温下降后，患指浸入药汤中泡洗。熏洗过程中活动患指。下次熏洗再煮沸，每日2次，并适当配合功能锻炼。

2. 治疗效果 优：关节活动达到正常范围33例；良：关节活动范围低于正常但达到正常范围的70%以上6例；中：关节活动达到正常范围的50%～70% 1例；差：关节活动低

于正常范围的50%，0例。疗程最短7天，最长45天，每例均随访半年。

3. 典型病例 张某，女，25岁，民工。上班时右手食指及中指被机器压伤，流血剧痛，指骨外露，被送到医院行清创缝合术，术中发现食、中指第二节骨折，软组织星状裂伤，行克氏针固定骨折端。骨折愈合后拔去克氏针，但右手食、中指关节活动受限，瘢痕粘连。曾用物理疗法，效果欠佳。采用上方熏洗患指2周后，关节活动范围达到“良”，再继续用药2周后，手指活动功能恢复正常。

4. 讨论 方中选用活血化瘀的红花、乳香、没药、苏木，行气止痛的木香，温经通络的桂枝，舒筋通络的伸筋草，润泽肌肤的生首乌，又根据咸能软坚散结的理论，加入一定比例的粗盐及能促使肌肉纤维组织软化的酸醋，共助海蛤壳的软解之功，诸药配伍煮沸熏洗，经过临床验证疗效明显。熏洗的同时进行指关节的被动和主动功能锻炼，循序渐进，切忌暴力，以免造成新的软组织撕裂伤。

软组织损伤

软组织损伤是指在各种致病因素的作用下，引起皮下组织、肌肉、肌腱、韧带、筋膜、滑膜、关节囊及周血管、神经发生的急慢性损伤。软组织损伤以后，经过修复，临床症状也就消失了，但往往由于愈合组织的瘢痕挛缩、解剖位置变异或者与周围组织粘连等，使得其生理功能发生障碍或影响周围其他组织的功能。中医认为，软组织损伤的治病原因是劳累、房事不节、跌打坠落、金刃损伤等，临床上以跌打、坠堕、挤压、撞碰、金刃割刺等直接损伤较为多见；其次是扭、蹩、拉、吊等间接损伤，过度用力、积劳发生损伤者属中医所述的五劳病类。这种积劳损伤多数是慢性发病过程，也常常由于风、寒、湿等外因侵袭而并发痹证。用药物渗透率往往达不到治疗要求。中药熏蒸疗法对本病的治疗具有较好的疗效，其可借助热力和药力的协同作用，使局部皮肤毛孔开启，血流旺盛，使药液更容易透过皮肤，调理气血、舒筋通络，从而达到治疗目的。

◆方法一

1. 药物组成与方法 海桐皮、透骨草、乳香、没药各12克，全当归、红花、苏木、防己、鸡血藤各10克。将药放置熏蒸机发生器内，煮沸后经过一系列处置将蒸气由1~3根导管口喷出，压力、温度、流量、时间可调，并实行自动控制，导管口喷出气流对准阿是穴熏蒸20~25分钟，每天2次，5天为1疗程。

2. 治疗效果 优：1疗程后，临床症状消失。良好：2疗程后，临床症状消失。一般：3疗程后，自觉症状减轻，但肿痛未完全消退。治疗结果：优42例，良好104例，一般6例。

3. 典型病例 濮某，女，45岁。因车祸受伤后致右肩背部疼痛2小时入院。入院后经内服活血祛瘀止痛药物2周后酸痛仍明显，予中药熏蒸2次后即明显好转，5天后疼痛尽去。

4. 讨论 中医认为本病是外伤伤及经络，经络受阻，局部气血运行失调，流通不畅造成。方中所选药物均有活血化瘀功能，全当归、鸡血藤还可养血祛瘀生新。中药熏蒸既可使药物直接作用于损伤局部，又能使药物不受肝脏效应的影响，且无胃肠道刺激等不良反应，可借助热力和药力的协同作用，使局部皮肤毛孔开启，血流旺盛，使药液更容易透过皮肤而达到治疗目的；且气流具有一定的压力，同时可起到穴位刺激的作用，从而使中药熏蒸治疗更有利于调理气血，舒筋通络。

◆◆方法二

1. 药物组成与方法 海桐皮、透骨草、乳香、没药各12克，当归9克，川椒19克，鸡血藤15克，川芎、红花各6克，威灵仙、白芷、甘草、防风各10克。上肢软组织损伤者加用荆芥9克、桂枝12克、桑枝20克；下肢软组织损伤者，加用牛膝、木瓜、独活各9克；踝关节扭伤者选用伸筋草、生栀子各100克，生大黄100克，葱白20克。将药物放入中药熏蒸治疗器内，加热产生蒸气，对准受伤部位进行熏蒸，并稍加按摩，每日1～2次，每次30～60分钟，疗程2～6日。

2. 治疗效果 180例患者经上述方法治疗1疗程均治愈，并随访6个月，随访率80%，均无因天气变化受伤而局部软组织酸痛者。

3. 讨论 中医学对软组织挫伤、扭伤等解释是：由于筋脉破损，血溢脉外，气血凝滞，流通不畅所致。而熏蒸疗法正是基于上述理论，通过热、药的双重作用而取效。“热”能疏松腠理，开发毛孔、活血通络、松弛痉挛的肌筋。西医学也证明了热加速人体血液、淋巴液循环，促进新陈代谢，加速代谢物的清除，同时能促进皮肤、黏膜充血，扩张毛孔。因此，药物在压力的作用下，通过扩张的毛孔透入患部，达到舒筋、活血、止痛的作用。方中诸药在活血化瘀的基础上临症加减，收效满意。

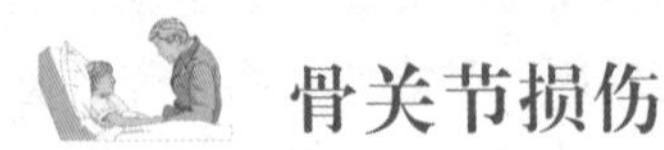

骨关节损伤

骨关节损伤是在暴力作用下引起关节囊外韧带、肌肉、肌腱等软组织的一种损伤，是骨伤科常见病，尤以四肢腕、肘、肩、膝、踝、髋等关节损伤为多见。本病属中医“筋伤”范畴。中医学认为，伤筋引起的肿胀、疼痛，是由于人体受外力损伤后，累及气血经脉，气血运行不畅所致。所谓“跌仆内挫，卒然身受，气血俱伤病也”，“气伤痛，形伤肿，筋脉破损，血溢脉外，气血凝滞，流通不畅，故见肿痛。骨为干，筋为刚，筋伤后，刚之不刚，故见活动受限”，“肢体损于外，则气血伤于内，营卫有所不贯，脏腑由之不和”。所以，筋伤的病理机制是气滞血凝，其治疗原则是活血化瘀、消肿止痛。熏蒸疗法可以改善局部血液循环，软化僵硬的关节。

方法一

1. 药物组成与方法 大黄20克，栀子30克，三角草30克，三椏苦20克，三七15克，血竭20克，红花15克，乳香20克，没药20克，细辛15克，桂枝20克，防风20克，透骨草30克，马钱子15克，草乌20克，冰片20克。将上述药物（冰片除外）加水5000毫升浸泡20分钟，煮沸20～30分钟，去渣留汤，加入冰片搅匀，乘热熏蒸患处。汤药温度下降适度后，放入患部浸泡、外洗，根据不同的损伤部位，同时做相应的关节活动每次熏洗30～40分钟，每天3～4次。1天1剂，10天为1疗程。

2. 治疗效果 本组260例经1疗程治疗观察，治愈136例，占52%（自觉疼痛消失，瘀斑消散，压痛、肿胀消失，关节功能活动恢复正常）；显效80例，占30%（自觉疼痛消失或有轻微压痛，或疲劳后有不适感，瘀斑消散，肿胀消失，关节功能活动基本恢复正常）；有效44例，占17%（疼痛、压痛明显减轻，瘀斑、肿胀基本消退，关节功能活动明显改善）。总有效率100%。

3. 典型病例 周某，男，30岁，农民。骑自行车时不慎跌倒扭伤右踝关节，疼痛、行走困难，不能工作。伤后自用正骨水外涂未见好转，2 天后就诊。检查：右踝关节肿胀瘀斑，以外踝处明显，右踝关节活动障碍。压痛以右外踝、下胫腓联合部明显，未触及骨擦音。X 线检查无骨折、脱位征。诊断为右踝关节损伤。手法理筋后，予上述方药熏洗 1 疗程，症状与体征基本消失，踝关节背伸 35°，跖屈 45°，行走正常，恢复原工作。

4. 讨论 本方是治疗跌打损伤验方，方中三角草、三椏苦是广东民间治疗跌打损伤常用药，有清热解毒、活血化瘀、消炎止痛之功；三七、血竭、红花、大黄、栀子、乳香、没药有活血祛瘀，消肿止痛作用；透骨草有舒筋活络、接骨续筋作用；桂枝、防风、马钱子、草乌、冰片等有祛风通络，消炎镇痛作用。诸药合用，共奏活血祛瘀、清热解毒、消肿止痛、舒筋活络之效。

◆方法二

1. 药物组成与方法 当归 30 克，川芎 30 克，土鳖虫 30 克，牛膝 20 克，续断 20 克，红花 20 克，大黄 15 克，乳香 20 克，没药 20 克，三棱 20 克，莪术 20 克，独活 20 克，伸筋草 30 克，路路通 30 克，鸡血藤 30 克，冰片 15 克。肿甚者加川乌、草乌头各 20 克，地骨皮 20 克，苍术 20 克；热重者加赤芍 30 克，金银花 30 克，玄参 30 克，栀子 30 克；痛甚者加延胡索 20 克，金铃子 20 克。皮肤有损伤者加黄柏、黄连、五倍子各 30 克。将药物用冷水 5000 毫升浸泡 30 分钟，煮开后中火再煎 20 分钟，然后加冰片 15 克，搅动几下，把药液端下倒入木盆内，温度适宜，将洗干净之患肢置于药液中浸泡，每次泡 40 分钟，每日 2～3 次，每次要求药液超出踝关节面，下次用时加水煮开，1 剂药可用 3 天。

2. 治疗效果 扭伤者应用本方治疗 3 天后，伤处瘀血扩散吸收，肿痛消失，功能恢复，治愈率 100%。由骨关节引起的僵硬关节连用 20 天，麻木、红肿、刺痛逐渐消失，僵硬的肌肉变软，踝关节恢复外旋、背曲、内旋、内翻、外翻功能。

3. 典型病例 患者，男，32 岁。左外踝骨折 4 个月，X 线片示骨折线已连接，但足背皮肤紫暗，踝关节肿大疼痛。用主方加川乌头 30 克，草乌头 30 克，苍术 20 克，防己 20 克。1 个月后，左踝疼痛、肿胀消失，功能恢复。

4. 讨论 用中药熏洗剂具有活血化瘀、消肿、舒筋通络、行气止痛的功效，加之本方具有活血祛瘀、消肿止痛、通利关节等作用，适用于关节强直、拘挛、肿痛，特别是骨折后易引起血管栓塞，应尽早施治。而一些急性关节损伤早期（伤后 48 小时内）一般不宜熏洗治疗，以免加重局部出血，不利肿胀消退。可根据病情需要，灵活施用理筋手法效果更佳。

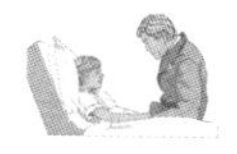

四肢关节疼痛

四肢关节疼痛是指关节及其周围组织损伤、炎症等所致的疼痛，多见于中老年人，临床表现关节疼痛，肿胀，不红，轻度晨僵，起床活动后可缓解，加重时四肢关节疼痛，痛时全身无力，嗜睡，精神差。西医采用服用双氯芬酸钠片等可缓解，但不能根治。本病属中医“痹证”范畴，中医认为其病因病机是气血不足，肝肾亏虚，寒邪入侵，湿滞经络所致。治以温通经络，祛风除湿，消肿止痛为主。应用中药熏蒸疗法效果良好。

方法

1. 药物组成与方法 鸡血藤、半枫荷、伸筋藤、满山香、山苦楝、九龙藤、千年健、透骨草等各10~30克，祛风活络精50毫升（另兑），用量可根据患部大小、病情轻重灵活掌握。将中药混合均匀放入20厘米×25厘米布袋内，扎紧袋口后放入锅中，加适量清水煮沸30分钟，将药液倒入搪瓷脸盆，加入祛风活络精50毫升。待水温降至50~70℃时，病人取舒适体位，充分暴露熏洗部位，置于盆上，用浴巾盖严，熏洗患部。待水温降至38~45℃时，揭去浴巾，将患肢浸泡于药液中溻洗患处，每次时间为20~30分钟，每天1~2次。每剂可用2次，7~10天为1疗程，连续用药2~3疗程。

2. 治疗效果 显效（患处疼痛基本消失，肢体功能改善或恢复正常）197例，有效（患处疼痛明显减轻，肢体功能受限有好转）159例，无效（治疗1个月后患处疼痛减轻不明显或肢体功能受限无改善）15例，总有效率95%。

3. 讨论 局部熏洗可使小动脉扩张，毛细血管通透性增加，局部代谢增快，需氧量增加，血液黏滞度减小，血流增快，淋巴回流增快，淋巴细胞的能动性增强，肌紧张减弱等。熏洗方中药物多为活血祛风、舒筋活络、消肿止痛之品，加用祛风活络精，更增强了疗效。蛇善祛风活络，酒尤通利血脉、祛寒气、行药势，与热相合，更能增强扩张皮肤血管作用，透药入里，促进局部和全身血液循环，增强疏通经络、温经散寒、祛风除湿、消肿止痛、祛瘀生新等作用；因而疗效较好，见效快。

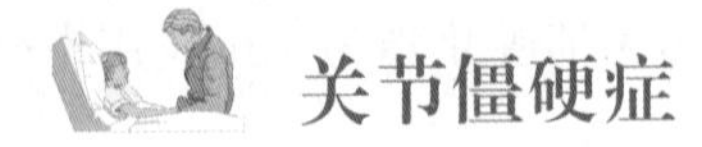

关节僵硬症

关节僵硬是指正常关节功能（如屈伸、旋转等）发生不同程度的障碍。分为外伤性、内湿性两种。外伤性关节僵硬是指肢体经长期外固定后关节活动范围出现程度不等的障碍。临床表现为关节活动受限，疼痛较轻，关节活动障碍较严重。西医对重症患者行关节粘连松解术。本病症属中医“筋伤”“痹证”等范畴，其主要病机是气滞血瘀、经络阻滞、经气不通、筋骨关节挛缩，治以行气活血，利水渗湿。临床应用中药熏蒸治疗，效果甚佳。

方法一

1. 药物组成与方法 透骨草、海桐皮、桂枝、艾叶、姜黄、川牛膝各15克，秦艽、红花各10克。将药物置于熏蒸治疗仪容器中，加水约1000毫升。煮沸后，将患肢置于容器上，用药液热汽熏蒸，持续时间30分钟。每天2次。熏蒸后配合一定的关节功能活动锻炼。2周为1疗程。

2. 治疗效果 25例中有23例膝关节曲度达到90°~130°。患者日常动作无疼痛、膝关节无明显活动受限，几乎无疲劳感或沉重感。2例膝关节屈曲度在60°~89°。亦可正常行走，稍有疼痛，经短时间休息后症状即可好转或消失。

3. 讨论 骨折损伤后经长期固定治疗，局部经络气血受阻，可致关节僵硬、肿痛及活动不利。中药熏蒸可温通经络、调和气血。有利于瘀血吸收和肿胀消退。方中艾叶、红花、透骨草舒筋活血、舒通经络、活利关节；秦艽、海桐皮祛风止痛；姜黄破瘀消肿、行气止痛；川牛膝通利血脉。助姜黄破瘀消肿、行气止痛；桂枝温经止痛、助阳化气。诸药合用，共奏温经通络、活血祛瘀、行气止痛之功。

方法二

1. 药物组成与方法 川牛膝、透骨草、威灵仙、桂枝、艾叶、伸筋草、海桐皮、乳香、没药、苏木等，加醋少许熏洗患膝，熏后以一定的手法配合做患肢的被动屈伸活动。每日1次，10天为1疗程。

2. 治疗效果 本组100例，经本法治疗后，均取得较好疗效。其中治愈65例，显效32例，好转3例，治愈、显效率97%，总有效率100%。

3. 典型病例 肖某，女，15岁，学生。坐摩托车时不慎跌下造成左股骨中下段横行骨折。在当地医院行手法整复小夹板外固定治疗3个月余失败，后在省某医院行手法切开复位钢板内固定术治疗，石膏托超膝关节外固定4个月，于次年3月拆除内固定钢板。同年5月不慎再次跌倒造成断端再次骨折。复去省某医院治疗，该院摄片提示骨折端错位1.5厘米，且向前侧成角，股骨下端及髌骨脱钙，膝关节粘连而不宜手术治疗。同年6月初转来就诊，检查见伤肢轻度肿胀，断端向前成角畸形，左膝关节僵硬，伸膝165°，屈膝135°（邻肢夹角法），X线片结果同前述。入院后经给予手法整复小夹板外固定配合皮牵引，中药内服等治疗1个月余，摄片复查结果提示断端对位对线良好，骨痂生长满意，脱钙症状纠正，但左膝屈膝功能仍受限，经采用本法治疗40天，功能恢复。

4. 讨论 关节内骨折经石膏外固定后，常发生关节活动障碍，其原因为关节内粘连、关节外肌肉粘连与挛缩。中医辨证为瘀血阻络，经脉凝结。治以活血消肿，通络止痛。方中透骨草、川牛膝、威灵仙、海桐皮、苏木等舒筋活络，解痉消肿；桂枝、艾叶祛风散寒，化湿宣痹；乳香、没药调气活血、镇痛；艾叶合苏木、透骨草，加强走窜温通之力。诸药配伍，配予功能手法及熏洗，共奏舒经活血、通利关节功效。加之中药熏蒸可促进皮肤对活血化瘀药的吸收，熏蒸的热作用可促进血液的淋巴循环，加强活血化瘀作用，促进体液免疫能力，有助于关节功能恢复。

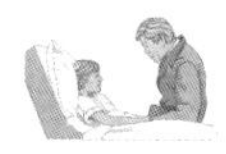

腰椎间盘突出症

腰椎间盘突出症又称腰椎纤维环破裂症，是由于腰椎间盘发生退行性变，或外力作用引起腰椎间盘内、外力平衡失调等，使纤维环突然破裂，导致腰椎间盘的髓核突出而发生疾病，俗称“腰突症”。临床表现最常见的症状是腰腿疼痛，先出现腰痛，一段时间后出现腿痛，痛多为刺痛，常伴有麻木、酸胀的感觉。下腰部椎间盘为本病的好发部位，其中第四、第五腰椎之间的椎间盘约占60%，第五腰椎与骶骨部之间的椎间盘次之。西医治疗本病多采用手术疗法，但经济成本大，有的患者手术治疗后仍继发生。本病属中医“痹证”范畴，中医认为外伤风寒湿邪是导致本症的外因，肾虚是内因，其主要病机为经络阻滞、气血运行不畅、筋骨关节失养，治以散寒通络、活血行气。临床应用中药熏蒸治疗多有较好疗效。

◆◆方法一

1. 药物组成与方法 生川乌30克，生草乌30克，马钱子20克，川芎30克，当归30克，红花20克，细辛20克，杜仲30克，续断30克，桑寄生30克，威灵仙30克，伸筋草30克，桂枝30克，牛膝30克，秦艽30克，独活30克，苍术30克，鸡血藤30克。每剂药煎煮熏蒸2次，将上药全部放入熏蒸机煮药锅内，加入中药3倍之冷水，浸泡15分钟，接通电源煮药，待药液煮沸，汽箱内温度达到40℃时，让病人脱去衣裤，进入汽箱内躺好，头部伸出软罩外，将盖板盖好，扎好颈圈，关闭汽箱门，开始熏蒸治疗，汽箱内温度控制在38～42℃，每次治疗30～40分钟。熏蒸后让病人用浴巾擦干全身，更衣，卧床休息，保暖避风，每日 1 次，10 天为 1 疗程，休息 3 ~4 天，根据病情确定下一疗程。同时配合牵引。

2. 治疗效果 136 例经治后临床治愈 92 例（腰腿痛完全消失，直腿抬高达 70°以上，恢复正常工作），好转 39 例（腰腿痛减轻，腰部活动功能改善，能坚持工作），无效 5 例（临床症状、体征无明显改善），总有效率 96%。其中 1 疗程治愈者 25 例，2 疗程治愈者 56 例，3 疗程治愈者 11 例。

3. 典型病例 马某，男，47 岁，工人。反复发作腰部及双下肢疼痛 4 年余，加重半个月后入院治疗。诊见腰部及双下肢疼痛较剧，活动受限，不能站立及行走，伴见左下肢麻木，腰骶部有明显按压痛，屈颈试验阳性，直腿抬高试验左 10°、右 30°。X 线片检查：腰椎曲度变直，L4 ~ L5 椎间隙变窄，CT 检查：L4 ~ L5 及 L5 ~ S1 椎间盘示局限性后突，以 L5 ~ S1 椎间盘突出明显，稍偏左，略压迫硬膜囊及神经根。诊断为椎间盘突出症，经中草药熏蒸及腰椎牵引治疗 2 疗程，症状体征完全消失，痊愈出院，随访至今未复发。

4. 讨论 该方的中草药具有消肿止痛、舒筋通络、活血祛瘀、温经散寒、祛风宣痹、补肾壮骨等功效。药理研究证明，生川乌、生草乌、马钱子具有较强的镇痛作用。中草药熏蒸的机理是利用药物作用与物理作用相结合，熏蒸治疗机煮药升温后产生大量的药物蒸气，人体在机内通过药物蒸气的物理温热作用，可增强人体免疫功能，改善腰部血液循环，促进局部组织的新陈代谢，药物在熏蒸时可直达病所，达到镇痛效果。配合腰椎牵引可使腰椎间隙增宽，降低椎间压力，解除突出物对神经根压迫所致的疼痛。两法合用，相得益彰，故可收到显著疗效。

◆◆方法二

1. 药物组成与方法 当归2.5克，白芷2克，地骨皮2克，透骨草2克，红花1克，五加皮3克，甘草2克，生姜15克，公丁香2克，香附15克。将药放入中药熏蒸治疗仪煮药锅内加入6倍冷水，浸泡20分钟后接通电源。待药液煮沸，箱内温度达40℃，嘱患者暴露腰背部，平卧在熏蒸床上，盖好被子进行熏蒸，箱内温度应控制在38～42℃，治疗30分钟。随时注意观察患者面色，询问自觉症状，防止烫伤。熏蒸结束及时擦拭汗液。避免着凉感冒。每日1次，10日为1疗程。

2. 治疗效果 326例患者中，治愈221例，好转95例，无效10例，总有效率97%。

3. 讨论 本方所用中药方剂具有散瘀消肿、舒筋活血、止痛止痒及祛风散寒等作用。熏蒸可通过恒定温热刺激皮肤，引起血管扩张，改善腰部血液循环，同时大量中药有效成分直接通过肌肤、孔窍等渗透吸收，进入腠理，活血化瘀、通络止痛，疗效显著。

注意事项：熏蒸治疗前应向患者讲解熏蒸方法及相关知识，告知熏蒸治疗的安全性、可靠性及注意事项，消除患者思想顾虑。室内温度保持在25℃左右，避免患者受凉。仔细检查熏蒸机以确保治疗安全。熏蒸时箱内温度在38～42℃，注意观察患者面色，面色红润有汗属正常；如面色苍白或出汗较多，可令患者适当喝淡盐水或葡萄糖水，必要时缩短熏蒸时间。熏蒸后及时擦干汗液，注意休息及避风保暖，以防感冒。

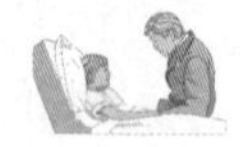

髋关节粘连

髋关节粘连是指在治疗股骨骨折、股骨粗隆间骨折、髋臼骨折等均是髋部骨折时导致的髋关节功能受限的疾病。临床表现有肌肉、关节疼痛，关节僵硬、活动不利，右下肢呈短缩、外旋、内收畸形。西医用硅油治疗此病有一定疗效。本病属中医“损伤痹证”，中医认为其病机为筋骨关节损伤后，治疗时瘀血未尽，宿血滞留，易复发疼痛；或因治疗时用寒凉品过多，寒则血凝，血凝滞不化，而成痹痛，治以活血化瘀通经。应用中药熏洗治疗髋关节粘连，可驱散局部血瘀，活血化瘀，散寒止痛，效果良好。

◆◆方法

1. 药物组成与方法 伸筋草、海桐皮、透骨草、威灵仙、急性子各30克，五加皮、艾叶各10克，桃仁、红花、乌梅、野木瓜各20克，防风15克，细辛5克。加减：局部红肿者，去艾叶加生栀子15克，野菊花10克；关节僵肿者，加三棱30克，莪术20克。将药加入3000毫升水中煎开后先以热汽熏蒸患部。至患部汗出后，将药液滤入盆内，用毛巾蘸取药液乘热洗或敷患部，反复进行。药液温度以不烫伤皮肤为宜。药液若变凉，可重新加热再洗。一般每日1剂，1日洗4次，每次30分钟。熏洗以后配予适当的康复器锻炼。3周为1疗程，以2~4疗程为宜。

2. 治疗效果 经中药熏洗为主治疗2~4疗程，并经2年以上的随访，68例中痊愈59例；显效5例；好转2例；效差2例，其中股骨头无菌性坏死1例。总有效率97%。

3. 典型病例 黄某，男，62岁，农民。因跌伤致右髋部肿痛，活动障碍2天入院。检查：右髋部肿胀，右腹股沟及大转子处压痛，呈髋内翻畸形，右髋关节活动障碍。不能主动屈伸，右下肢呈短缩、外旋、内收畸形，短缩约5厘米，足跟纵向叩击痛。摄片示：右股骨粗隆间粉碎性骨折，颈干角度小。舌淡红边有瘀点、苔薄黄，脉弦数。入院后即予右胫骨结节牵引，牵引重量6千克。第二天床边摄片示：右股骨粗隆间骨折位置良好。牵引6周后改石膏裤固定，固定1个月后复查。摄片示骨折已愈合。拆除石膏后右髋部肿痛，关节僵硬，不能行走活动。予中药熏洗，每日洗4次每次30分钟，并配合功能锻炼。1疗程后，右髋关节肿痛消退，活动范围正常，并恢复原工作。随访至今未见明显不适。

4. 讨论 本组病例为关节内骨折，经常规牵引、手术或石膏固定治疗后，都会产生骨、关节囊及周围肌肉之间的粘连，而导致髋关节僵硬，使患者关节活动不利，生活不便。依照中医骨伤科“筋骨并重，动静结合”的治疗原则，采用中药熏洗配合锻炼，既能松解关节粘连，又有舒经通络、消肿止痛、强筋健骨之功，促进骨折愈合通过临床应用取得了较好的疗效。熏洗方中的伸筋草、透骨草舒筋通络，祛风除湿止痛；威灵仙、野木瓜、海桐皮祛风除湿止痛；桃仁、红花、五加皮活血化瘀，通络止痛；急性子破血软坚消肿；防风、细辛、艾叶祛风散寒止痛。诸药合用，具有舒筋通络、祛风除湿、活血祛瘀、消肿止痛之功。药液熏洗患处，由于温热刺激，亦使患部血管扩张，改善局部血液循环，加速药效发挥，促进炎症吸收，有效地防止了骨、肌肉及关节囊之间的粘连。

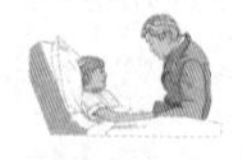

髌前滑囊炎

髌前滑囊炎是滑囊炎的一种，是指髌前滑囊微循环不畅造成的炎症，因创伤或感染而引起的滑膜充血、水肿、滑液增多、滑囊肿大者，称为髌前滑囊炎，髌前滑囊位于皮肤与髌骨、髌韧带之间，覆盖髌骨下半部和髌韧带上半部，临床主要症状是产生积液，髌前疼痛和肿胀，轻压痛，可扪及柔软波动性肿块，界限清晰，局限于髌骨前区，大多数患者可有轻重程度不等的膝关节功能障碍。有急性和慢性之分，有不伴和伴有感染之别。因创伤或感染以及膝关节剧烈运动、摩擦或压迫刺激而引起。前者有感染与非感染之别，后者多与从事职业有关。多见的是急性创伤滑囊炎或慢性劳损引起滑膜渗出形成慢性滑囊炎。中医认为其病因病机是外伤导致血脉瘀阻，或体内肝肾阴精不足，肝主筋，肾主骨，感受风寒湿邪，寒凝血脉，气血运行不畅所致，治以舒筋活血、消肿止痛、活血散瘀、祛风散寒，中药熏蒸治疗对消除膝关节炎症，促进肿胀吸收，有较好的疗效。

◆◆方法

1. 药物组成与方法 当归 15 克，川芎 10 克，桃仁 10 克，红花 10 克，黄芪 30 克，赤芍 15 克，木瓜 15 克，威灵仙 15 克，泽兰 15 克，薏苡仁 30 克，乳香 10 克，没药 10 克，附子 15 克。将药放入盆内，加冷水 1000 毫升，先浸泡 1 小时后，用文火煎熬，待烧开后即可熏洗患部，药凉后可再熬再熏洗每日熏洗 1 次，每次熏洗 1 小时，每剂可熏洗 3 ~ 4 天。并配予针刺疗法治疗。

2. 治疗效果 28 例患者通过针刺配合中药熏洗治疗 1 ~ 3

疗程。治愈 22 例；显效 6 例。治愈 22 例随访 1 年内均无复发。

3. 典型病例 曹某，女，47 岁，农民。患者 3 年前因过度劳累，又受寒湿，双膝常常肿痛，日渐加重，不能劳动，渐至行走困难。曾抽液注射激素 2 次，有好转但又复发。服滑膜炎冲剂 2 个月余，未见明显效果。诊察见患者精神倦怠，双膝关节肿胀明显，触痛明显，并可分别触到一个椭圆形包块，浮髌试验（+），诊为滑囊炎。采用上述中草药熏洗配合针刺 11 次，肿痛止而痊愈，随访 1 年未见复发。

4. 讨论 本病以湿邪为主，湿为阴邪，重浊黏滞，故疼痛伴有重浊感，治宜除湿通络。中药熏洗方以桃红四物汤活血化瘀通络；黄芪补气，气足则寒湿之邪无所依附；木瓜、威灵仙、泽兰、薏苡仁祛湿邪，舒筋脉，以利积液的吸收；乳香、没药、附子以祛寒活络止痛，增加患部的血液循环。各药为伍共奏补气活血利湿通络之功。中药药液熏洗患处，因其高温热刺激，可使患部血管扩张，改善局部血液循环，加速药效发挥，促进炎症吸收。

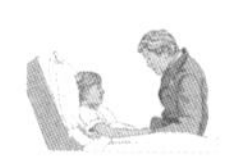

膝关节创伤性滑膜炎

膝关节创伤性滑膜炎是指由于外伤或过度劳损等因素损伤膝关节滑膜而产生的无菌性炎症。临床表现有膝关节疼痛、肿胀、压痛，滑膜有摩擦发涩的声响，产生大量积液，如不及时消除，则很容易引起关节粘连。可分为急性和慢性两种，多因创伤、扭伤、暴力打击、关节附近骨折或外科手术等，造成滑膜损伤、充血、水肿，使膝关节内压增高，若不及时治疗或治疗不当，血中的纤维性物质如未能及时吸收，久之易产生机化粘连，同时出血刺激滑膜加重炎性反应，使之增生肥厚，故膝关节创伤后出现迅速肿胀，并逐渐加重，出血也逐渐增多，膝关节周围肌肉出现保护性痉挛，膝关节伸屈受限，局部温度增高，浮髌试验、揉髌试验、叩髌试验阳性。西医常用口服芬必得、消炎痛、扶他林等及外用扶他林等镇痛药对症治疗，有时采用关节腔穿刺冲洗注射疗法、滑膜切除手术。中医学认为其病因是膝关节创伤致膝部气血瘀滞，加之风寒湿邪侵袭，常致经络痹阻不通，滑膜、筋脉及肌肉失去气血的濡养，治以祛风散寒、舒筋活血、消肿止痛。中药熏蒸疗法可改善局部血液循环，促进关节液的吸收，对本病的治疗具有较好疗效。

◆◆方法一

1. 药物组成与方法　伸筋草30克，透骨草30克，川楝子15克，牛膝12克，苏木15克，红花15克，乳香6克，没药6克，金银花藤30克，海风藤30克，防风12克，荆芥12克。伴有发热者可酌加大黄、黄柏。药物煎煮后，乘热先熏，待温度降至40~50℃时，再洗患膝，每次半小时，每日2次。同时进行膝关节的功能锻炼，6剂为1疗程。对于急性膝关节积液严重的患者，首先在无菌条件下行关节内抽液，抽液后，随即向关节腔内注入醋酸泼尼松龙25毫克，2%利多卡因2毫升，用弹力绷带加压包扎，患肢制动。2~3天后解除绷带，用中药熏洗。

2. 治疗效果　本组治疗1疗程15例，2疗程17例，2疗程以上4例。随访27例，最短半年，最长3年。痊愈18例(疼痛肿胀消失，关节活动正常，浮髌试验阴性，无复发者)，好转16例（膝关节肿痛减轻，关节活动功能改善），无效2例(症状无改善，并见肌肉萎缩或关节强硬)，总有效率94%。

3. 典型病例　患者，女，42岁，工人。因跌伤左膝部肿痛，活动受限 2 天来诊。查体：左膝关节肿痛，膨隆，屈膝困难，浮髌试验（+），关节穿刺为淡黄色液体，白细胞计数 $300\times10^6/L$，红细胞计数 $200\times10^6/L$。左膝关节正侧位片示正常。诊断：左膝关节创伤性滑膜炎。治疗：先在无菌条件下行关节内穿刺抽液约 26 毫升后，注入醋酸泼尼松龙 25 毫克，2% 利多卡因 2 毫升。膝关节弹性绷带加压包扎 48 小时后，用上方药熏洗。同时进行膝关节功能锻炼。治疗 6 天后，左膝关节肿痛明显减轻，膝关节活动略受限，浮髌试验（±）。继续用中药熏洗，半个月后复诊，膝关节诸症消失。1 年后随访，左膝关节功能正常。

4. 讨论 方中透骨草及伸筋草祛风湿，舒筋通络止痛；牛膝、苏木及红花活血化瘀，消肿止痛，通筋骨；乳香活血伸筋，没药散血化瘀；金银花藤、络石藤及海风藤祛风湿通络，止痹痛；防风、荆芥祛风湿，利关节；川楝子行气止痛。全方具有祛风湿，活血祛瘀，行气利水止痛之功。现代药理学研究证明，中药活血化瘀药物能扩张周围血管，降低血液黏稠度和血小板及红细胞凝集性，改善血流动力学和血液流变学，从而改善微循环，恢复关节内供血。祛风湿药物可吸收体内组织间水分和关节内积液，以消除关节肿胀，同时有明显抗炎镇痛作用。红花中所含红花黄色素有较强的、持久的镇痛效应，并有抗炎作用。牛膝中所含皂苷有促进炎肿消退作用。药物经皮肤吸收的途径主要有通过动脉通道、水合作用、表面活性剂作用和芳香性药物的促进作用。方中荆芥、防风、乳香、没药含挥发油，熏洗患膝，既有热效应，又有药物的作用，借助热力和药力的综合作用而促进腠理疏通、气血畅通，使局部组织中的药液浓度大大增加，药物发挥作用充分，取效迅捷，从而达到治疗目的。

方法二

1. 药物组成与方法 赤芍、川芎、牛膝、桂枝、独活、威灵仙、伸筋草各12克，桑枝30克，车前子（包煎）20克，水煎熏洗患膝。每日2次，每次30分钟，配合点穴之治疗。

2. 治疗效果 治疗34例全部有效，其中治愈27例，好转7例。

3. 典型病例 魏某，女，55岁。诉右膝关节肿胀疼痛半年余，因右膝关节扭伤后诊断为右膝关节外侧半月板损伤，4个月前行手术摘除。术后患膝关节持续肿胀，疼痛、皮温升高，曾先后3次行关节穿刺抽液，口服双氯灭痛，非普拉宗以及中草药内服、外洗等均无效。诊见：右膝关节肿胀明显，局部皮温较高，压痛明显，浮髌试验阳性，关节活动受限，屈伸不利，股四头肌及腓肠肌均萎缩。停用中西药后进行中药熏洗，加点穴治疗，经治疗1个月后，右膝关节疼痛与肿胀消失，皮温恢复正常，已能丢掉拐杖自己行走，又坚持治疗2个月，萎缩之肌肉亦逐渐丰满，步履如常，可坚持上班。

4. 讨论 该病属中医的“痹证”“鹤膝风”等证的范畴，急性期为伤后气血闭阻；慢性期为气血虚弱，风寒湿三气合而为痹，而以寒湿痹为多见。故方中采用川芎、牛膝等活血化瘀，独活、威灵仙祛风除湿，桂枝、桑枝通络。中药熏洗是一种简便而传统的疗法，既有热疗作用，又可通过皮肤吸收少量药物，从而达到活血化瘀、祛风散寒除湿的目的。而中药熏洗疗法配合手法点穴治疗，气血疏通使药效能更好发挥。

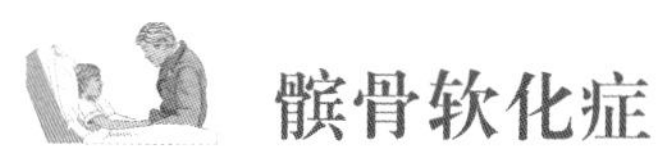

髌骨软化症

髌骨软化症亦称髌骨软骨病，是膝关节常见病，好发于青壮年，在运动员和体育爱好者中尤其多见，女性发病率较男性高。其主要病理变化是软骨的退行性改变包括软骨肿胀、碎裂、脱落，最后股骨裸的对应部位也发生同样病变，发展为髌骨关节骨性关节炎。临床表现为前膝痛、髌骨痛及髌后痛，以上下楼、爬坡、下蹲、下跪及久坐后疼痛明显，剧烈运动后加重，髌骨、髌周、髌骨缘以及髌骨后方压痛明显，可有关节积液，严重者膝关节伸屈活动受限，不能单腿站立，恐惧试验常为阳性，下蹲试验阳性。少数有膝关节“假绞锁”及“打软腿”症状，晚期可出现髌骨摩擦音及跛行。西医学多采用口服消炎止痛类药物，辅助理疗等，但效果欠佳。中医认为髌骨软化症属于“劳损”“伤筋”范畴，外伤和劳损导致膝部气血瘀滞，风湿外邪乘虚而入，痹阻脉络，使软骨及周边筋肌失去气血濡养而发病，治以补肝肾、强腰膝。中药熏蒸疗法借助含药蒸气的温热作用使药物直达伤处，具有温经散寒、舒筋活络、祛风除湿止痛的作用，可解除拘急痉挛，修复损伤后的肢体筋络，对髌骨软化症具有较好疗效。

方法一

1. 药物组成与方法 制川乌30克、制草乌30克、乳香20克、没药20克、牛膝30克、木瓜30克、桃仁20克、红花30克、海桐皮30克、防风20克、细辛20克、三棱30克、透骨草30克、艾叶30克等，用纱布盛装放于熏蒸机蒸锅内，加水3～4千克，通电煎煮，当蒸舱内温度达37℃时开始治疗，根据患者体质及耐受力调节温度，一般在39～45℃，每次30

分钟。如果疼痛严重加延胡索30克，酸软无力加千年健30克、当归30克。熏后配予一些运动疗法。

2. 治疗效果 8例急性期患者治疗时间为7~10天，改善急性期患者症状，肿胀消退改为慢性期治疗。明显改善患者疼痛（休息痛和运动痛）、跛行、负重、关节屈曲度、不稳定感、肿胀、上下楼梯、绞锁等8项评分。

3. 讨论 本方主要选用乳香、没药、牛膝、桃仁、红花、海桐皮等活血化瘀，用制川乌、制草乌、细辛、艾叶等温经散寒，用木瓜、防风、透骨草舒筋活络，加以熏蒸的温热刺激使皮肤温度升高，毛细血管扩张，促进血液和淋巴循环，促进新陈代谢，加快软骨修复。

◆方法二

1. 药物组成与方法 苏木30克，红花20克，透骨草20克，栀子15克，鸡血藤15克，乳香、没药各12克，续断20克，独活15克，土鳖虫10克，川乌、草乌各20克，大黄20克，防风15克。以上药物加水3000毫升，文火煎煮至药液沸腾20~30分钟，熏洗患膝部，直至药液凉却。每日熏洗1次，每剂药使用2天，20天为1疗程，连续治疗不超过3疗程。

2. 治疗效果 本组治愈256例（膝关节疼痛消退，功能完全或基本恢复），显效121例（膝关节疼痛轻微，功能大部分恢复），好转95例（膝关节疼痛较前减轻，功能有所改善），无效28例（膝关节疼痛及功能无明显变化），总有效率94%。

3. 典型病例 患者，男，29岁，因右膝关节肿痛，行走及上下台阶时痛重2个月余，口服芬必得、消炎痛等药疗效不佳而来院就诊。查体：右膝微肿，皮肤（-），右髌骨深压痛，浮髌试验（+），半蹲试验（+）。右膝关节X线片未见明显异常。诊断：右髌骨软骨软化症并膝关节积液。给予苏红透骨汤熏洗治疗。1 疗程后肿痛明显减轻，行走及上下台阶时痛减，浮髌试验（±），余同前。连续治疗 2 疗程，肿痛消失，行走基本如常，上下台阶时有轻微不适感，浮髌试验（-），半蹲试验（-），余正常。临床治愈。嘱 3 个月内避免跑跳及剧烈运动。3 个月后随访，右膝如常，恢复正常工作。

4. 讨论 本方采用活血化瘀、祛风散寒、胜湿止痛为治疗原则。方中苏木、红花、透骨草、鸡血藤、乳香、没药、土鳖虫、大黄活血化瘀，祛瘀生新，通络止痛；防风、独活、川乌、草乌祛风散寒，胜湿止痛；续断补骨强筋；栀子佐制方中的温热之性。诸药合用共奏活血化瘀、祛风散寒、胜湿止痛之功效。中药熏蒸可使药物分子经皮肤吸收参与血液循环，直达病处，并通过皮肤传导至经络、筋骨，激发机体的调节功能，从而增进关节及周围组织的血液循环，改善营养状态。

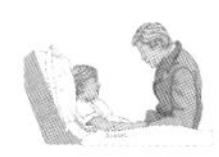

腓总神经麻痹

腓总神经麻痹是指因外伤或其他疾病产生的腓总神经功能障碍症。其致病因素有夹板、石膏压伤，小腿近端骨折或软组织损伤，手术误伤，重病长期卧床，下肢在外旋位也可压伤等。主要临床症状为足下垂或不能背屈，小腿外侧和足背感觉麻痹，行走时足不能举起，通常用力提高下肢，足尖先落地，不能用足跟行走，呈跨阈步态，髋关节、膝关节过度弯曲，以损伤后筋骨痿软无力、肌肉瘦削、感觉运动障碍、不能随意运动为特征。西医对于神经受压或嵌压性神经病采用手术松解，解除对神经的压迫，对神经完全断裂应采取手术缝合，药物用神经营养药、改善局部血液循环药物等，药物治疗疗效不显著。本病属中医“痿证”“痿病”“痿足辟”“痿痱”范畴，中医认为脾肾肝三脏虚损是该病发病的内在原因，湿浊毒之邪侵犯是其重要的致病因素，造成气血不和、脉络不通而发病，治宜滋补肝肾、养血荣筋、舒经活络。对于牵拉、压迫引起的腓总神经麻痹，大多数可以应用中药熏蒸疗法，配予针灸推拿等治疗，疗效显著。

◆方法

1. 药物组成与方法 生草乌10克，生南星10克，制附片30克，芫花20克，三棱30克，莪术30克，骨碎补30克，五灵脂30克，牛膝30克，五加皮30克。以上药装入棉布或纱布袋内，将此药袋放入面盆中加水1000毫升，浸泡20分钟后，再加入水1000～1500毫升。煮沸后，加食用醋、酒各30毫升，稍冷却后患肢放入此水中浸洗约1小时，每日1～2次，10天为1疗程。

2. 治疗效果 本组30例均经2～3疗程的治疗，其中27例治愈（患肢步履有力，脚背背屈和外展功能恢复正常，走路如常人），3例好转（患肢步履尚可，但脚背背屈和外展功能活动受限制），总有效率100%。其中病程1～2个月内的疗效好，均达到治愈，而病程在2～3个月的疗效不太满意（好转的3例病程均为2～3个月）。疗效与年龄组无关。用药过程中未出现毒副反应，患者均能完成疗程。在用此法治疗时，无需加用其他活血化瘀内服药及针灸等治疗。

3. 典型病例 赵某，男，35岁，因髌骨骨折后石膏固定右膝致足下垂，右小腿外侧及足背麻木2个月就诊。右侧胫前肌、伸𧿹长肌、伸趾长肌及腓骨长、短肌肌力均为0级；右小腿外侧及足背感觉麻木，诊断为右腓总神经麻痹。用上方药熏洗治疗1疗程，小腿前外侧肌群肌力恢复至3级，继续治疗2

疗程，肌力和感觉完全恢复。

4. 讨论 方中制附片、生草乌、天南星、芫花温经散寒，通经络；三棱、莪术、骨碎补活血化瘀，宣通血脉；五灵脂、怀牛膝引诸药直达病所；配五加皮、骨碎补补肝肾，治经脉痿软挛痛。全方具有通经祛寒、活血通络、散瘀止痛功效，对于骨折或软组织损伤引起腓总神经麻痹，辨证属于寒凝血瘀者颇有效果，并采用药液局部熏洗，使药性直达病处，而使患肢经脉疏通，气血流畅而痊愈。本药最大优点是使用方便、患者无痛苦，能接受治疗，急性期患者疗效满意。

足跟痛症

足跟痛症不是一个单独的疾病，它是指各种足跟部疾病引起的一种症状，由骨本身及周围软组织疾患所致，由于足跟骨负荷全身重量，着地处皮下有致密发达的脂肪垫，后部有滑囊，底部有跖筋膜和趾短屈肌附着，因此，不少原因均可引起足跟痛症。常见类型有足跟骨骨刺，足跟脂肪垫炎，足跟部滑囊炎，足跟腱周围炎，足跖腱膜炎等。其中最常见的是足跟骨骨刺、足跟骨结节滑囊炎，前者以老年为多，后者以中年多见。中医认为足跟痛症，多由劳伤之人，肾气虚损所致，肾气虚损是内因，外伤劳损是外因。因足跟部位于人体底部，如遇劳损、风寒湿邪侵袭、年老体弱、肝肾亏虚、气血不足或外伤等诱因，致足跟部气血循环不畅，气滞血瘀，不通则痛，治以祛风散寒、利水渗湿、活血化瘀。根据不同的病因，应用中药熏蒸疗法辨证治疗，疗效显著。

◆◆方法一

1. 药物组成与方法 透骨草、威灵仙、五加皮、川牛膝、木瓜、川芎、桂枝各20克，老陈醋20毫升。将药及陈醋20毫升，加水2000毫升煎煮约15~20分钟。将药液滤入盆内，乘药液温度高时先熏，待药液温度适宜时，浸泡足跟，并用纱布浸满药液不停敷揉，每次浸泡30分钟，若药液变凉可加温后再洗，早晚各一次，每剂药煎二次，一周即有疗效。熏完后适当按摩足跟。

2. 典型病例 刘某，女，62岁。右足跟疼痛半年，自以为骨质增生，但X线片未见异常，确诊为足跟腱滑囊炎，经药醋熏洗，配合按摩，治疗半个月痊愈，随访一年，未复发。

3. 讨论 本方具有活血化瘀，温经散结，祛风除湿，消肿止痛之功。通过熏蒸、浸泡后，足跟部粘连、增生的软组织和韧带变软，松解，在跟骨节处，顺其附着点进行按摩，用推、揉、按、点、叩等手法，疏通经络，活血祛瘀，改善局部血液循环，加速新陈代谢，促进炎症水肿的吸收，使粘连的组织松解，从而达到治疗目的。

◆方法二

1. 药物组成与方法 川牛膝30克，独活30克，透骨草20克，丹参30克，威灵仙30克，生乳香20克，僵蚕20克，蝉蜕20克，当归30克，红花20克，川芎40克，细辛20克，杜仲30克，续断30克，骨碎补30克，鸡血藤30克。足跟部红肿热痛去独活、细辛，加大黄30克、黄柏30克；寒湿甚者加川草乌、生南星、苍术各30克。将药放入盆内，冷水浸泡30分钟后上火煎。将沸前加入陈醋或醋精250毫升，盆上放2根木条，将患足放在木条上熏蒸，待足不能耐受时，地面上放一面杖或啤酒瓶，以疼痛明显处与之接触。并用力滚动（以耐受疼痛为限），稍凉后又将患足放在木条上熏蒸，如此反复。30分钟后，撤去火源，浸泡患足（注意不要烫伤），然后再进行滚动按摩，直至药凉为一次治疗。每日1次，每剂3天（下次熏蒸加入冷水照上方法治疗），5剂为1疗程。

2. 治疗效果 本组治疗256例，经治疗痊愈142例（症状完全稍失，压痛点消失，行走负重不痛，恢复工作），显效76例（症状基本消失，压痛点不明显，行走时有隐痛），有效36例（症状大部分消失，压痛点不明显，行走时有隐痛），无效2例（行走负重与治疗前后无改变）。

3. 讨论 本方为活血化瘀、祛风除湿、温经通络之剂，药力直达病所引起“局部充血和红细胞授润等生理性防御反应”，促进血液流通，改善局部的血液循环，控制炎性反应而达到止痛目的。中药熏蒸可促进血液和淋巴循环，有疏通腠理、舒张血管、通达血脉的作用，在促进血液循环的同时能增进药物的吸收，而随着红花、丹参、川芎、当归等活血化瘀药物的吸收并发挥药效，又使因热效应产生的活血化瘀作用更加突出、持久。

方法三

1. 药物组成与方法 川乌15克，草乌15克，伸筋草30克，透骨草30克，威灵仙15克，乳香10克，没药10克，木瓜15克，牛膝15克。将上方加水2500毫升，浸泡40分钟，用武火煮开改文火煎约20分钟后将药液倒入盆内；再将上方加水2500毫升，煎煮20分钟，将两次药液混合。将足置于药液上方，用其热汽熏足跟，待温度适中后将足浸泡药液中。若药液温度下降，可加温后再次熏洗，每次浸洗40分钟，每天2次，每剂所煎药液可连用2天。熏后配予适当手法按摩。

2. 治疗效果 痊愈63例（足跟痛完全消失，恢复正常工作生活）；好转10例（足跟痛基本消失，劳累后轻微疼痛，不影响正常工作生活）；无效3例（足跟痛减轻不明显）。总有效率96%。本组病例随访6～15个月，平均9个月，无复发。

3. 典型病例 王某，女，46岁，教师。患者患足跟痛症5年，经多家医院诊治疗效欠佳。最近3个月，晨起后不能行走，疼痛较剧烈，行走跛行，遂来医院治疗。检查：足跟骨跖面内侧结节处有局限压痛。经手法治疗小腿三头肌到跟腱30分钟，后用中药熏洗足跟40分钟，治疗20天，症状消失，功能恢复。1年后随访足跟部无不适。

4. 讨论 本方适于中医辨证多属气滞血瘀、寒湿阻络者。方中乳香、没药活血化瘀，软坚散结；川乌、草乌、威灵仙温经散寒，祛风除湿止痹；伸筋草、透骨草、牛膝、木瓜活血通络止痛。诸药合用可有祛风散寒、通经活络、活血化瘀、消炎止痛之功效。通过熏洗借助于药力和热力的综合作用，将中药中有效成分通过皮肤透达病所，可明显改善骨内微循环，降低骨内压，同时改善局部组织的有氧代谢，刺激和调节末梢感受器，解除疼痛。

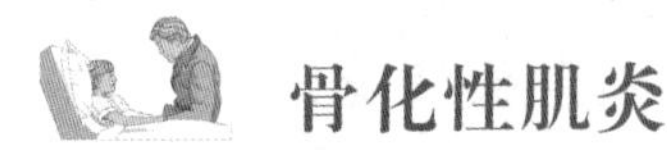

骨化性肌炎

骨化性肌炎以肌肉、筋膜、肌腱及韧带等局部疼痛和温度升高，邻近关节出现运动障碍，局部有边界不清的肿块等异常骨化为主要表现的疾病，是骨科并发症之一，常因骨折、脱位、软组织损伤等因素，经多次手法整复及肌腱、韧带、腱膜、骨膜下的出血不被吸收，引起关节周围软组织内的钙化、骨化，并影响关节功能。临床表现若发生于肱前肌，肘关节区肿胀、压痛，肘关节被动主动活动受限，随后疼痛与肿胀消退，在肘关节前方可摸到一个包块，因包块出现而肘关节功能受到影响。分为两种类型，外伤性骨化性肌炎和进行性骨化性肌炎，其中以外伤性骨化性肌炎最常见。本病属中医“肌痹”“筋挛”等病证范畴，病机属瘀血壅滞凝结于筋脉间而血脉不通、筋骨不利所致，治以行气活血、化瘀通络、消肿散结。用中药熏蒸疗法治疗骨化性肌炎收效明显。

◆方法一

1. 药物组成与方法 生川乌30克，生草乌30克，生南星30克，生半夏30克，三棱30克，莪术30克，昆布30克，海藻30克，铁脚威灵仙50克，木瓜20克，桃仁20克，红花20克，穿山甲10克，赤芍30克，鸡血藤30克，伸筋草30克，舒筋草20克，白酒100毫升，食醋100毫升。2日一剂，煎水熏洗患部，每日2次，每次30分钟。熏洗后适当按摩患部，1个月为1疗程。

2. 治疗效果 治愈93例（局部无肿胀、疼痛，关节功能恢复正常，X线片显示软组织及关节间骨化阴影密度增高消失）；显效21例（局部微肿、无疼痛，关节功能大部分恢复，X线片显示软组织及关节间骨化阴影缩小）；无效5例（治疗前后症状无改变），总有效率96%。

3. 典型病例 蒋某，男，7岁，学生。病人于2个月前不慎跌伤右肘，关节肿胀较大、疼痛、功能障碍、有广泛的瘀斑，骨擦音阳性。X线片诊断为右肱骨髁间粉碎性骨折，折线波及关节。经手法复位，石膏外固定，内服三七片、伤科接骨片等治疗7周后，解除外固定。查：右肘关节肿胀、疼痛、关节韧带僵硬，屈伸活动不利。X线片显示右肱骨髁间粉碎性陈旧性骨折，有大量骨痂形成，肘关节周围软组织有骨化阴影密度增高区。拟诊：右肱骨髁间粉碎性陈旧性骨折并发骨化性肌炎。中医诊断为瘀血痹，治宜活血化瘀、软坚散结、舒筋通络蠲痹。用消结散煎水熏洗患部，外搽麝香舒活灵，按摩等治疗1个月。肿胀完全消退，关节韧带僵硬变软，屈伸功能恢复正常，X线片显示骨化阴影消失。

4. 讨论 本方用于治疗外伤性骨化性肌炎，中医认为其病机是恶血在内而不去，血气凝结发为痹证，治宜活血化瘀、软坚散结、舒筋通络蠲痹。用消结散，方中生川乌、生草乌温经散寒、通络蠲痹、利关节、止痛作用甚强，专行于内，去骨内经络之疾；生南星、生半夏消肿散结化坚；三棱、莪术破血祛瘀；昆布、海藻破积聚、软坚结；桃仁、红花、赤芍活血化瘀；威灵仙、木瓜、鸡血藤、舒筋草、伸筋草舒筋通络；穿山甲祛瘀通络；白酒助药物渗透；食醋软坚散结、消肿痛。本方具有较强的活血化瘀、软坚散结、通络蠲痹的作用。外搽麝香舒活灵旨在加强舒筋活血的作用。按摩对本病具有舒筋活络，解除痉挛，松解粘连，消除关节狭窄的作用。中药熏蒸可促进血管扩张，加速血液及淋巴液的循环，改善局部组织的营养代谢，从而肌腱粘连得以松弛，并能使药物有效成分借助热力从皮肤渗入病变组织或关节腔促使钙化物软化吸收，故效优。

◆◆方法二

1. 药物组成与方法 八角枫100克，吹风散50克，伸筋草60克，香茅40克，红鹰不朴50克，活血藤50克，战骨100克，大力王50克。将上药放置盆中或锅中用5000毫升凉水浸泡20~30分钟，煮沸5分钟左右，将盆离火置地，乘热熏蒸患处，边熏边练习屈伸活动。待稍冷后（以不烫为度），用药水浸洗患部，边洗边活动，并配合按摩治疗，每次半小时左右，每日1~3次，该药可反复使用2天。用后原盆放置，下次加沸即可使用。

2. 治疗效果 本法治疗178例，随访时间为半年至5年，总有效率98%。优109例：关节功能恢复正常，症状消失，X线片表现骨化阴影吸收消失；良50例：关节功能基本恢复正常，关节周围稍有压痛，X线片表现骨化阴影大部分吸收，尚有少量阴影；尚可16例：关节活动可达功能位，关节周围痛不适，X线片表现可见骨化阴影部分吸收；差3例：同治疗前。

3. 典型病例 毛某，女，53岁，农民，右肘跌伤125天，有反复手法整复和强力推拿史，右肘肿痛，僵硬，僵持伸屈范围5°，肘后三角关系改变，呈“靴样”畸形。X线表现：肘关节周围有广泛钙化物出现，尺骨鹰嘴明显向后滑脱。诊断：右肘关节陈旧性后脱位并骨化性肌炎。经上述方药熏洗法治疗10天而愈（脱位经手法整复1次而复位）。X线片复查可见：肘关节结构正常，骨化影吸收而消失。半年后随访无不适，肘关节活动正常，能参加体力劳动。

4. 讨论 中医认为本病由于瘀血壅滞凝结于筋脉间，则血脉不通、筋骨不利所致。熏洗方中八角枫、吹风散具有活血散瘀，消肿止痛，松弛肌肉之功能；伸筋草、活血藤、香茅具有活血通经，舒筋活络，祛风除湿之功效；红鹰不朴具有软坚散结，散瘀消肿之功能；大力王具有温经止痛，祛风消肿之功效；战骨具有活血散瘀，散结，抗骨质增生之功效。故全方合用则活血化瘀、消肿止痛、祛风除湿、舒筋通络、松解粘连而利关节。运用中医“坚者削之，结者散之”的原则治疗创伤性骨化性肌炎，通过熏蒸洗浴，使玄府洞开，药物经元窍而入，进入血脉、枢机之中，改善局部血液循环，使软组织挛急者变舒、僵者变柔。

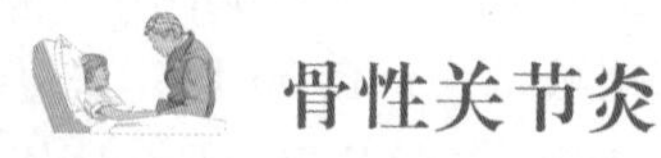

骨性关节炎

骨性关节炎是以软骨退行性病变为核心，累及骨质并包括滑膜、关节囊及关节其他结构的慢性炎症，其病理特点为关节软骨损伤、关节边缘和软骨下骨反应性增生。根据有无局部原因存在，可将本病分为继发性和原发性两种。其病因目前虽然尚未完全明了，但是与年龄、遗传、体重、气候、外伤等密切相关。临床主要表现是疼痛、肿胀、畸形和功能障碍。骨性关节炎属于中医“痹证”范畴，其病因是各种因素致关节长期劳损，积劳成疾，外伤筋骨，内耗肝肾，筋骨失养而衰退，产生骨性关节炎，治以补肝肾、强筋骨、活血化瘀。中药熏蒸疗法是保守治疗的主要方法之一，尤其对早、中期的骨性关节炎疗效显著。

◆方法一

1. 药物组成与方法 熏蒸一号方：伸筋草30克，透骨草30克，杭白芍30克，鸡血藤30克，海风藤30克，金银花20克，天花粉20克，当归15克，延胡索12克，桑枝30克，土茯苓15克，适用于骨性关节炎急性期，伴有红肿者。熏蒸二号方：伸筋草30克，透骨草30克，杭白芍30克，鸡血藤30克，海风藤30克，当归15克，延胡索12克，桑枝30克，桂枝15克，杜仲15克，牛膝15克，适用于骨性关节炎慢性期，无红肿者。将药放入中药气疗熏蒸床中，加适量水，关闭舱盖，启动电源，煮沸，产生含药雾化蒸气，通过熏蒸开口，直接作用于患膝，每天一次，每次30分钟，连续治疗10次为1疗程，休息2~3天，续行第2疗程。

2. 治疗效果 96例患者中，有57例治疗1疗程，其中3

例症状、体征消失，12 例感觉明显好转；24 例治疗 2 疗程，其中 2 例症状、体征消失，11 例感觉好转；15 例治疗大于 2 疗程或间断治疗大于 2 疗程，其中 2 例症状、体征消失，11 例感觉好转；2 例症状、体征无任何改变而停止治疗。96 例患者皆在停止治疗后 3 个月内随访，其中临床治愈 17 例，显效 43 例，有效 31 例，无效 5 例，显效率 63%，总有效率 95%。所有患者治疗前后 X 线片示骨质增生及关节间隙狭窄情况未见明显改变。

3. 典型病例 王某，女，70 岁。主诉：双膝关节疼痛 10 余年，加重 2 年。专科检查：跛行步态，双膝关节微肿，皮温不高，膝关节内翻畸形，压痛（+），髌下摩擦感（+），浮髌试验（-），侧方试验（-），抽屉试验（-），足背及胫后动脉搏动尚可。双膝关节正侧位平片：双膝关节间隙变窄，骨质增生明显广泛，双膝关节退行性变。诊断：双膝骨性关节炎。熏蒸二号方治疗 3 疗程后，膝关节疼痛、肿胀消失，活动明显好转。随访 3 个月未见复发。

4. 讨论 在中药熏蒸的基础上，运用中医辨证论治原理，对骨性关节炎急性期伴有红肿者，采用活血通络、舒筋止痛、清热消肿的熏蒸一号方；对骨性关节炎慢性期无红肿者，采用活血通络、舒筋止痛、补肝肾、强筋骨的熏蒸二号方。两方在两组共同药物的基础上分别随证选取了不同药物，具体分析如下：共同药物有应用味辛性温之伸筋草、透骨草、鸡血藤、海风藤，加以苦平之桑枝共同起到舒经通络、祛风除痹的功效，且其走动性强，运行气血，使补血而不滞血；当归补血活血止痛；杭白芍补血柔肝，缓急止痛；延胡索活血散瘀止痛。三味药相伍共达柔肝补肝，强筋充脉，散瘀止痛之功。熏蒸一号方以金银花清热凉血解毒；天花粉清热解毒，消肿；土茯苓利湿解毒，清血利关节。三味相合清血解毒之力雄厚，适用于骨性关节炎急性期，此时正盛邪实，热象明显，患者主要以关节红、肿、热、痛较为剧烈，行走不利为表现。熏蒸二号方以桂枝温经通阳，散寒止痛；杜仲补肝肾，强筋骨；牛膝舒筋利痹，活血通络。三者相合，互增温通补益之功，适用于骨性关节炎慢性期。此时正虚而余邪留存，患者关节无明显红、肿、热的感觉，疼痛可隐隐不休，绵延不绝，或遇阴冷、雨雪天气即复发，遇热则减，辨证为虚实夹杂证，补虚则助邪，攻逐则伤正，故合入温补强腰之药，起到攻邪不伤正、兼顾标本之功效。现代药理研究证实，伸筋草、海风藤、延胡索、当归、白芍、金银花、桂枝、杜仲、牛膝具有良好的抗炎消肿及镇痛作用；海风藤、桂枝可抗氧化和清除氧自由基；当归、海风藤、牛膝、鸡血藤具有抑制血小板凝集，抗血栓形成，改善局部血流的作用；当归、白芍、金银花、天花粉、桂枝、杜仲具有抗菌的作用；当归、白芍、金银花、天花粉、杜仲、牛膝具可调节机体免疫功能；金银花、伸筋草具有解热作用；桂枝可双向调节体温；杜仲、牛膝有延缓衰老作用。从治愈病例 X 线片复查结果观察，其治疗前后增生的骨质没有明显改变，但患者自觉症状消失，功能恢复。通过临床验证，对膝骨性关节炎疗效明显，为根据不同的证型，辨证选择熏蒸药物。

◆方法二

1. 药物组成与方法　生黄芪 30 克，川芎 30 克，鸡血藤 30 克，忍冬藤 30 克，土鳖虫 9 克，地龙 9 克，三棱 15 克，莪术 15 克，桑枝 30 克，桂枝 15 克。将药放入中药气疗仪雾化器中，并加适量水，关闭舱盖，启动电源，使药物达 100℃ 产生含药雾化使舱内治疗温度达到 42℃，让患者进入治疗舱内，关闭舱门，调节至患者水平体位，控制温度于 40 ~ 45℃，每天1次，每次20~30分钟，连续治疗10次，休息2天。

2. 治疗效果 51例患者中，有15例治疗10次以内或满10次后停止治疗，其中3例症状体征消失，12例感觉明显好转。23例治疗10次以上20次以内，其中2例症状体征消失，11例感觉好转，2例因症状体征没有任何改变而停止治疗。13例治疗30次以上。51例患者皆在停止治疗后1个月内随访，其中痊愈7例（临床症状体征消失，无髌骨下疼痛、关节肿胀及关节畸形，关节功能恢复正常），显效25例（疼痛基本消失，关节屈曲功能超120°），有效17例（疼痛减轻，关节功能没有改变），无效（症状体征没有改善或加重）2例（该2例患者因治疗14次症状未有改善而停止治疗）。所有患者治疗前后X线摄片骨质增生及关节间隙狭窄情况未见明显改变。

3. 典型病例 患者，男，72岁，退休。患者因双膝关节疼痛2年，加重1个月，前来伤科就诊。检查：双膝关节内外膝眼及髌骨上缘压痛明显，右侧为甚，右膝关节可闻及摩擦音，膝关节屈伸功能明显受限，约60°，舌质淡，苔薄白，脉沉弦。予中药熏蒸治疗，10次后疼痛明显减轻，膝关节屈曲达到90°，继续治疗至28次，双膝关节疼痛基本消失，膝周压痛不明显，右膝关节摩擦音消失，关节活动自如，而告痊愈。

4. 讨论 膝骨性关节炎属于中医“痹证”范畴，运用中药气疗仪通过药物熏蒸，使药物有效成分通过开泄的腠理以温热之力直达病所。在汽熏时选择松粘汤进行治疗，松粘汤方中尽遣补气养血、温经通脉之药，使药效直达膝关节，虽然从治愈病人X线片复查观察，其治疗前后增生的骨质没有明显改变，但患者自觉状消失，功能恢复。通过临床验证，对骨关节炎尤其是双膝骨关节炎疗效明显，可根据不同的证型，辨证选择熏蒸药物，以便进一步提高疗效。

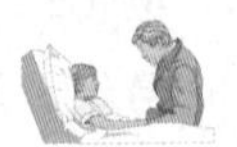

类风湿关节炎

类风湿关节炎，又称类风湿，是以慢性、对称性多滑膜关节炎和关节外病变为主要临床表现，尚无特异性诊断指标的自身免疫性疾病。分为急性活动期：临床表现有晨僵、疼痛、肿胀及功能障碍显著，常有低热或高热，中度或重度贫血，类风湿因子阳性；亚急性活动期：关节处晨僵，肿痛及功障较明显，少数可有低热，中度贫血，类风湿因子阳性；慢性迁延期：关节炎症状较轻，可伴不同程度的关节强硬或畸形，类风湿因子多阴性；稳定期：关节炎症状不明显，疾病已处于静止阶段，可留下畸形并产生不同程度的功能障碍。西医治疗此病常用口服药物，极少数用胸腺素、血浆去除疗法，但费用高，风险大。中医称“顽痹”“历节痹”“尪痹”，属中医“痹证”范畴，多为先天禀赋不足，正气亏虚，腠理不密；或病后机体防御能力低下，腠理空虚，卫外不固，风寒湿热之邪乘虚而入，痹阻于肌肉、骨节、经络之间，使气血运行不畅或日久痰瘀互结，阻闭经络而成。针对不同的病因进行辨证应用中药熏蒸，效果良好。

◆◆方法一

1. 药物组成与方法 桃仁、红花、乳香、马钱子、生地黄、黄柏、豨莶草、防己、陈醋等。将预先制好的“痛痹汤”倒入熏蒸治疗仪的熏发器中，接上电源，使药液达蒸发器沸点，产生含药蒸气使治疗舱内温度达40℃。嘱患者换上一次性内裤进入治疗舱，头部露于治疗舱外，关闭舱门。按病人体质及耐受能力设定时间及温度，一般温度在40～45℃，每次治疗20分钟左右，每日一次。连续5天，休息2天，20次为1疗程。

2. 治疗效果 治愈：关节疼痛肿胀消失，活动功能正常，实验室检查正常，2例；好转：关节疼痛肿胀减轻，活动功能好转，实验室检查有改善，40例；未愈，关节疼痛，肿胀及实验室检查无变化，0例。

3. 典型病例 患者，男，44岁，干部。患类风湿关节炎2年余，双手关节红肿疼痛，晨僵，活动受限，右手肿胀程度较甚，舌红、苔黄。中医证型为风湿热郁型。曾因乙肝引起肝功能损害，刚恢复2个月，拒服抗类风湿药物，曾自用频谱治疗仪治疗一周。症状未减轻，甚至加重，前来做中药熏蒸。用“痛痹汤”每天一次全身熏蒸，经十天治疗，双手关节疼痛、肿胀消失，实验室检查正常。

4. 讨论 方中桃仁、红花、乳香、马钱子活血化瘀，通络止痛为君，生地黄、黄柏清热燥湿为臣，豨莶草、防己祛风通络为佐，陈醋活血促渗透为使，诸药合用共奏活血化瘀、清热利湿、祛风通络之效，故对关节疼痛肿胀有较好的消肿止痛作用。熏蒸疗法由于热蒸气升腾，腠理口鼻同时感受，外自肌肤，内及脏腑，表里上下无处不到。蒸气入里可活血通络，疏通经脉，兼之药随蒸气行，可开表疏腠理，祛风寒，温化寒湿，搜深藏之邪气，除陈年之痼疾，故能使邪气外达而正气不伤，痹证自除，从而取得满意的临床效果。

方法二

1. 药物组成与方法 熏蒸1号方剂由生黄藤、羌活、独活、桂枝、威灵仙等24味中药组成，具有祛风散寒、舒筋活络的功效，适用于寒湿型关节炎。2号方剂由生黄藤、忍冬藤、透骨草、伸筋草等23味中药组成，具有清热、通络止痛之功效，适用于湿热型关节炎。治疗前，根据患者病情，取1号或2号方剂1剂，用凉水浸泡半小时。再将浸泡好的中药放入特制的药锅内，加入适量的水，按要求旋紧锅盖，然后接通电源，设置好舱内的温度，此时治疗仪开始工作。当听到电脑语音提示后即可嘱患者脱掉外衣，穿上专用治疗衣进入治疗舱内、将头露出舱外，关好舱门，调整好坐位治疗开始，每次20~30分钟，每天1次。5天为1疗程。

2. 治疗效果 有效：熏蒸5次后全身轻松，关节肿痛、晨僵、发凉等症状消失，可弃拐平地行走，共104例。好转：熏蒸2疗程后，关节肿痛明显减轻，各关节活动度增加，生活可自理，共15例。无效：治疗前后临床症状无明显变化，共11例。

3. 典型病例 患者，女，38岁。于2003年3月5日入院，经抗风湿治疗1周，症状有所好转，后因胃溃疡发作停止内服药，主管医生要求熏蒸治疗。症见：四肢关节肿痛，不能屈伸，尤以双关节为甚，靠双拐行走，伴全身怕风，得热痛减，舌淡苔白腻，脉弦滑。针对病情，选配熏蒸1号方，采用上法治疗5次后，上述诸症消失，关节活动自如，可弃拐行走。巩固治疗2次后配合间断服药1周痊愈出院，随访1年未复发。

4. 讨论 本治法选配特定证型的协定处方，对三种证型的痹证进行中药气疗蒸浴，寒湿痹痛方主要药物川乌、草乌、威灵仙祛风逐寒，除湿通络，抗炎镇痛为君；桂枝、独活、秦艽、防风，温经散寒，除湿蠲痹，消肿止痛为臣；当归、黄芪、乳香、土茯苓益气养血补肾，活血行气为佐；食醋活血，促渗透为使。全方共奏祛风散寒、除湿通络、抗炎镇痛、扶正固本等作用，适用于寒湿阻络证。气血瘀滞方中主要药物鸡血藤、赤芍、红花活血化瘀为君；黄芪、当归、白芍、苍术补气血、利湿消肿为臣；桂枝、功劳叶温经通络、补益肝肾为佐；食醋活血通络、消肿止痛、加强药物渗透作用为使。诸药合用，共奏补气活血、散寒止痛之功，适用于气虚寒凝瘀滞证。痰瘀阻络方中主要药物胆南星、白芥子、半夏、青皮化痰祛风湿为君；丹参、苏木、桑枝、地龙活血化瘀，通络止痛为臣；当归、川续断、甘草补肝肾，活血利湿为佐，食醋活血、促渗透为使。合方共奏化痰消瘀、祛风胜湿、扶正固本之效，适用于痰瘀阻络证。中药与蒸气疗法的物理温热双重作用融为一体，雾气中含有生物碱、氨基酸苷类、植物抗生素、鞣质和各种微量元素，以及具有浓烈的芳香酮、醛酚、醇等挥发油状物质，在温热的作用下，打开汗腺，直接通过全身肌肤，孔窍、经穴、渗透、吸收、扩散、辐射等途径深入腠理脏腑，达到祛风散寒、活血通络、抗炎止痛、扶正固本的功效，调整机体阴阳平衡，增强免疫机能，调节高级神经中枢和全身生理过程，降低神经末梢的兴奋性及松弛骨骼肌等，达到较迅速的镇痛作用，恢复关节活动功能，显著提高了临床效果，明显缩短了疗程，充分发挥内外合治在痹证中独特的优越性。

急慢性腰痛

腰痛是以腰部一侧或两侧疼痛为主要症状的一种病症。引起腰痛病的原因比较常见的有肾虚、腰部骨质增生、骨刺、椎间盘突出症、腰椎肥大、椎管狭窄、腰部骨折、椎管肿瘤、腰部急慢性外伤或劳损、腰肌劳损、强直性脊柱炎等。临床以腰部一侧或两侧发生疼痛为主要症状，腰痛常可放射到腿部，常伴有外感或内伤症状，腰椎 X 线片等检查，常可见异常。妇女因月经、孕育、分娩、哺乳等出现的腰痛，不需要特别治疗。中医认为其病因有寒湿瘀阻，有腰部冷痛、酸胀重着、转侧不利、阴雨天加剧等特征；湿热下注，有口苦烦热，小便短赤，伴有灼热感，气候湿热时更痛等症状；瘀血阻络，痛有定处，如锥如刺，俯仰不利，伴有血尿，日轻夜重；肾虚，有酸软重痛，喜揉喜按，劳后痛甚，卧则减轻，面色苍白，心烦口干，喜暖怕冷，手足不温等特征。西医一般采用消炎、牵引、固定的方法，治标不治本。中医采用中药熏蒸治疗此病疗效满意。

◆◆方法一

1. 药物组成与方法 伸筋草50克，透骨草50克，乳香15克，没药15克，川乌15克，草乌15克，独活20克，羌活20克，苏木20克，红花20克，牛膝10克，海桐皮10克。每剂加入适量水，浸泡30分钟，加入适量食醋，再煎煮，患者仰卧于熏蒸床上，腰部对于熏蒸部位，先熏30分钟，待药液温度下降至皮肤能忍受程度时用纱布洗患者腰部约20分钟，每剂药可反复加热用3～5天，每天熏洗1～2次，7次为1疗程。

2. 治疗效果 治愈16例，好转18例，无效1例，总有效率97%。

3. 典型病例 张某，女，18岁，腰部疼痛不能转侧2天，今日疼痛明显加重，两手撑腰来就诊，查L4～L5左侧明显压痛，肌肉痉挛，不能活动，腰椎向左侧倾斜，诊为急性腰肌扭伤，经上述方法治疗2次后，明显减轻，1疗程后症状消失，随访2个月未见复发。

4. 讨论 方中伸筋草、透骨草、川乌、草乌、独活、羌活、海桐皮舒筋活络止痛；乳香、没药、红花、苏木活血祛瘀，消肿生肌；牛膝有补肝肾、强筋骨作用。诸药合用益肾壮腰，温经散寒，活血化瘀，祛风胜湿。熏洗使患部毛孔和血管扩张，促进血液循环，又能加速药物透入皮肤，药力借助热力直接作用于病变部位，加速炎症水肿的吸收。中药熏蒸中常添加醋，实为传统的促进剂；前者具有通血脉、引药性、助药力、行药势的作用。因其具有较好的水、脂兼溶性，又可扩张、通达血脉，故为熏蒸疗法最常用的透皮促进剂，最宜在治疗风、寒、湿引致的痹证或跌打损伤急性期后的化瘀消肿、活血止痛时运用。醋，性酸、温，具有消痈肿、散水气、杀邪毒之功效，在治疗皮肤的痈疽疮疡和颈、腰、足跟等骨质增生致痛时常用之，亦有很好发散药性作用。

◆◆方法二

1. 药物组成与方法 伸筋草、威灵仙、当归、桂枝、泽兰、大黄、苏木、防风、川草乌、栀子、海风藤、秦艽、川芎、细辛、独活等。药物以水1000毫升浸泡30分钟，置熏蒸治疗仪中熏蒸30分钟。每天治疗1次，14次为1疗程。

2. 治疗效果 熏蒸治疗慢性腰痛患者120例，其中高温组药液温度为95℃，体感温度为（42±2）℃时，治疗后腰痛症状积分与对照组比较有显著意义，表明上方熏蒸有治疗慢性腰痛的作用。

3. 讨论 方中伸筋草、威灵仙等药物祛风除湿，活血止痛，利水消肿，加快清除疼痛部位代谢废物、炎性渗出物及致痛物质，从而减轻肿胀，缓解或消除关节、肌肉拘挛等，可使疼痛得以迅速缓解。中药熏蒸可促进血液循环，促进药物吸收，具有通血脉、引药性、助药力、行药势的作用，增加药效之功，最宜在治疗风、寒、湿引致的痹证时运用。

方法三

1. 药物组成与方法 川芎、独活、红花、艾叶、生姜各10克，白芷、杜仲、秦艽各15克，海桐皮、伸筋草、没药、乳香、当归各20克。上述药物加适量水浸泡后加温，温度控制在38～43℃，患者仰卧于熏蒸床，腰部暴露，每次熏蒸时间20～30分钟，1次/天，15次为1疗程，根据病情可连续治疗3疗程。

2. 治疗效果 中药熏蒸配合物理疗法治疗老年腰痛40例，优5例，良18例，可13例，差4例，总有效率90%。

3. 讨论 方中川芎、红花、没药、乳香、当归活血化瘀，通络止痛；白芷、秦艽、海桐皮祛风利湿；细辛、艾叶、伸筋草温精通络；生姜散寒解表。上方中药经煮沸后，药物有效成分借水蒸气的热力蒸发，可直接作用于腰部肌表，并循经内传直达脏腑，具有温经散寒、活血通络、扶正祛邪的作用，并能疏通气机、调理脏腑功能。同时，通过熏蒸，可使腰部皮肤毛孔的通透性增加，有利于驱邪外出，使腰部经络通畅，腰痛减轻。

参考文献

[1] 崔杰. 中药熏蒸治疗椎动脉型颈椎病64例疗效分析[J]. 北京中医药，2008，27（6）：461.

[2] 许云昌. 中药内服与熏蒸治疗颈椎病临床观察[J]. 中医药临床杂志，2011，23（6）：542.

[3] 李晓丹．中药熏蒸配合手法治疗肩周炎 48 例疗效观察[J]．贵州医药杂志，2008，32（6）：570.

[4] 袁萍，齐小田．中药熏蒸法治疗肱骨外上髁炎 60 例[J]．中国骨伤，2003，16（3）：170.

[5] 高学峰，单连美，朱付兰，等．中药熏洗治疗多发性屈指肌腱腱鞘炎[J]．中医正骨，2006，18（12）：22.

[6] 陈弈．中药熏洗软解手指瘢痕粘连 40 例[J]．江苏中医，1998，19（6）：28.

[7] 杨国谋．中药熏蒸法治疗陈旧性软组织损伤 152 例[J]．中医杂志，2001，42（11）：154.

[8] 熊崇平，张妃雪．中药熏蒸治疗急性软组织损伤 180 例[J]．医学文选，2001（S1）：62.

[9] 苏培基．中药熏洗治疗关节损伤 260 例[J]．中医外治杂志，2000，9（6）：17.

[10] 韩思光．中药熏洗治疗踝关节损伤[J]．中国民间疗法，2010，18（6）：16.

[11] 赵颖．中药熏洗治疗四肢关节疼痛 371 例[J]．广西中医药，1996，19（4）：24.

[12] 肖宏．中药熏蒸加 CPM 机治疗膝关节僵硬症[J]．湖北中医杂志，2001，23（11）：46.

[13] 朱明华．分步松解理筋法治疗膝僵硬症（附 100 例报告）[J]．中国中医骨伤科杂志，1995，4（2）：49.

[14] 陈长江．中草药熏蒸结合牵引治疗腰椎间盘突出症 136 例[J]．国医论坛，1997，12（6）：34.

[15] 邵国维，孟德芹．中草药熏蒸治疗腰椎间盘突出症[J]．中国民间疗法，2009，17（8）：17.

[16] 全仁夫．中药熏洗配合锻炼治疗髋关节粘连 68 例[J]．浙江中医杂志，1997，32（5）：212.

[17] 焦秉奎. 针刺配合中药熏洗法治疗髌前滑囊炎[J]. 中医外治杂志，1997 (1)：18.

[18] 陈长平，于发来，李孟振，等. 中药熏洗治疗膝关节创伤性滑膜炎 36 例[J]. 实用乡村医生杂志，1999，6 (5)：32.

[19] 屈冰，宋振英. 点穴及中药熏洗治疗膝关节创伤性滑膜炎 68 例[J]. 中国民间疗法，1998 (3)：8.

[20] 张振虎，李天荣. 中药熏蒸辅运动疗法治疗运动员髌骨软骨病疗效观察[J]. 中医正骨，2009，21 (9)：10.

[21] 卜昆山，金云波. 苏红透骨汤熏洗治疗髌软骨软化症 500 例[J]. 山东中医杂志，1997，16 (1)：18.

[22] 潘亚平. 自拟熏洗Ⅰ号方治疗骨折和软组织损伤引起腓总神经麻痹 30 例[J]. 江苏临床医学杂志，1998，2 (5)：379.

[23] 王晓霞. 药醋熏法配合按摩治疗足跟痛症[J]. 山西预防医学，2001，10 (4)：380.

[24] 刘建业. 中草药熏蒸滚动按摩法治疗跟痛症 256 例小结[J]. 中医正骨，2001，13 (4)：48.

[25] 李新州，李云峰，王继东. 手法加中药熏洗治疗跟痛症 76 例[J]. 中医外治杂志，2006，15 (5)：48.

[26] 向国强. 消结散治外伤性骨化性肌炎 118 例[J]. 中国中医骨伤科，1999，7 (5)：28.

[27] 吴振东，刘英鸿. 广西壮族草药熏洗法治疗创伤性骨化性肌炎 178 例报告[J]. 中国民族民间医药杂志，1995 (5)：16.

[28] 李巍，吴国志，陈德喜，等. 中药熏蒸治疗膝骨性关节炎 96 例[J]. 中医外治杂志，2006，15 (2)：28.

[29] 胡大佑，杜宁，宫玉杰，等. 中药熏蒸治疗膝骨性关节炎 51 例的疗效观察[J]. 中国农村医学杂志，2006，4 (2)：45.

[30] 王柳君. 中药熏蒸治疗类风湿性关节炎 42 例[J]. 肇庆医学，2001 (3)：48.

［31］ 曾莉．熏蒸疗法治疗类风湿性关节炎的体会[J]．中国农村医学杂志，2005，3（1）：35.

［32］ 李强．推拿配合中药熏洗治疗运动员急慢性腰痛[J]．中医外治杂志，2003，12（6）：23.

［33］ 刘翠芬，李静，王京菊，等．中药局部熏蒸治疗慢性腰痛的护理[J]．中医正骨，2008，20（10）：82.

［34］ 朱翎．中药熏蒸配合物理疗法治疗老年腰痛 40 例效果观察[J]．齐鲁护理杂志，2003，13（7）：72.

第四章　妇科疾病

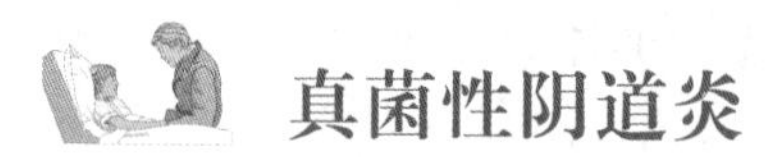

真菌性阴道炎

真菌性阴道炎由真菌感染引起。在人体最主要的真菌属于白色念珠菌属，故真菌性阴道炎实际上即念珠菌阴道炎或阴道念珠菌病。临床表现为白带增多，外阴、阴道瘙痒，灼烧感，小便疼痛，外阴周围常发红、水肿，皮肤可发生很浅的水疱丘疹，成群出现，亦可形成湿疹状糜烂，局限于外阴或向周围扩展至会阴、肛门周围及股生殖皱襞，直至大腿内侧、外表，完全类似急性或亚急性湿疹；阴唇及阴蒂附近黏膜增厚，互相接触的皮肤表面潮红糜烂；个别可引起微小的白色脓疱，严重时发生溃疡、外阴疼痛及局部淋巴结肿大。本病属于传统中医“阴痒”之范畴，认为是湿热蕴结，并加外受毒邪感染所致，中医采用驱邪与扶正并举进行治疗。采用熏蒸疗法治疗本病，通过热量药力渗透，促进局部及全身血液循环，增强代谢，加快局部炎症渗出物的吸收，缓解疼痛，减轻瘙痒症状。

◆◆方法一

1. 药物组成与方法　基本方：蛇床子 30 克，苦参 30 克，黄柏 15 克，黄精 10 克，百部 10 克，蜀椒 10 克，金银花 15 克。用法：取上药加水 2000～3000 毫升，水煎 20 分钟，过滤留汁去渣，乘热熏洗阴部，待药汁温后充分冲洗阴道。每日 1

剂，每剂洗1～2次，7天为1疗程。嘱患者先用阴道冲洗器清洗干净分泌物，使药物与患处直接接触。

2. 治疗效果 治疗42例中，1疗程痊愈24例，显效2例；2疗程痊愈10例，显效5例，无效1例。治愈率81%，有效率93%。

3. 典型病例 袁某，35岁，个体业主，2001年9月6日就诊。主诉：白带增多，阴痒难忍月余，曾用制霉菌素未愈。妇检见阴道充血，阴道分泌物呈豆渣样，分泌物涂片找到真菌。给予中药洗剂7剂，煎水熏洗；嘱男方用1∶5000高锰酸钾溶液清洗前阴。13日复查时，症状完全消失，阴道分泌物复查阴性。随访2个月未复发。

4. 讨论 本方主治真菌性阴道炎。中医认为，本病为湿热久蕴生虫所致，湿热蕴结于下，见带下量多，阴部瘙痒灼痛，病程长、易复发。治疗本病宜清热解毒、燥湿杀虫止痒。方中黄柏、苦参清热燥湿；蜀椒、百部杀虫；蛇床子燥湿杀虫止痒；金银花清热解毒；黄精补脾益气止带。诸药合用，并通过蒸气的推动作用，使药效成分更易到达患处，从而更好地发挥祛湿清热止带之效，且治愈后不易复发。如夫妇同治，男用该洗剂或1∶5000高锰酸钾清洗，效果更佳。

方法二

1. 药物组成与方法 黄柏30克，苍术20克，怀牛膝15克，苦参30克，蛇床子20克，地肤子20克，白鲜皮20克，白头翁20克，白芷10克，虎杖10克。上方加水2000毫升浸泡30分钟后，武火煮沸10分钟，文火续煎15分钟。过滤，取药液熏蒸仪中，乘热熏蒸外阴部15～20分钟，待水变温后用药液清洗外阴部，每日1～2次，连续10天。

2. 治疗效果 共治疗38例，痊愈33例，好转4例，无效1例，总有效率97%。

3. 典型病例 患者，23岁，未婚，于2009年8月12日就诊。主诉：白带增多，外阴瘙痒反复发作14个月。曾在外院确诊为真菌性阴道炎，并用多种西药内服及局部治疗，症状缓解期最长45天。近1个月持续白带增多及外阴瘙痒，经用氟康唑、制霉菌素阴道栓（含制真菌素25万U）、1%~2%龙胆紫溶液局部涂抹及达克宁栓等对症治疗，症状时轻时续。白带涂片检查：外阴、阴道黏膜轻度充血，白带呈米泔样，量多。经笔者脉诊为阴虚内热证：症见带下量多，质稠如豆渣样，阴部干涩，痛痒难忍，五心烦热，或长期低热，口干不欲饮，耳鸣，腰酸，舌红少苔，脉细数。妇科检查可见外阴有表浅溃疡，甚至抓破流血。治法为滋阴清热，除湿杀虫。即给予三妙散加味5剂，每日1剂，1剂可用3~5次，早晚熏洗各一次。8月25日复诊诉白带减少，外阴瘙痒消失。原法继续治疗15日。诸症消失，白带涂片检查真菌转阴性。嘱连续3个月经后复查白带，并用原方坚持治疗以巩固疗效。随诊5个月无复发。

4. 讨论 《妇科经论》中云："妇人阴痒。多属虫蚀所为，始因湿热不已。"本方谨守病机，集清热解毒、祛湿杀虫、祛风止痒之品而成。三妙散（黄柏、苍术、牛膝）为《医学正传》所载治疗湿热下注之名方。方中黄柏、白头翁、苦参、虎杖清热解毒燥湿；苍术、苦参、蛇床子、地肤子、白鲜皮燥湿杀虫止痒；白芷消肿排脓，燥湿止带；怀牛膝补肝肾、强正气；苦参、蛇床子等七味药对皮肤真菌均有不同程度的抑制作用。本方为治疗真菌性阴道炎而设，中药局部熏洗治疗，直接熏蒸病所，可获满意疗效。

◆◆方法三

1. 药物组成与方法 蛇床子、苦参、黄柏各 30 克，川椒 9～15 克（有外阴溃疡者酌减），加水至 2000 毫升浸泡 30 分钟后，大火煎开后文火煎 30 分钟左右，过滤后，乘热外阴部熏洗，待药液温后装入冲洗壶内行阴道、外阴冲洗或坐浴。然后取达克宁栓剂 1 枚（含硝酸咪康唑 200 毫克），放入阴道深部，每日 1 次，7 天为 1 疗程，下次月经后 3 天或间隔 1 个月后重复 1 疗程。

2. 治疗效果 共治疗 82 例，痊愈 64 例，显效 10 例，有效 6 例，无效 2 例，总有效率 98%。

3. 典型病例 庄某，39 岁，已婚。2001 年 6 月 29 日以“外阴阴道瘙痒、灼热 1 周，加重 1 天”为主诉就诊。曾在厂卫生所就治，应用洁尔阴外洗疗效不佳。妇科检查：外阴红肿，左侧小阴唇内侧面有一约 2 厘米 ×1 厘米面积表浅溃疡，阴道黏膜红肿，可见大量豆渣样分泌物，宫颈充血。实验室检查：阴道分泌物中查到芽孢和假菌丝。诊断：真菌性阴道炎。治疗：如上法 7 天为 1 疗程。第 1 疗程结束后，症状完全消失，白带转为稀薄，巩固 1 疗程后临床治愈，随访 3 个月无复发。

4. 讨论 本方采用清热燥湿，杀虫止痒的治疗方法。方中苦参、黄柏清热燥湿解毒；蛇床子、川椒杀虫止痒、祛风。组方简单，针对性强，且中药熏洗通过热量药力渗透，促进局部及全身血液循环，增强代谢，加快局部炎症渗出物的吸收，缓解疼痛，减轻瘙痒症状，配合杀真菌药达克宁栓剂，起到了迅速改善症状、减轻患者痛苦的效果，且具有疗程短、疗效好的特点。

滴虫性阴道炎

滴虫性阴道炎是由阴道毛滴虫所引起，临床上以白带增多、质稀有泡沫、秽臭，阴道瘙痒为主要表现。发病是由于感染的阴道毛滴虫消耗了阴道内的糖原，破坏了阴道的自净防御机能，继发细菌感染所致，是常见的阴道疾病。中医认为其病因是湿热蕴结，虫蚀阴中。治以清热解毒，杀虫止痒。中药熏洗不仅能使药物直达病所，充分发挥其治疗作用，而且还由于温热的刺激、熏洗的直接作用引起局部组织血管扩张，有利于药液渗透，并能促进血液循环，改善局部营养，增强免疫功能。

◆◆方法一

1. 药物组成与方法 苦参15克，蛇床子30克，百部15克，土茯苓30克，黄连10克，黄柏15克，川椒15克，枯矾30克，白鲜皮15克，苦楝皮15克，土荆皮10克。将上药用冷水2000毫升浸泡30分钟后煮沸25~30分钟，再加热水1000毫升煮沸15~20分钟，弃渣，将两次药液混匀，先留取冲洗的药液。将混匀的药液加热后放入干净盆内乘热先以药液之蒸气熏蒸外阴，待药液降温后洗涤外阴，并坐浴20~30分钟，同时用留取的药液用冲洗器冲洗阴道；每剂冲洗、坐浴2次，每日1剂，10天为1疗程。冲洗后放置甲硝唑呋喃唑酮栓，忌辛辣食物。

2. 治疗效果 共治疗46例，痊愈40例，好转5例，无效1例，总有效率98%。

3. 讨论 滴虫性阴道炎主要表现为白带增多（常带泡沫，有腥臭）、外阴瘙痒、下腹酸痛等症状。中医认为本病因脾虚湿聚，湿蕴化热，流注于下，蕴结阴器，或因外阴不洁，病虫乘虚侵入，与湿热相结所致。治疗应以清热燥湿解毒、杀虫止痒为主。中药煎液熏洗坐浴并冲洗阴道不仅能使药物直达病所，充分发挥其治疗作用，而且还由于温热的刺激、熏洗的直接作用引起局部组织血管扩张，有利于药液渗透，并能促进血液循环，改善局部营养，增强免疫功能。方中苦参、蛇床子、百部清热燥湿杀虫，止痒除带；黄连、黄柏清热燥湿；土茯苓清热解毒；枯矾燥湿收敛；川椒、苦楝皮、土荆皮杀虫止痒；诸药合用，共奏清热燥湿解毒、杀虫止痒之功，取得了满意的效果。

◆方法二

1. 药物组成与方法 蛇床子30克，白鲜皮30克，苦参30克，黄柏30克，川椒30克，冰片3克。用纱布包诸药，加水2000毫升煮沸15~20分钟，过滤，将药汤入盆，浴熏20~30分钟，并用纱布蘸药液擦洗阴道。同时口服甲硝唑，治疗期间勤换内裤，并用开水泡煮消毒，阳光暴晒。严禁同房。每次月经干净后用药1疗程7天，连用3个月。

2. 治疗效果 治疗30例，痊愈27例，好转2例，无效1例，总有效率97%。

3. 讨论 中医认为，体内湿热是滴虫性阴道炎的主要病机，故本方主要针对湿热生虫证治疗，方中蛇床子和苦参均有体外抗阴道毛滴虫作用；黄柏、苦参清热燥湿消炎。蛇床子、川椒、苦参、冰片能除湿止痒杀虫。甲硝唑具广谱抗厌氧菌和抗原虫的作用，临床主要用于预防和治疗厌氧菌引起的感染。诸药合用，采用熏蒸疗法，使其燥湿杀虫止痒之力更强，直接熏蒸病所，取效较内服为捷。

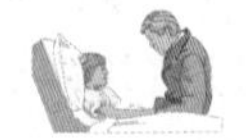

老年性阴道炎

老年性阴道炎是因卵巢功能衰退，雌激素水平降低，阴道壁萎缩，黏膜变薄，上皮细胞内糖原含量减少，阴道内 pH 值上升，局部抵抗力降低，致病菌入侵繁殖引起的炎症。常见于绝经后的老年妇女，主要症状为白带增多，多为黄水样，严重者可为脓性，有臭味，有时为淡血性，甚至发生少量阴道流血，常伴有下腹及阴道坠胀感或阴道皮肤受炎性分泌物影响，外阴有瘙痒或灼热感。中医认为其病因为湿热下注，肝肾阴虚。

◆◆方法一

1. 药物组成与方法 蛇床子 30 克，地肤子 30 克，白鲜皮 30 克，苦参 15 克，川椒 15 克，龙胆草 15 克，枯矾 20 克。将除枯矾外的以上 6 种药材煎煮 2 次，第 1 次加水 3000 毫升煎 20～30 分钟，第 2 次加水 2000 毫升煎 20 分钟，合并 2 次煎滤液，浓缩至 1000 毫升，加枯矾兑化备用。将煎剂温度保持在 30～40℃，熏蒸 20 分钟，坐浴 15 分钟，早晚各 1 次，7 天为 1 疗程，连续 3 疗程后停药 1 周。

2. 治疗效果 治疗 56 例，痊愈 48 例，显效 7 例，无效 1 例，总有效率 98%。

3. 讨论 本方治则是清利湿热，杀虫止痒。方中龙胆草清利肝胆湿热；苦参清热燥湿，杀虫止痒；蛇床子、地肤子、川椒、白鲜皮杀虫止痒，祛风解毒；枯矾胜湿止痒，祛瘀生肌。临床观察，中药验方熏蒸治疗老年性阴道炎效果明显优于抗生素或激素，病程长者尤为明显，且无副作用。

◆◆方法二

1. 药物组成与方法 鲜桃树叶120克（干桃树叶70克），蛇床子20克，仙鹤草6克，苦参30克，虎杖10克，枯矾6克，黄柏20克。煎药至2000~4000毫升，每日早晚熏洗1次，每次30分钟。每晚熏洗后临睡前用核桃大小消毒棉球缚以长线，浸渍药液塞入阴道内，翌日清晨取出，7天为1疗程（治疗期间禁止性生活）。

2. 治疗效果 治疗71例，痊愈66例，有效5例，总有效率100%。

3. 讨论 中医认为老年女性肝肾亏损，精亏血少，易生风生湿。故本方中桃树叶清热杀虫，治阴疮；蛇床子、苦参、黄柏清热燥湿，杀虫止痒，抑菌消炎；仙鹤草收敛止血，杀虫，善治脱力劳损之疾；枯矾解毒消肿，收湿止痒；虎杖长于活血解毒利水而清一切热毒。全方清热燥湿，杀虫止痒，故收效好，且复发率较低。采用熏蒸疗法，药物有效成分借助热蒸气的作用，更易渗透入患部，达到提高疗效的作用。

◆◆方法三

1. 药物组成与方法 口服方由生地黄、熟地黄各10克，山萸肉10克，牡丹皮6克，淫羊藿15克，制首乌15克，生白术15克，砂仁10克，生甘草6克，白鲜皮10克，蛇床子10克，荜茇5克组成。阴虚火旺加知母6克，黄柏6克；肾阳虚衰，不能温煦于下者加淡附片、仙茅；脾虚夹湿者加薏苡仁、白芷；带下如脓者加鱼腥草、生黄芪。洗方：千里光50克，野菊花30克，薄荷10克，防风10克。各药量为常规剂量。用法：口服药二煎后入洗方作三煎，乘热熏洗外阴至水凉，每日1~2次。

2. 治疗效果 治疗30例，用药5剂后阴痒、带下消失或基本消失，妇科检查：阴道内无脓性分泌物，黏膜充血消失，脓白带、白细胞消失，仅见上皮细胞＋～＋＋的11例。用药5剂后阴痒、带下减轻，妇科检查黏膜充血等减轻。白带白细胞及上皮细胞＋＋～＋＋＋的19例，有效率100%。

3. 典型病例　杨某，女，57岁，1993年1月20日初诊。绝经4年，自1992年8月以来常感外阴灼热、瘙痒难忍，甚则每日数次热水烫洗，片刻后又坐卧不宁，近日又痒热并见，带下增多，呈脓性，夹血丝，伴腰膝酸软、体倦，舌红苔白薄。妇科检查：外阴黏膜充血明显，右侧小阴唇有小片溃疡，阴道壁有点状充血，宫颈轻度萎缩，阴道内有脓性白带。治拟滋肾健脾、清热化湿。在上方中加生白芍12克，旱莲草10克，各五剂。1月26日二诊：用药后痛痒基本消失，带下转为淡黄。妇科检查：外阴及阴道壁充血均已消退。原方加地骨皮10克，全当归10克，五剂，洗方同前。2月3日三诊：阴痒灼痛已除，带下甚少，嘱服知柏地黄丸或归芍地黄丸以巩固。半年后随访未见复发。

4. 讨论　老年脾肾亏虚，化源不足，冲任失养，窍道失荣，阴虚火旺，脾运不力，湿热内蕴之证型相吻合。故采用脾肾双调，同时配合熏洗而获效。其意取口服药物多滋养，外洗方有善除秽浊、祛风止痒之功效，而外阴黏膜有对药物敏感、易被吸收的特点，从而起到改善局部缺少营养、清除秽浊、清洁外阴的作用。唯荜茇一味，乃温中之品，是治疗该病阴痒甚的必需之药。

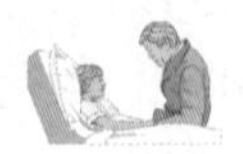

细菌性阴道炎

细菌性阴道炎是由阴道加特纳菌和一些厌氧菌的混合感染所致，可通过性接触传染，在性关系混乱的人群中发病率较高。临床表现阴道分泌物增多，白带有鱼腥臭味、灰白色，阴道灼热感、瘙痒。中医认为其病因为肝肾阴虚，肝经郁热，湿热下注。

◆◆方法

1. 药物组成与方法 蒲公英15克，土槿皮18克，土茯苓18克，白鲜皮10克，地肤子15克，蛇床子15克，木通10克。将上药加水1500毫升，煎至1000毫升，倒入盆内，待药液温后熏洗外阴部30分钟，每剂煎水2次，每日早晚熏洗2次。10天为1疗程。用药期间忌食辛辣燥热食物。保持外阴部清洁干净，忌用热水洗烫外阴，忌用肥皂，勿搔抓。

2. 治疗效果 治疗细菌性阴道炎24例，痊愈16例，显效4例，好转3例，无效1例，总有效率96%。

3. 讨论 本方具有清热解毒、祛风利湿、杀虫止痒的功效。方中蒲公英、土茯苓清热解毒利湿；土槿皮、白鲜皮、蛇床子杀虫止痒；地肤子、木通利尿通淋，除湿热，祛风止痒。采用熏蒸疗法，药物有效成分借助热蒸气的作用，更易渗透入患部，达到提高疗效的作用。中药熏洗治疗过程中没有发现皮肤黏膜刺激、过敏反应和其他毒副作用，病人普遍反映该药疗效快、疗程短、方法简便、止痒效果好。

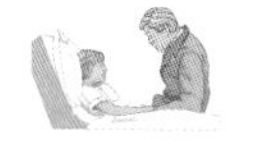

慢性盆腔炎

慢性盆腔炎是指女性内生殖器及其周围结缔组织、盆腔腹膜的慢性炎症，主要临床表现为月经紊乱、白带增多、腰腹疼痛，下腹部坠胀、腰骶部酸痛，常在劳累、性交、月经前后加剧，甚或输卵管阻塞、不孕等，如已形成慢性附件炎，则可触及肿块。中医称本病为“带下”“癥瘕”，认为其病因有湿热瘀结，治以清热解毒、化瘀散结；气滞血瘀，治以活血化瘀、理气散结；阴虚血瘀，治以养阴活血、理气散结。

◆◆方法一

1. 药物组成与方法 丹参、赤芍、紫花地丁、透骨草、鱼腥草、蒲公英、益母草、乌药、桃仁、三棱，将熏蒸药袋放入熏蒸床的蒸发器中，加入2500毫升的水，然后加热，通电煎煮1.5小时，将药液温度调至（90±5)℃，蒸气温度为(60±5)℃，患者暴露下腹部，以病人自觉温度舒适为度，每日1次，每次30分钟，每日更换药袋，10日为1疗程。

2. 治疗效果 熏蒸2疗程后，治疗54例中，显效33例，有效19例，无效2例，总有效率96%。

3. 讨论 中医认为慢性盆腔炎病机多见湿热下注或湿浊毒邪未尽，瘀积胞宫，致气血失调、冲任受损、经脉不通，则形成粘连或包块，故治疗以活血化瘀、行气止痛为主。方中桃仁、三棱、赤芍、丹参、益母草、乌药活血化瘀；紫花地丁、鱼腥草、蒲公英清热解毒。诸药合用，共奏清热解毒、活血化瘀、行气散结止痛之效。熏蒸疗法属温热疗法的一种，温热可使病变部位组织的温度升高，使血管扩张，血流加快，促进药物活血化瘀作用。本法治疗慢性盆腔炎起到了显著的疗效。

◆◆方法二

1. 药物组成与方法 黄柏15克，黄连15克，虎杖15克，丹参20克，广木香10克，红花12克，大血藤20克，败酱草20克，蒲公英20克，莪术12克。少腹痛明显加乳香、没药各10克。纳少、白带多去黄连，加鸡内金、金铃子各15克。上药加入2500毫升水，通电煎煮1.5小时，将药液温度调至（90±5)℃，蒸气温度为（55±5)℃，每次熏蒸时间45

分钟，每天1次，每次1剂，10天为1疗程。

2. 治疗效果 治疗48例，治愈32例，好转14例，无效2例，总有效率96%。

3. 讨论 方中黄柏、虎杖、黄连清热燥湿解毒；蒲公英、败酱草清热解毒，是治痈之要药；丹参、红花、大血藤、莪术活血祛瘀散结；广木香理气止痛，松弛痉挛，改善水肿。全方用药合理，针对病因，通过中药熏蒸气自控治疗器的热量压力作用，使疏松腠理，开发毛孔，药物渗透，达到治愈疾病、改善症状的目的。

◆◆方法三

1. 药物组成与方法 超短波治疗：采用超短波电疗机，输出频率40.68MHz，波长7.37米，治疗前患者排空大小便，取仰卧位，300平方厘米电极板两块，电极间隙为4～5厘米，于下腹部、腰骶对置，微热量至温热量，每次治疗20～30分钟，每天1次，10天为1疗程，疗程间隔1周，月经期间停止治疗。中药熏蒸：采用智能气疗仪。毛冬青、金银花各30克，败酱草、蒲公英、当归各20克，制大黄、黄柏、五灵脂、延胡索、益母草、赤芍各15克，红花10克。将配置好的中药研成粉末放入气疗罐内，加水至中水位，加热30分钟后产生中药蒸气，患者暴露下腹部俯卧在治疗机的气孔上，将蒸气罩移至腰部，温度控制在40～45℃，以患者舒适为宜。每天治疗1次，每次30分钟，10天为1疗程，疗程间隔1周，月经期间停止治疗。忌食辛辣、煎炸、油腻食品，多饮水，保持大便通畅。保持外阴清洁，注意性生活卫生，月经期禁止性生活。

2. 治疗效果 治疗87例中，治愈38例，显效26例，有效19例，无效4例，总有效率95%。

3. 讨论 本法治疗以清热解毒、活血化瘀、行气止痛为主，采用中药熏蒸联合超短波治疗，起协同作用。中药熏蒸法与超短波都具有温热作用，在温热的刺激下，可使血管扩张，局部血液及淋巴循环增强，血管及组织细胞通透性增加，从而加强局部组织营养，促进炎性物质的消散与吸收，加速代谢产物的排泄，迅速控制炎症的发展和蔓延。超短波具有穿透力强和加热均匀等特点，该治疗具有消炎、缓解疼痛、降低肌张力等作用。方中毛冬青、金银花、败酱草、蒲公英、黄柏、大黄、赤芍清热解毒，均有不同程度的抗菌消炎作用。其中金银花还能促进白细胞的吞噬功能；大黄、赤芍兼能活血化瘀；红花、延胡索、五灵脂、益母草、当归活血化瘀，行气止痛，还具有抗损伤作用。益母草苦泄辛散，善入血分，善活血化瘀，为妇人癥瘕积聚之良药。诸药合用，切中慢性盆腔炎病机，加之蒸气的温热作用与超短波联合治疗慢性盆腔炎，疗效显著。

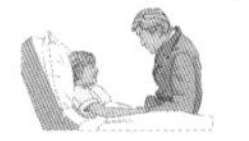

尿道综合征

尿道综合征是指有下尿路刺激症状，而无膀胱、尿道器质性病变及明显菌尿的一组症候群。有人认为，尿道综合征也称为无菌性膀胱炎，系由非感染的病因，如性交时尿道损伤，膀胱三角区阴道组织变形，药物过敏，尿道膀胱颈部梗阻，化学物质刺激，情绪紧张，过多饮茶或咖啡，免疫机制缺陷，对尼龙衣裤、阴茎套、子宫帽物质的过敏，雌性激素不足的老年性萎缩，尿道口囊肿息肉，以及卫生条件差或过多用肥皂等所致。临床以尿急、尿频、尿痛和排尿困难为主要症状，有里急后重，排空尿后尿道酸痛，耻骨区隐痛，甚或血尿，尿道分泌物过多，压力性尿失禁，也有下腹腰背痛以及头昏、头眩等神经症的表现。中医称之为“淋证”，认为外因以湿热为主，内因为肾虚，病久邪气未尽，正气已伤，为虚实夹杂，病位在膀胱，治以清利湿热为主，佐以健脾益肾。中药熏蒸使药液直接或间接传相关冲动波至排尿中枢，从而抑制过度兴奋的有关神经元，起到松弛尿道括约肌、盆底肌的作用，从而降低尿道阻力。

1. 药物组成与方法 益智仁30克，沙苑子15克，黄精30克，扁豆花12克，败酱草30克，百条根30克，沉香6克，藿香12克，甘松15克。肾阳不足加补骨脂、菟丝子，中气不足吞服补中益气丸（每次10克，每天3次），肝郁加香附、川楝子、麦芽，湿热甚加佩兰、泽泻、白豆蔻。上药加入2500毫升水，通电煎煮1.5小时，将药液温度调至（90±5）℃，蒸气温度为（55±5）℃，每次熏蒸时间45分钟，每日1~2剂，14天为1疗程。

2. 治疗效果 治疗35例，治愈20例，显效9例，好转3例，无效3例，总有效率91%。平均起效时间为2.2天。

3. 讨论 本法拟行气活血、清热利湿治其标，益肾固本、补中益气治其本。方中益智仁、沙苑子温肾助阳，助膀胱气化；黄精、扁豆花健脾和中，使化湿无源，四药相合补中温下；佐以败酱草、百条根清热利湿，通筋化瘀；沉香、藿香、甘松行气化湿，宽中解郁。诸药相合，通利兼施，温升并举，清疏同法，补降合顾，共奏健脾益肾、利湿通淋之功。中药熏蒸起到松弛尿道括约肌、盆底肌的作用，从而降低尿道阻力。

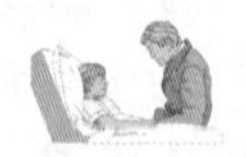

外阴白色病变

外阴白色病变又称慢性外阴营养不良或外阴白斑，系指一组女阴皮肤、黏膜营养障碍而致的组织变性及色素改变的疾病，它包括原发性外阴萎缩、萎缩性硬化苔藓、外阴白斑、白斑性阴道炎、外阴干枯。临床医生通常把皮肤和黏膜变白、变粗成萎缩的外阴病统称为外阴白斑，临床症状为外阴瘙痒、疼痛、外阴局部或弥散性皮肤黏膜脱色、变白，组织粗糙、肥厚、增生或角化变硬，或萎缩变薄、皲裂、弹性降低或消失，甚至组织粘连、溃疡、红肿溃烂。中医称之为“阴癣”“阴疮”“阴蚀”，认为其病因有：血虚化燥，症见外阴皮肤变白，干燥无光泽，有皴裂，阴部刺痒，夜间痒重，严重者大阴唇扁平，小阴唇消失，阴道口缩小，萎缩与增厚粗糙相间；肝经湿热，症见阴部皮肤黏膜色素减退、粗糙、皴裂、红肿而痒，抓破处流黄水，局部灼热痛，带下多而黄臭。

◆方法一

1. 药物组成与方法 先在常规外阴备皮、消毒，局部浸润麻醉下，将妇科超声治疗仪的超声聚焦治疗头在患者外阴病变区进行连续匀速直线扫描，速度为约5毫米/秒，照射时间为8～40分钟，治疗功率3.2～5W，频率10mHz。治疗范围：病变及距病变边缘5毫米。当局部皮肤出现充血水肿后，即可停止扫描。治疗后24小时内间歇性外阴冷敷，以减轻治疗区的组织水肿。中药熏洗方：龙胆草20克，何首乌20克，麦冬20克，凌霄花20克，益母草20克，白蒺藜20克，小蓟20克，丹参20克，三颗针20克，苦豆子20克，茵陈20克，苦楝皮15克，土槿皮15克，当归15克，蛇蜕15克，薄荷15

克，补骨脂15克。加清水1000毫升煮沸半小时后去渣取滤液熏洗患部，每日2次，2个月为1疗程（经期停用）。治疗期间嘱患者注意外阴清洁，忌搔抓、摩擦，避免刺激因素，禁食辛辣厚味之品，内衣勤换洗。

2. 治疗效果 治疗30例，治愈16例，显效9例，有效5例，无效0例，总有效率100%。

3. 讨论 本病多因湿热内盛，热蕴阴部与湿浊交结，日久入络生风而瘙痒不止，经络受阻，气血不畅，肌肤失养而增厚变白；或因阴血亏虚，不能滋养阴部，血虚而生风化燥；故出现瘙痒、皲裂、萎缩、变白。故方中龙胆草、三颗针、苦豆子清热燥湿、泻火解毒、抗菌杀虫，善治各类湿疹顽癣、痈肿疮毒；茵陈利湿解毒疗疮，苦楝皮、土槿皮杀虫止痒疗癣；当归、何首乌、麦冬养血和血，滋阴润燥，营养肌肤；配凌霄花、丹参、小蓟、益母草凉血解毒，化瘀散结；白蒺藜、薄荷、蛇蜕祛风散热，疏通腠理，解毒止痒；补骨脂补肾消斑。全方清热燥湿，解毒杀虫，养血活血，化瘀消斑，祛风润燥止痒。聚焦超声治疗外阴白色病变是把超声波聚焦沉积到发生病变的真皮层内，利用超声的机械效应、热效应、空化效应及功能调节作用，促进局部微血管的形成，增加血管内皮细胞膜的通透性，改善其微血管和神经末梢的营养状况，改变局部组织生长的微环境，使组织修复和再生，从而达到使病变的外阴皮肤得以康复的目的；熏洗法是利用药物煮沸后产生的蒸气熏蒸肌肤的一种外治法。诸法合用，效果良好。

◆◆方法二

1. 药物组成与方法 内服方：丹参15克，鸡血藤20克，赤芍20克，当归15克，牡丹皮15克，桂枝10克。加减：少气无力，头晕自汗，外阴萎缩者，加黄芪3克，陈皮12克；

局部肥厚角化甚者，加三棱10克，莪术10克；局部破溃者，加茯苓15克，连翘15克；带下量多色黄者，加黄柏15克，苍术15克。每日1剂，早晚各煎250毫升温服。熏洗方：苦参30克，黄柏15克，蛇床子30克，地肤子15克，土茯苓15克，苍耳子30克，花椒10克。上药加入2500毫升水，通电煎煮1.5小时，将药液温度调至（90±5)℃，蒸气温度为(55±5)℃，熏蒸外阴每次时间45分钟，待药液不烫手时先擦洗，后坐浴30分钟，每日2次。外涂药膏：增生型营养不良用醋酸去炎松尿素，硬化苔藓型用2%丙酸睾丸素鱼肝油软膏，混合型则用上述两种药膏交替使用。具体方法是在每次熏洗后将药膏涂于患处。以上方法均于经期停用。

2. 治疗效果　共治疗94例，增生型45例，硬化苔藓型28例，混合型21例，阴痒阴痛完全消失72例，局部症状明显减轻22例，色泽与弹性完全恢复35例，部分恢复59例。治愈61例，显效22例，有效11例，无效0例，总有效率100%。疗程最短28天，最长480天，平均190天。

3. 讨论　中医认为白为寒，寒则凝。肾开窍于二阴，病位在阴部属肾。其发病机理与肾、肺、肝、脾等有关。故采用益肾养肝，活血化瘀，祛风止痒，温经通络，散寒之法内外兼治。方中丹参活血化瘀；赤芍逐血导瘀，消痈散肿；牡丹皮活血行瘀；当归活血止痛，补血活血；鸡血藤补血行血，舒筋活络；桂枝温经通络，散寒。外洗药重在清除秽毒，清热利湿祛风止痒杀虫。局部西药膏剂外涂可缓解瘙痒，改善局部病变。诸方合用，共奏祛邪消毒、通络散瘀、益气养血而消斑止痒之功，故取得良好效果。

◆◆方法三

1. 药物组成与方法　威灵仙20克，当归、赤芍、牡丹皮、鸡血藤、白僵蚕、黄柏、皂角刺、防风、白鲜皮、白花蛇舌草各15克，蝉蜕10克，加水1500毫升，煎至1000毫升，纱布过滤，乘热熏洗外阴，待药液温后坐浴，每日1次，每次30分钟，每剂药可煎洗2次，治愈后每1~2周熏洗1~2次，防止复发。

2. 治疗效果 痊愈20例，有效18例，痊愈率53%，总有效率100%。

3. 典型病例 李某，38岁，司机。2007年10月初诊，主诉外阴瘙痒14年，带下量少，无腰腹疼痛，睡眠、饮食正常，二便无异常，舌质偏红、舌苔略白腻，脉沉细。妇科检查：大小阴唇及阴蒂皮肤黏膜呈白色，变厚似皮革，皲裂，上有抓痕，不同部位多点。活检结果示：外阴增生性营养不良。中医诊断：阴痒（湿热郁结、血虚生风）；西医诊断：外阴鳞状上皮增生。治以养血祛风、活血通络、清热除湿。方药组成：威灵仙20克，当归、赤芍、牡丹皮、鸡血藤、白僵蚕、黄柏、皂角刺、防风、白鲜皮、白花蛇舌草各15克，蝉蜕10克。每剂加水1500毫升，煎至1000毫升，纱布过滤，乘热熏洗外阴，待药液温后坐浴，每日1次，每次30分钟，每剂药煎洗2次。熏洗10天后，瘙痒明显减轻，皲裂痊愈，皮肤黏膜无明显改变，患者月经来潮5天干净后连续熏洗20天，瘙痒消失，皮肤黏膜呈粉红色。20天为1疗程，患者又反复熏洗2疗程后外阴瘙痒消失，皮肤黏膜颜色转至正常，无皲裂，以后每1~2周用原方1剂熏洗，防止反复，2009年6月随访，外阴无瘙痒，皮肤正常。

4. 讨论 本法针对患病日久，脾虚生湿，湿郁生热，血热生风而设。采用养血祛风，活血通络，清热除湿法治疗。止痒消斑汤中当归养血活血；赤芍、牡丹皮凉血活血；鸡血藤、威灵仙活血通络；蝉蜕、白僵蚕、皂角刺、防风搜风散结止痒；白鲜皮、黄柏、白花蛇舌草清热除湿。治愈后须间断用药，防止复发。加之熏蒸可促进局部微循环，增加血管内皮细胞膜的通透性，有助于药物吸收，效果良好。

方法四

1. 药物组成与方法 地锦草10克，蛇床子、地肤子、苦参、黄柏、补骨脂、何首乌、马鞭草、白鲜皮各15克。煎取1000~2000毫升，外洗，每次15~30分钟，每天1~2次。2周为1疗程。

2. 治疗效果 获效满意。

3. 典型病例 范某，女，56岁，退休干部。绝经5年，2010年7月14日初诊。自述外阴瘙痒6余年，多方求医，症状稍有改善，但反复发作。平素带下量不多，色黄，有异味，舌质淡暗、苔厚腻，脉沉缓。妇科检查：左侧大阴唇皮肤增生、肥厚，有硬痂，缺乏弹性，阴蒂及左侧小阴唇局部色素脱失。辨证属肝肾不足，肝经湿热。处方：地锦草10克，蛇床子、地肤子、苦参、黄柏、补骨脂、何首乌、马鞭草、白鲜皮各15克。上方水煎熏洗外阴，每日1剂，每日2次。用药5剂后瘙痒减轻，继用12剂后瘙痒消失，硬痂开始脱落，脱落处皮肤粉红。继续用药半年后，外阴色素、弹性基本恢复正常。停药随访半年瘙痒等症状未再复发。

4. 讨论 本法结合病因采用调补肝肾，清热利湿，解毒杀虫。方中蛇床子归肾经，温肾壮阳、燥湿杀虫、祛风止痒；地肤子清热利湿，祛风止痒；苦参、黄柏清热燥湿，祛风杀虫；补骨脂补肾助阳，与蛇床子同用增强其调补肾阳之功，现代药理研究表明，补骨脂有增强黑素细胞合成黑色素、扩张血管、改善微循环、营养局部肌肤组织、促进皮肤色素增生，缩小斑块的作用；何首乌补肝肾，地锦草利湿退黄；马鞭草清热解毒，利水消肿，止痢杀虫；白鲜皮能祛风祛湿。上述诸药共奏调补肝肾，解毒利湿杀虫之功。加之熏洗可促进局部微循环，增加血管内皮细胞膜的通透性，有助于药物吸收，效果良好。

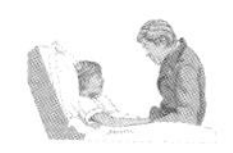

前庭大腺炎（脓肿）

前庭大腺炎是前庭大腺的炎症，本病多为葡萄球菌、大肠杆菌、链球菌及肠球菌等混合感染。由于前庭解剖部位的特点，性交、分娩或其他情况可能污染外阴时均可使其感染。临床表现是开始大阴唇后1/3处发现红肿硬块，疼痛，灼热感，触痛明显，排尿疼痛，步行困难，有时会致大小便困难，此后肿块表面皮肤变薄，周围组织水肿，有波动感，发展至脓肿。肿块大小不一，多呈鸡蛋大小，常伴腹股沟淋巴结肿大。严重者可有发热、头痛等全身症状。中医称为“阴疮”“阴肿”，认为其病因有：邪毒入里，阴户一侧突然肿胀疼痛，继而肿胀高起，行动艰难，伴有发热、发冷，口苦咽干，白带黄稠臭秽，便干溲黄，舌质红，苔黄，治以清热解毒、活血逐瘀；正气亏虚，阴户脓肿渐消，热去痛减，但患处仍有硬结，经久难愈，溃口流脓淌水，质清量少，伴食少纳呆、体倦神疲。舌质淡红，苔薄白，治以益气养血、托毒生肌。

方法

1. 药物组成与方法 蛇床子20克，苦参20克，白鲜皮15克，黄柏15克，艾叶15克，白矾15克，芒硝15克。诸药用纱布包好，放入智能熏蒸仪中，加水至1000毫升，将药液温度调至(90±5)℃，蒸气温度为(55±5)℃，乘热熏洗患处，每次30分钟。每天2次，每日1剂。

2. 治疗效果 疗效较好。

3. 讨论 本方主要治则是清热燥湿，杀虫止痒。方中苦参、黄柏清热，有广谱抗菌作用；芒硝清热泻火，软坚散结；蛇床子、白鲜皮祛风杀虫止痒；艾叶活血暖宫；白矾敛疮生肌。本方具有清热燥湿，散结消肿之功效。加之熏蒸可使药物直达病所，故疗效良好。

◆◆方法二

1. 药物组成与方法 白花蛇舌草、夏枯草、金银花、蒲公英、赤芍、黄柏、紫花地丁、皂角刺各15克，三棱、莪术各12克，五倍子10克。将中药放入熏蒸锅内，加水1500毫升，待药煎好后将喷口适当朝下移至患部，根据病人对温度的感受调节流量大小或改变喷口与患部的距离，以能忍耐为度。每日2次，每次熏蒸40分钟。同时用丁胺卡那霉素0.4克，加入5%葡萄糖250毫升及先锋霉素Ⅴ5.0克加入5%葡萄糖盐水500毫升中，每日1次静脉滴注。

2. 治疗效果 治疗前庭大腺脓肿28例，痊愈20例，有效6例，无效2例，总有效率93%。

3. 讨论 本方治则以清热解毒、活血化瘀为主。方中金银花、蒲公英、紫花地丁、白花蛇舌草、夏枯草、黄柏具有清热解毒，利湿消痈之功；赤芍清热凉血，配以三棱、莪术，以加强破血祛瘀、止痛散结之力；皂角刺托毒排脓，五倍子消肿敛疮。诸药合用共达清热祛瘀、消肿排脓之目的，熏蒸的蒸气可携带药物分子直接接触患部，通过局部皮肤及黏膜吸收，促进病变部位血液循环，起到消炎止痛散肿作用。配合西药治疗有协同作用，能提高临床疗效。

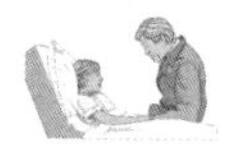

多囊卵巢综合征

多囊卵巢综合征是一种生殖功能障碍与糖代谢异常并存的内分泌紊乱综合征，是一种常见的妇科内分泌疾病，育龄妇女的患病率为5% ~10%。持续性无排卵、多卵泡不成熟、雄激素过多和胰岛素抵抗是其重要特征，是生育期妇女月经紊乱最常见的原因。临床表现为月经紊乱，月经稀少或闭经，无排卵，多毛、粗而黑，肥胖，不孕和双侧卵巢增大呈囊性改变，称为多囊卵巢综合征。中医认为其病因是脾肾两虚，肝失疏泄而致湿瘀互结所致，治宜补脾益肾、化瘀祛湿。中药熏蒸具有热疗及药物的双重作用，在温热刺激下，可使血管扩张，局部血液及淋巴循环加强，新陈代谢提高，从而改善组织营养状况，使药效得以渗透至局部发挥作用。

◆◆方法

1. 药物组成与方法 桃仁20克，红花10克，熟地黄20克，当归15克，白芍15克，川芎18克。每日1剂，水煎成200毫升，稀释至900毫升，加入熏蒸机，熏蒸局部，每次30分钟。熏蒸时，患者取仰卧位，充分暴露下腹部，并嘱患者全身放松，使其感觉舒适，每日1次。于月经周期的第5天开始每天口服克罗米芬50毫克，共5天，在月经周期的第8天加中药熏蒸治疗及注射绒毛膜促性腺激素（HCG）。1个月经周期为1疗程。治疗3个月经周期。

2. 治疗效果 治疗32例，有17例子宫内膜厚度增加明显，有30例排卵率升高，有19例提高了临床妊娠率，其子宫动脉搏动指数、子宫动脉血流阻力指数显著降低。

3. 讨论 中药熏蒸具有热疗及药物的双重作用，在温热刺激下，可使血管扩张，局部血液及淋巴循环加强，新陈代谢提高，从而改善组织营养状况，使药效得以渗透至局部发挥作用。桃红四物汤方中熟地黄、白芍是血中之血药，当归、川芎是血中之气药，阴阳动静相配，既能补血，又能和血，加入活血祛瘀之桃仁、红花为主药，具有补血而不滞血、和血而不伤血的特点。利用桃红四物汤熏蒸下腹部干预克罗米芬导致 PCOS 不孕患者子宫发育不良而引起的妊娠率下降，结果表明桃红四物汤熏蒸患者下腹部可能使子宫内膜增厚，PI 和 RI 值下降，A 型子宫内膜比例升高，说明桃红四物汤熏蒸下腹部可增高子宫内膜的血流灌注，降低子宫螺旋动脉血流阻力，促进内膜生长，从而提高内膜的容受性临床妊娠率。

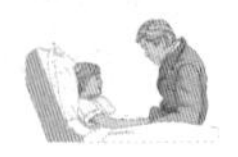

盆腔瘀血综合征

盆腔瘀血综合征，又称盆腔瘀血症，是由于慢性盆腔静脉瘀血所引起的特殊病症，也是妇科慢性盆腔疼痛的主要原因之一，多见于 30 ~ 50 岁的经产妇。临床主要症状表现为下腹部坠胀、坠痛，腰骶酸痛，带下增多，性交不舒，精神多忧郁，或神情紧张，失眠不安，月经紊乱，乳房胀痛，神疲乏力等。中医认为其病因为气虚、气滞、寒凝、热盛、肾虚以致瘀血阻滞、脉络不通，治以益气、理气、温经、清热、补肾。熏蒸的热作用能使血管短时间收缩后显著扩张，尤其是深部毛细血管的扩张，一般保持数小时，能改善机体微循环，加快血液流速，改善组织血液和淋巴循环，血管通透性增高，因而使局部组织血氧含量增加，局部白细胞和抗体增加，使炎症病灶迅速局限化，病理产物得以排除，药物较易输入病灶，取效优于口服。

方法

1. 药物组成与方法 患者仰卧，先用超短波的中号或大号电极于下腹部、腰骶部对置，间隙2～3厘米，微热量治疗20分钟，再进行中药熏蒸治疗。蒲公英20克，红花20克，赤芍20克，败酱草20克，当归20克，党参20克，丹参20克，川乌20克，草乌20克，甘草10克，杜仲20克，木瓜20克，防风20克，秦艽20克，乳香20克，没药20克。取上述中药置于智能多功能药化气疗机的高压锅中加3000毫升水煮20分钟，即可利用其产生的蒸气熏蒸下腹部，每次30分钟。熏蒸时，患者取俯卧位，充分暴露下腹部，并嘱患者全身放松，使其感觉舒适，温度调节在（50±2）℃，或根据患者对温度的感觉情况随时调节。上述两种治疗每天1次，月经期停止治疗，以免流血过多。

2. 治疗效果 治疗40例，治愈31例，显效6例，有效2例，无效1例，总有效率98%。

3. 讨论 超短波电场的热作用与非热效应、熏蒸的热作用能使血管短时间收缩后显著扩张，尤其是深部毛细血管的扩张，一般保持数小时，能改善机体微循环，加快血液流速，改善组织血液和淋巴循环，血管通透性增高，因而使局部组织血氧含量增加，局部白细胞和抗体增加，使炎症病灶迅速局限化，病理产物得以排除，药物较易输入病灶。熏蒸药方中败酱草、蒲公英清热解毒、利湿；当归、红花、乳香、没药、丹参、赤芍活血化瘀，通经活气血；防风、秦艽、川乌、草乌、木瓜舒筋活络，散寒，祛风湿；杜仲补肝肾、党参、甘草补脾益气，呵护正气，并使生湿无源。全方可驱瘀活血，通经行气，散结止痛。用超短波与中药熏蒸联合治疗盆腔瘀血综合征，有协同作用，加强两种治疗的效果。

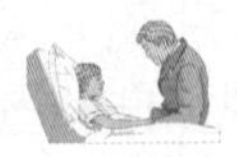

盆腔包裹性积液

盆腔包裹性积液，亦称盆腔炎性包裹性囊肿或盆腔腹膜囊肿，多继发于盆腹部手术或盆腔炎症。临床表现持续或反复下腹隐胀、坠痛，易疲劳，伴有头昏。中医称为“癥瘕”“积聚”，认为其病因是“五脏六腑真气失而邪气生”而致痰浊瘀阻、气虚或气滞血瘀，治宜活血、理气、豁痰。熏蒸针对全身皮肤，作用于任督二脉，使药物的治疗作用达到病所，以调节脏腑气血而获良效。

方法

1. 药物组成与方法 内服：小茴香12克，干姜9克，当归12克，川芎12克，延胡索15克，肉桂12克，赤芍12克，蒲黄9克，五灵脂10克。经量多加棕榈炭20克，金银花炭20克；经量少加鸡血藤15克，何首乌15克，大枣12克；腹痛者加延胡索20克，白芍20克；腰酸者加怀山药20克，熟地黄20克，枳壳12克，香附12克；胃纳差者加鸡内金20克，山楂20克。每天1剂，水煎2次，早晚分服。中药熏蒸采用熏蒸治疗仪，皂角刺、败酱草、益母草、白花蛇舌草、三七、桃仁、红花、莪术各45克，甘草、川芎各30克，水蛭12克；症状重者，生川乌、生草乌各10克。诸药装入长条形布袋内置熏蒸仪，人全身熏蒸，每天2次，每次45分钟，每剂药可用3天，经期停用。治疗4周为1疗程。

2. 治疗效果 共治疗48例，30例第2疗程后囊液消失治愈，10例继续第3疗程治疗后9例治愈，治愈率83%。其余囊块均有不同程度缩小，3例缩小 >1/3，总有效率90%。随访1年内治愈40例中复发5例，有效3例中残留的囊块均未见增大，总有效病例中复发率 10%。

3. 讨论 本方以行气活血、通瘀消癥立法，用少腹逐瘀汤加减内服配合中药熏蒸治疗。盆腔包裹性积液属本虚标实，外邪侵袭机体，气血运行不畅而致气滞血瘀或气虚血瘀成癥。故不能攻太过，治当活血利湿化痰并以扶正治疗，治以少腹逐瘀汤。方中诸药有理气散寒、养血活血化瘀、收湿之功效，能改善盆腔血液循环，增强机体抵抗力及正气，活血通络。中药熏蒸对本病的治疗也起着重要作用。熏蒸针对全身皮肤，作用于任督二脉，使药物的治疗作用达到病所，以调节脏腑气血。方中的活血化瘀中药通过全身腠理的渗透作用，扩张血管、促进循环、增强组织代谢，使癥消瘕散，病症随之告愈。

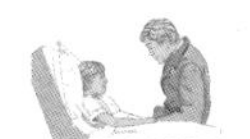

原发性痛经

原发性痛经是指女性月经期前后或在经期时生殖器官没有器质性病变的痛经，又称功能性痛经，患者常有下腹部痉挛性疼痛、坠胀，伴有头痛乏力、头晕、恶心、呕吐、腹泻、腰腿痛，是年轻女性十分常见的病症，好发于 15～25 岁的青春期少女、未婚及已婚未生育者，其发生率为 42%～90%。属于中医“痛经”“经行腹痛”范畴。病因有：寒湿凝滞，经前或经期小腹冷痛，得热痛减，按之痛甚，经量少，经色暗红不鲜而有瘀块，或如黑豆汁，舌边紫，苔白腻，治宜温经散寒除湿，活血祛瘀止痛；阳虚内寒，经期或经后小腹冷痛，喜按，得热则舒，经量少，经色暗淡，畏寒肢冷，腰腿酸软，小便清长，舌苔白润，治宜温经暖宫，化瘀止痛；湿热下注，经期经前小腹胀痛拒按，有灼热感，或伴腰骶胀痛，经色暗红，质稠有块，平时或有带下黄稠，小便短黄，舌红黄而腻，治宜清热除湿，化瘀止痛；气滞血瘀，经前2日或月经期小腹胀痛拒按，经量少或行经不畅，经色紫暗有块，血块排出后痛减，常伴胸胁乳房作胀，舌紫暗或有瘀点，治宜行气活血止痛。中药熏蒸温热刺激，可使血管扩张，局部血液及淋巴循环加强，加快清除局部代谢废物、炎性渗出物及致痛物质，减轻局部肿胀、缓解和消除疼痛。

方法一

1. 药物组成与方法 当归、延胡索、炒白芍、吴茱萸各15克，丹参30克，香附10克，赤芍12克，肉桂6克。中药浸泡30分钟煮沸后倒入机舱内，加水至1000毫升，将药液温度调至（90±5）℃，蒸气温度为（55±5）℃，嘱患者脱去外衣取平卧位，将熏蒸罩调节到下腹部，用毛巾遮盖上身，调节好温度（室温至70℃可调）即可熏蒸，每次30分钟，每天1次，连续1周（月经来潮时即停止），3个月为1疗程，一般使用1疗程。

2. 治疗效果 治疗32例，治愈8例，显效19例，有效3例，无效2例，总有效率94%。

3. 讨论 中药熏蒸治疗能通过蒸气热敷使全身毛孔张开，毛细血管网开放，机体内邪外出，药物离子通过患病部位和经络病变区进行有效渗透，药力直达病灶。方中当归、丹参、炒白芍、赤芍养血活血化瘀；延胡索、香附理气止痛；吴茱萸、肉桂温里散寒。全方针对寒凝气滞而设，组方简便，切中目标，疗效良好。

方法二

1. 药物组成与方法 内服药：桂枝6克，柴胡6克，当归10克，川芎8克，白芍12克，熟地黄10克，蒲黄10克，五灵脂10克，乌药12克，延胡索12克，枳壳10克，香附10克，艾叶8克，川牛膝10克，头身困重加苍术8克，茯苓15克；若伴恶心呕吐者加半夏10克，生姜10克；若伴腹泻者加白术15克，薏苡仁15克，茯苓15克；若腰骶酸痛明显者加杜仲15克，续断15克，山萸肉10克；若伴面色苍白、疲乏无力者加党参15克，白术15克，黄芪15克。于月经来潮前7天开始服用。每日1剂，分2次早晚温服。同时配合中药熏蒸治疗，组方：川乌20克，草乌20克，杜仲20克，防风20克，川牛膝20克，千年健20克。将药袋放至熏蒸罐内浸泡加热，利用其产生的蒸气熏蒸下腹部，每次30分钟。熏蒸时，患者取俯卧位，充分暴露下腹部，以病人自觉温度舒适为度，温度调节在（50±2)℃，每日1次，每次30分钟，每日更换药袋，10日为1疗程。3个月经周期为1疗程。

2. 治疗效果 治疗40例，痊愈16例，显效14例，有效8例，无效2例，总有效率95%。

3. 讨论 内服方采用养血活血，理气化瘀，温里散寒的治则。配合中药熏蒸，在温热刺激下，可使血管扩张，局部血液及淋巴循环加强，加快清除局部代谢废物、炎性渗出物及致痛物质，减轻局部肿胀，缓解和消除疼痛。同时降低感觉神经的兴奋性，使主观上的痛觉感受减轻，疏通腠理、通畅血脉的同时促进了药物的渗透与吸收，而随着药物的吸收又进一步发挥了药效并使因热扩张加强了活血化瘀的作用，痛经的症状明显好转。上述诸药配伍熏蒸，起到温经散寒、舒筋活络、活血化瘀、行气止痛等功效。

◆方法三

1. 药物组成与方法 益母草30克，姜黄10克，桑枝20克，桂枝20克，干姜10克，川牛膝10克。将上药置于全自动熏蒸药浴仪器内，注水3000毫升，通电预热15分钟，熏蒸仪温度调至43～45℃，熏蒸时间20～30分钟，每日1次，连续至少7日为1疗程。

2. 治疗效果 治疗51例，治愈36例，显效12例，无效3例，总有效率94%。

3. 讨论 本方有活血祛瘀，除寒通经作用。方中益母草活血、祛瘀、调经、消水，是治疗妇女月经不调、瘀血腹痛的要药，姜黄行气破瘀、通经止痛，川牛膝活血化瘀、逐瘀通经，桑枝、桂枝温经散寒通络，加上通过热蒸气的渗透，疗效好。

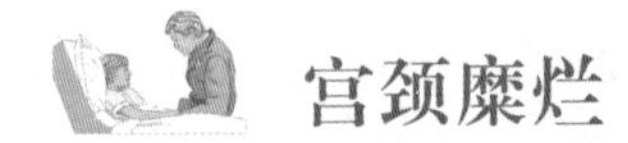

宫颈糜烂

宫颈糜烂也称宫颈柱状上皮异位，是指发生长期慢性炎症时，子宫颈外口的鳞状上皮就会被柱状上皮所覆盖，柱状上皮非常薄，其下面的毛细血管及红色间质呈现出红色区，并与周围的鳞状上皮有明显的界线。宫颈糜烂是由于分娩、流产、产褥期感染，或手术操作，或机械刺激如性生活损伤宫颈、病原体侵入而引起感染导致的。临床表现子宫颈口周围有鲜红或粉红色斑点，白带增多，白带呈脓性且黏稠，有时伴有异味，呈淡黄色脓性液，也可能出现血性白带或性交后出血，还会出现腰骶部疼痛、盆腔下坠痛及痛经等症状。有的则因黏稠脓性白带不利于精子穿过而造成不孕。中医认为其病因有：湿毒瘀滞，带下量多，白色黏稠，舌体胖大，苔白腻，宜解毒化瘀、生肌收敛；热毒蕴结，带下量多，色黄如脓，舌红，苔黄，宜清热解毒、去腐生肌。

◆◆方法

1. 药物组成与方法 选一通风明亮6平方米的房间，将中药熏蒸机架立于中央，接好通气管道，取艾绒、苦参、蛇床子、鹤虱、藿香、紫草，放入预制的燃烧盘里，病人下半身仅留内衣，进入熏治箱，在乳房下扎好密封带，呈15°前倾。人工点火，烟熏3小时，专人护理，熏蒸期间，病人上半身保持活动自如。说明：凡患子宫腔、颈糜烂的病人，身体素质较好的一般只需熏蒸一次即可，身体素质较差的可每隔5天熏蒸一次，连续2～3次，最重度的经连续熏蒸3次即达治疗目的。熏蒸完毕，受治者仍旧穿戴被熏蒸过的内衣裤，只有这样才能防止二次感染，再换内衣裤时要用以前从未穿过的洁净的内衣（穿过的内衣裤经药物杀菌、消毒3小时密封处理后仍可穿），杜绝二次感染的渠道。治疗伊始和治疗后的1个月内，严格禁止性生活，便于患者生息修复和避免二次感染，治疗开始，其夫应连续服用甲硝唑药片7天。

2. 治疗效果 治疗8例，均痊愈。

3. 典型病例 孙某，女，41岁，住盐城市城区青墩乡，就诊日期为2008年12月9日，患者为子宫腔糜烂Ⅲ度，子宫颈糜烂Ⅱ度，病程6～8年，经医院确诊，并怀疑有恶变可能。自愿接受子宫颈糜烂症的中药载体及其配套中药组合剂熏蒸疗法的治疗，熏蒸3小时后，服强身健体中药30剂，促进生机，同时禁性生活1个月，以利修复生长。治疗期完毕，孙某的宫腔宫颈糜烂症痊愈。

4. 讨论 本方针对湿毒瘀滞而设。方中苦参清热燥湿，杀虫止痒；紫草清热凉血止血；蛇床子温肾壮阳，燥湿，祛风，杀虫；鹤虱杀虫消积；藿香芳香化湿；艾绒调经止血，散寒除湿。全方诸药多可祛湿化瘀。加之熏蒸，促进了药物的渗透与吸收，加快清除局部代谢废物、炎性渗出物及致痛物质，减轻局部肿胀，缓解和消除疼痛。故效果良好，可达收敛清热利湿，解毒化瘀之效。

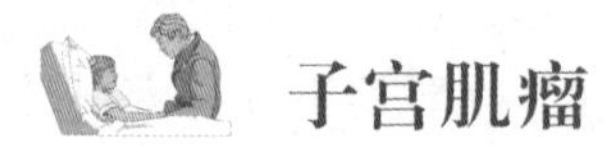

子宫肌瘤

子宫肌瘤又称子宫平滑肌瘤，是女性生殖器最常见的一种良性肿瘤。多无症状，少数表现为阴道出血，下腹坠胀，腰背酸痛，阴道分泌物增多，贫血，腹部触及肿物以及自压迫症状。中医称为“瘕”“石瘕”，认为其病因主要为血瘀，因气滞、气虚、寒凝、痰湿而致血瘀，治宜理气散寒、祛湿化痰而活血散结化瘀。中药熏蒸，针对患处进行局部熏蒸，其药汽的温度刺激可使皮肤温度升高，促进血液循环及新陈代谢，全身汗出，加强病灶周围组织营养的改善，与药物结合，使疗效更为显著。

◆方法

1. 药物组成与方法 紫花地丁、连翘、当归、红花、生姜各20克，黄连、桃仁各15克。将上述中药混合一起粉碎成黄豆粒大小，装入药袋中，放入中药熏蒸多功能治疗机熏蒸床的加热器内胆中，加水加热，当温度达到设定好的温度后，让患者仰卧于熏蒸床开口处，盖以被子等厚物以防散热，熏蒸温度为50~55℃，每日1次，每次30分钟。同时配合足部反射疗法。重点反射区：肾、肾上腺、输尿管、膀胱、子宫、卵巢、垂体、大脑、甲状腺、腹腔神经丛、性腺，患者取仰卧位，进行全足施术，然后加强重点反射区的刺激。在操作过程中，手法力度要均匀，对重点反射区采取反复点按刺激30次的治疗手段，每日2次，每次40分钟，15天为1疗程。

2. 治疗效果 共治疗 55 例，3 疗程后，B 超复查肌瘤消失者 30 例，治愈率为 70%，肌瘤无明显缩小和改变者为 25 例，无效率为 30%。

3. 讨论 中药熏蒸，针对患处进行局部熏蒸，其药汽的温热刺激可使皮肤温度升高，促进血液循环及新陈代谢，全身汗出，加强病灶周围组织营养的改善。方中紫花地丁、连翘、黄连清热解毒，且紫花地丁、连翘是疮家要药；当归、红花、生姜、桃仁具有活血化瘀、消炎止痛的功效。足部反射疗法可调节人的生理功能，产生“内源性药物因子”，调节内分泌平衡，促性腺雌激素分泌，增强子宫血液循环，调节卵巢及垂体，改善其代谢功能，从而取得治疗效果。二法结合，治疗效果较佳。值得注意的是，有三种指征的患者不可采取上述两种方法治疗，一为大量出血者，二为子宫肌瘤不断增大者，三为长期疼痛者，另外熏蒸过程中温度不宜过高，以患者所能承受的温度为佳。

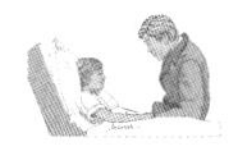

急性乳腺炎

急性乳腺炎是乳腺的急性化脓性感染，是乳腺管内和周围结缔组织炎症，常在短期内形成脓肿，多由金黄色葡萄球菌或链球菌沿淋巴管入侵所致。多发生于产后哺乳期的妇女。临床症状：早期乳房肿胀，局部硬结，进而红、肿、热、压痛；形成脓肿则有波动感，感染表浅者可自行破溃；患侧腋窝淋巴肿大，压痛。中医称为“乳痈”，认为本病是肝气郁结、内热壅滞所致，治宜疏肝理气、活血化瘀、清热解毒。

方法

1. 药物组成与方法 黄柏 15 克，焦山栀 15 克，蒲公英

30克，黄芩15克，炒当归15克，川芎15克，桃仁15克，红花15克，三棱15克，莪术15克，王不留行15克，青皮10克，陈皮15克，丹参30克，穿山甲10克，木通15克。将上药1剂和水约3000毫升一同加入中药熏蒸仪中，通电加热产生中药蒸气，对患侧乳房进行熏蒸治疗，距离以不灼伤皮肤为度，治疗时间为每次40分钟，每日1次。

2. 治疗效果 治疗68例，全部治愈。

3. 典型病例 某女，27岁，1996年11月12日因产后3周，右侧乳房出现局部肿块并红、肿、热、痛、泌乳不畅一天就诊。查体：右侧乳房内有一约2厘米×3厘米的肿块。局部红肿，触之疼痛。经必要的理化检查后诊断为急性乳腺炎早期，给予局部中药熏蒸治疗。患者在治疗过程中乳汁分泌逐渐通畅，肿块逐渐消失。第二天随访，乳房局部肿块及疼痛消失，泌乳通畅，完全恢复正常，1次治愈。

4. 讨论 中医学认为，急性乳腺炎的早期主要是乳汁郁积所引起，乳汁郁积则乳络阻塞，以致气滞血瘀，郁而化热，不通则痛，故出现乳房肿块、红、肿、热、痛、泌乳不畅等症状和体征。本方针对病因以黄柏、焦山栀、蒲公英、黄芩清热解毒，其均有抗感染的作用；当归、川芎、桃仁、红花、三棱、莪术、穿山甲、丹参养血活血，化瘀软坚散结；青皮、陈皮理气化痰；王不留行活血通经，下乳消痈；木通清心火，利小便，通经下乳。诸药合用既可清热通乳治标，又理气、活血化瘀治本。加之熏蒸的热作用治疗促进血液循环及新陈代谢，可促进药物的活血作用，乳络一通，则乳汁立出，肿块顿消，诸症皆愈。

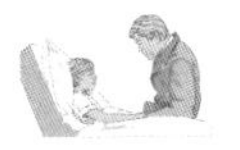

急性女阴溃疡

急性女阴溃疡，亦称为 Lipschutz 溃疡，是一种好发于青少年妇女及幼女的非性病、非接触传染的阴部良性溃疡。患者感全身不适、疲乏、发热、白带增多，继之阴部灼热、瘙痒、迅速形成溃疡。临床分为坏疽型、下疳型（性病型）、粟粒型。中医称为“阴蚀”“阴疮”，认为多为肝经湿热：起病急剧，外阴焮红肿胀，灼热疼痛，溃烂成疮，脓水黄稠量多，伴畏寒发热，口苦咽干，大便干，小便黄赤，舌质红，苔黄腻；肝肾阴虚：病程较久，外阴溃烂多处不易愈合，疮面色暗、上覆灰黄或青黑脓苔，脓水清稀溃疡如虫蚀状，疼痛难忍、夜间尤甚，伴心烦失眠，头晕目眩，腰酸膝软。舌淡，苔光剥；脾虚湿胜：阴部肿胀，溃疡多个，痒痛兼作，病程进展较慢，带下量多腥臭，口干不欲饮，胸腔闷胀，四肢倦怠。舌红，苔白腻微黄。中药熏洗是药物在局部直接发挥药效，利用热作用可促进活血化瘀作用，杀灭病原微生物，促进伤口血管及上皮组织的修复从而加快创面愈合。

◆◆方法

1. 药物组成与方法 龙胆草、苦参、黄柏、金银花、川椒、蛇床子、鱼腥草、薏苡仁各 30 克，白矾 15 克。以上诸药装布袋加水 2000 毫升，浸泡 30 分钟后，通电煮沸，然后调药液的温度在 40℃左右，坐熏 20 ~ 30 分钟，然后用微波妇科治疗仪腹部辐射器照射 20 分钟，输出功率为 30W，每天 1 次，5 天为 1 疗程。治疗期间忌食辛辣，月经期停止治疗。

2. 治疗效果 治疗 169 例，治愈 151 例，好转 18 例，总有效率 100% 。

3. 讨论 本方中龙胆草泻肝火，利湿热，为方中主药；苦参、黄柏、鱼腥草、金银花、蛇床子清热解毒利湿；白矾燥湿止痒。诸药合用具有清利肝胆湿热，清热泻火，利湿解毒之功效。中药熏洗是药物在局部直接发挥药效，利用热作用可促进活血化瘀作用，杀灭病原微生物，促进伤口血管及上皮组织的修复从而加快创面愈合，降低复发率。局部营养避免了药物对肝肾的首过效应，使药效更快达至病所。

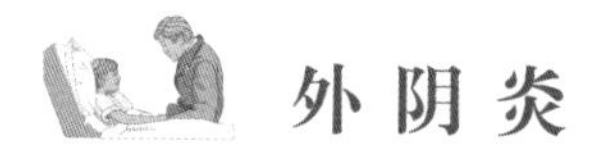

外阴炎

外阴炎是外阴的皮肤或黏膜的炎症病变。当人体免疫力低下、内分泌激素发生变化，或外来因素如组织损伤、性交破坏了阴部的生态平衡时，阴道内的菌群失调或使用不洁卫生纸、毛巾，被感染的公共场所的坐便器、浴盆等而引起感染。包括非特异性外阴炎、真菌性外阴炎、婴幼儿外阴炎。按发病急缓分为急性、慢性。急性外阴炎患者先感到外阴不适，继而出现瘙痒及疼痛，或有灼热感，外阴部位（包括大、小阴唇，阴蒂）皮肤及黏膜有不同程度的肿胀充血，严重时糜烂、溃疡，或出现大片湿疹等，并伴有排尿痛、性交痛；慢性外阴炎主要表现为外阴瘙痒、皮肤增厚、粗糙、皲裂，也可以伴有排尿痛或性交痛。中医认为急性者多由肝经湿热所致，治宜清热燥湿、杀虫止痒；慢性者多由肝肾阴虚、脾虚湿胜所致，治宜滋阴降火、养血活血、健脾除湿。中药熏蒸能疏通经络，调和气血，促进局部和全身的血液及淋巴循环，使新陈代谢旺盛，加强药物吸收，并能明显改善局部组织营养和身体功能。

◆◆方法一

1. 药物组成与方法 蛇床子、苦参、艾叶各50克，黄柏、金银花、地肤子各 20 克，川椒、白矾各 15 克。上述中药加水 3000 毫升煎汤，过滤去渣，乘热熏洗坐浴，每日 2 次，5 天为 1 疗程，连用 1～3 疗程。

2. 治疗效果 治疗 100 例，治疗 1～2 疗程后，治愈 75 例，有效 24 例，无效 1 例，有效及无效者继续治疗 1 疗程后，治愈 22 例。总治愈率达 97%。

3. 典型病例 患儿，女，5 岁。母亲主诉：外阴瘙痒伴灼痛 3 天，经外用药膏治疗（具体药物不详）疗效差。查体：外阴潮红、肿胀，且形成成片湿疹，局部有抓痕。查空腹血糖 5.36mmol/L。给予中药熏洗治疗 2 疗程后，患儿自觉症状消失，外阴充血、肿胀消退，湿疹消失，治愈。

4. 讨论 该病多属下焦湿热所致。本方针对儿童而设，儿童身体娇弱，易感受湿毒热邪，故采用清热解毒、燥湿止痒之法。蛇床子、苦参、白矾具有清热燥湿，杀虫止痒的作用；艾叶、黄柏、金银花、地肤子则具有清热燥湿，泻火解毒等功效；川椒具杀虫作用。且煎汤熏洗能疏通经络，调和气血，促进局部和全身的血液及淋巴循环，使新陈代谢旺盛，加强药物吸收，并能明显改善局部组织营养和身体功能。

◆◆方法二

1. 药物组成与方法 桂枝、艾叶、防风、紫花地丁、生地黄、苦参各 5 克，荆芥、苍术、蒲公英各 10 克，黄柏 7.5 克。外阴瘙痒重者可加蛇床子、白鲜皮燥湿止痒。药物置于纱布袋中水浸 1 小时，煮 30 分钟，将药袋内药剂挤出，局部熏洗坐浴 30 分钟，每 2 日 1 剂，每日 2 次。熏洗后用无菌干棉球擦净创面，将适量香油涂抹于创面处以保护创面。10 天为 1 疗程。治疗的同时，嘱家长注意患儿外阴部的清洁卫生。

2. 治疗效果 30 例患儿全部治愈，轻度患儿约 7 天痊愈，中度约10天痊愈，重度约15天痊愈，最长时间不超过20天。随访未见复发病例。

3. 讨论 幼女外阴炎由于其症状多样及幼儿自身认知能力尚未健全的特点，常得不到及时诊断和治疗，加之幼女免疫功能及卵巢功能尚不完善，外阴皮肤及黏膜菲薄，阴道狭长且邻近肛门，均易诱发此病，外阴为卑湿之地，居于带脉之下，加之肝之经脉络于阴器，阳明经脉起于宗筋，三经湿热，湿浊流注下焦，流连于外阴，湿热与外感邪浊合而为病。故方药采用清热燥湿、驱风凉血、杀虫止痒的治则。方中桂枝、艾叶温经活血通脉；荆芥、防风透表利湿排毒；黄柏、苍术、苦参、蒲公英、紫花地丁清热解毒，泻火除湿；生地黄清热生津，养血。本方通过解肌透表佐以清热，达到活血通脉、利湿排毒的目的。同时配合外敷适量香油，取其性濡润，具有养血祛风功效的特点。中药熏洗能疏通经络，调和气血，促进局部和全身的血液及淋巴循环，加强药物吸收，并能明显改善局部组织营养和身体功能。二者合用相得益彰，疗效确切。

外阴瘙痒症

外阴瘙痒症是外阴各种不同病变所引起的一种自觉症状，多位于阴蒂、小阴唇，也可波及大阴唇、会阴甚至肛周等皮损区，长期搔抓可出现抓痕、血痂或继发毛囊炎，主要症状是外阴局部有结节，常伴有疼痛及瘙痒。多数病人先有长期外阴瘙痒，多年后局部出现丘疹、结节或小溃疡，经久不愈，有些病人伴有外阴白斑。当肿瘤邻近或侵犯尿道时，可出现尿频、尿痛、排尿烧灼感和排尿困。中医称之为“痒风”，其病因有肝经湿热：阴部瘙痒，甚则痒痛，坐卧不安，带下量多，色黄如脓，或呈米泔样，或有秽臭气味，心烦不安，小溲短赤，苔黄腻，治以清利湿热、杀虫止痒；阴虚血燥：外阴瘙痒日久不愈，外阴皮肤、黏膜干燥或粗糙，口干咽燥，大便干结，苔薄舌红干，治以滋肾降火、养血润燥。采用熏洗法中药熏蒸，药液直接接触病灶及皮肤进行治疗，可直接杀死病虫，消除炎症水肿；加之热熏洗疗法有促进血液循环、增强新陈代谢的作用，可加速炎症溃疡吸收。

方法

1. 药物组成与方法 蛇床子 30 克，黄柏 30 克，苦参 30 克，虎杖 30 克，百部 20 克，白鲜皮 20 克，花椒 20 克，白矾 10 克，雷公藤 20 克。上药加水 3 千克煮沸 30 分钟，取汁倒入清洁容具中，先熏，待皮肤适应水温时反复洗患处或坐浴，每日早晚各 1 次，10 天为 1 疗程。对感染严重者配合口服抗生素治疗。

2. 治疗效果 共治疗 42 例，22 例 1 疗程后外阴瘙痒全部消失；18 例 1 疗程后外阴瘙痒大部分消失或完全消失，3 个月内复发者为好转；2 例 2 疗程后瘙痒仍未完全消失或仍然如故者。总有效率为 95%。

3. 典型病例 杨某，38 岁，龙山人，于 1998 年 7 月 20 日来院就诊。自诉：外阴瘙痒半年余，曾到某院妇科检查，诊断为外阴瘙痒症，给予西药对症治疗及洁尔阴等外用，稍有好转，停药后复发，反复瘙痒日益加重，下午及夜间更甚，夜间难以入睡，瘙痒甚时烦躁不安，行动时阴部疼痛，近来头昏、四肢乏力、精神不振、舌红苔黄腻。妇科检查：外阴部红肿，有大小不等疹子，部分因搔抓破皮感染。白带常规化验：脓细胞（＋＋）。证属外阴瘙痒感染，给予蛇黄苦参汤加蒲公英 30 克，金银花 20 克，3 剂煎水外熏洗，结合口服抗生素治疗 3

天，嘱每天2次熏洗，10天后复诊，外阴感染已好转，瘙痒症状消失，饮食睡眠精神好转，白带常规化验正常。为防止复发继续用药3天，随访3个月无复发。

4. 讨论 本方治以清热解毒，利湿杀虫止痒。方中黄柏、苦参、虎杖苦寒清热解毒，利湿杀虫；现代药理研究表明，三药都具有不同程度的广谱抗菌作用，对铜绿假单胞菌、金黄色葡萄球菌、疥癣、真菌都有抑制作用；蛇床子、百部、白鲜皮、花椒、白矾祛风燥湿，杀虫止痒，生肌敛疮；雷公藤祛风除湿，活血化瘀，舒筋活络。采用熏洗法，药液直接接触病灶及皮肤进行治疗，可直接杀死病虫，消除炎症水肿，加之熏洗疗法，促进血液循环，增强新陈代谢作用，加速炎症溃疡吸收。

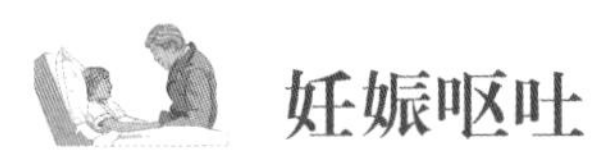

妊娠呕吐

妊娠后出现持续性频繁而剧烈的恶心，呕吐，头晕，厌食，甚则食入即吐者，称为妊娠呕吐。中医学称为“妊娠恶阻”。妊娠反应一般始于妊娠40天，表现为恶心呕吐，头晕乏力等，持续1个月左右会自行消失，无须治疗。但重度妊娠反应表现为恶心剧吐，每于进食及饮水时出现发作性呕吐，在没有进食及饮水刺激情况下亦见呕吐痰涎、胃液及胆汁等，易造成电解质平衡紊乱，严重者可营养不良，最终造成流产等不良后果。

方法

1. 药物组成与方法 熏鼻法：藿香6克，紫苏叶6克，香橼皮10克，芫荽10克，砂仁9克，陈皮9克，竹茹6克。煎沸后倒入壶中，将壶嘴对准患者鼻孔乘热令其吸气熏鼻。若呕吐缓解后，可用以上药液少量饮服。敷脐法：丁香15克，半夏15克，鲜生姜30克。前2味共为细末，生姜煎浓汁，调成糊状，敷脐，外用胶布固定。严重呕吐致电解质紊乱者可同时配合输液治疗。治疗3～5天为1疗程。

2. 治疗效果 共治疗30例，痊愈20例，显效5例，有效3例，无效2例，总有效率93%。

3. 典型病例 张某，女，26岁，2005年1月12日初诊，患者于停经43天后即恶心，呕吐，近20天来，日渐加重，每日数十次，甚则食入即吐，吐出物为清水涎沫或食物，甚则呕吐物中有时带咖啡色黏液，症后消瘦，体重减轻，住院后，经输液及西药治疗，症状未见好转。诊见：疲乏无力，气短懒言，卧床不起，皮肤干燥，小便短少，大便干燥，数日一解，舌淡苔白，脉细滑。B超检查：宫内早孕。尿酮体（++）。诊为妊娠剧吐（胃失和降，冲气上逆），治以和胃降逆、止吐安胎。用熏鼻法，每日2次。敷脐法，每日1次，并用熏鼻药液少量饮服，经过治疗，1月13日呕吐明显减少，继续输液，第二天想进食，曾食稀粥及烧鱼少许，饮水约200毫升，均未呕吐，一般情况大为好转，精神尚好，情绪已稳定，继续原治疗。1月15日，一般情况良好，停止输液，进食量增加，尿量增多，出入量已正常。1月17日，病情日益好转，自配合熏鼻及敷脐疗法后，未再呕吐，一般情况均恢复正常，痊愈出院。随访至2006年8月，顺利分娩一女婴。

4. 讨论 本方针对病因胃失和降、冲气上逆，治以和胃降逆、止呕安胎。敷脐方中丁香、生姜和胃降逆，止呕安胎，脐部敷药有利于药物的吸收和弥散；熏鼻方中藿香、紫苏叶、香橼皮、砂仁、陈皮、竹茹、芫荽等芳香化浊，均为理气和胃之品。煎热熏鼻，芳香之气可以宽胸悦脾醒胃，吸气后患者可顿觉舒适，其后即可试食少许易于消化的食物，往往能受纳不再呕吐。故熏鼻法配合敷脐法是治疗妊娠剧吐舒适安全且方便有效的一种方法。

产后康复

产后康复是产褥期保健项目的延续和拓展，无严格的时段限制，一般在产后一年内。产后6周左右为产褥期，俗称“坐月子”，是指从胎盘娩出至产妇全身各器官除乳房外恢复或接近正常未孕状态所需的一段时期。产褥期的妇女会有泌尿系统、内分泌系统、腹壁、消化系统、循环系统、血液、生殖系统、乳房等的变化，还会有出汗，称为产褥汗，属正常生理现象，护理不当，还会产生尿潴留、产后痛、恶露不尽、伤口感染高热、急性乳腺炎等不良现象。

◆◆方法

1. 药物组成与方法　产后6小时或每晚进行中药熏洗泡足。取黄芪30克，当归20克，艾叶30克，肉桂10克，鸡血藤30克，干姜10克，桂枝20克，酸枣仁15克，夜交藤10克放入塑料桶（约直径35厘米×高40厘米），以开水3000～5000毫升泡制，待中药泡开，煮沸30分钟，取滤液先熏后足浴。顺产后产妇，两足放于桶边任蒸气熏足和小腿，待水温计测水温到40～45℃（根据产妇的耐受程度，以合适为准，防烫伤）时，进行双足相对搓动足浴。家属可在桶内给产妇进行按摩，水温下降时及时添加热水，浸泡20～30分钟，至全身微热、额头或背部微微出汗为止，擦干双足，上床盖好被褥。剖宫产产妇，术日以塑料盆代替桶，余法同上。

2. 治疗效果 观察300例，宫底高度明显降低，首次肛门排气的时间明显缩短，恶露量明显减少，乳汁分泌情况好于对照组，多量259例，中量42例，少量9例；睡眠状况明显好转，睡眠好者293例，一般者7例。

3. 讨论 刚分娩的产妇多虚多瘀，卫阳不固、身体虚寒、肌肤毛孔疏松，产后多血虚，寒邪易乘虚而入，寒凝血瘀而引起产后腹痛等。故方中的黄芪有补气升阳、益气固表、利尿之功效；当归补血、活血、润燥、滑肠、通便，具有治疗虚寒腹痛等作用；艾叶入肝脾，温经止血，散寒止痛；肉桂补火助阳，散寒止痛，温经通络；鸡血藤活血通络，养血补血；干姜温里散寒，回阳通脉；桂枝辛温解表，温经通脉，助阳化气；酸枣仁养血安神，治心悸失眠，敛汗生津，止盗汗、自汗；夜交藤养心安神，祛风通络，治血虚身痛。诸药合用，有温经通络、益气养血、镇静、镇痛、利尿、通便、止汗等作用。足部乃运行气血，联系脏腑，沟通内外、上下经络的重要起止部位，足三阳与足三阴经均交接于此，生殖系统在足底的反射区主要位于足跟处，肠道在足底的反射区在足底中部凹陷的区域，通过刺激双足的子宫、小肠、结肠、肛门等反射区，可以促进血液循环，配合中药足浴、可促进子宫收缩、增加肠蠕动，使肛门排气时间提前。采用中药熏洗、浸泡双足小腿，按照中医辨证施治的原则，加入不同的药物，利用药力和水温热力作用，使下肢毛细血管扩张，血流充足，温通血脉、增加了药物的透皮吸收，因药物不经胃肠破坏，直接作用于皮肤，并通过皮肤吸收进入血液到达全身，达到治疗疾病、养生保健的目的。

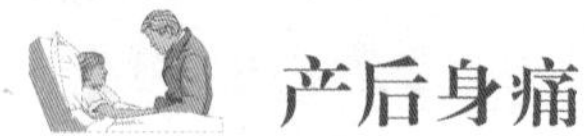

产后身痛

产妇在产褥期内，出现肢体关节酸痛、麻木、重着者，称产后关节痛，亦称产后身痛或产后痛风，俗称产后风。若痹阻日久，迁延至产褥期以后，当属“痹证”。本病特点是产后肢体酸痛、麻木重着，局部无红、肿、灼热，临床上应与风湿热相鉴别。中医认为本病因产后气血俱虚所致，虽夹外邪，但治疗当以调理气血为主。本病包括西医学风湿、类风湿关节炎引起的关节痛。其病因病机：血虚，素体血虚，产时、产后失血过多，阴血亏虚，四肢百骸、筋脉关节失于濡养，以致肢体麻木，甚或酸痛；风寒，产后百节空虚，卫阳不固，腠理不密，若起居不慎，则风、寒、湿邪乘虚侵入，痹阻关节经络，气血运行不畅，瘀滞而痛。

◆◆方法一

1. 药物组成与方法 鸡血藤100克，防风、独活、羌活各50克，当归20克。上药放入沐足木桶（桶内中上方设有木条，可放置双足），加清水5000毫升，煎沸30分钟后，即将药液装入沐足木桶。患者将双足置于木条上熏蒸，用大毛巾覆盖患足及木桶。待药液温度转凉后（以适宜为度），将双足浸泡于药液10～15分钟，并以浸过药液的毛巾热敷双下肢，特别是关节处，毛巾以温热不滴水为度。浸泡完毕，按摩者采用揉、推、拿等手法进行轻柔和缓的按摩，使局部肌肉放松，以感觉舒适为宜。按摩取穴：血海、足三里、三阴交、太冲等，并用单食指扣拳法，按摩患者足底的肾上腺、肾、腹腔神经丛等反射区。以上治疗每天2次，每次30分钟，连续5天。

2. 治疗效果 治疗180例，肢体、关节疼痛消失者126

例，疼痛明显减轻者41例，无效13例，总有效率93%。

3. 典型病例 蔡某，女，30岁，2004年10月剖宫产后2天，出现双下肢麻木，全身痹痛，入夜尤甚，时痛如被杖，时如蚂蚁爬行，夜间入睡前必用热水袋热敷双足，伴夜寐欠佳，纳食乏味，舌淡、苔白稍厚，脉弦细。检查血沉、抗“O”、类风湿因子均正常。证属产后血虚，血行不畅，筋脉失养，不荣则痛。予中药熏蒸配合穴位按摩治疗，每天2次，每次30分钟。2天后，双下肢麻木及全身痹痛明显减轻，继续治疗3天，症状消失。随访3个月无复发。

4. 讨论 本法所治病例临床表现为产后身骨痹痛，双下肢关节麻木重着，甚则畏寒肢冷、行动不便，舌淡、苔白，脉细弱。治宜养血活血，温化寒湿。方中的鸡血藤、当归为补血活血之品，防风、独活、羌活祛风通络之力尤强。诸药相伍，共奏养血通脉、舒筋活络之效。而熏蒸法通过药与热的协调作用，使药力直达病所，起到活血化瘀、理气止痛、温经散寒的作用。热能疏松腠理，促进药物的渗透与吸收，提高药效。穴位按摩法可使物理刺激沿“经络-内脏”的相关路线渗透体内，引起中枢神经、交感神经、副交感神经及内分泌系统的相应调节而消除患者的疲劳和肌肉紧张，再加上中药熏蒸时的热能及药物有效成分的渗透吸收，可直达病痛部位。因此，中药熏蒸配合穴位按摩对产后关节痛的康复效果是可靠的。

◆◆方法二

1. 药物组成与方法 海风藤、络石藤、寻骨风、透骨草、伸筋草、生薏苡仁各30克，白芷、桂枝各15克。使用前先将上述中药置于熏蒸器内，加水足量，接通电源，加热至沸腾，药物蒸气循管道进入密封的熏蒸舱内，待舱内温度达40℃左右时，即可嘱患者进入舱内，呈半躺坐位，头部置于舱外，将温度控制在

40~45℃，熏蒸至病人全身出汗为度，一般每次20分钟左右，每日1次。10天为1疗程，间隔2~3天再开始下一疗程。

2. 治疗效果 治疗3疗程后，治疗96例，近期治愈63例，显效22例，有效9例，无效2例。

3. 讨论 本方主要采用祛风化湿，舒筋活络的治疗原则。方中海风藤、络石藤、寻骨风、透骨草、伸筋草祛风通络，舒筋活血；生薏苡仁化湿除痹，桂枝温经散寒，白芷则取其辛香走窜之力。诸药合用，共奏祛邪通络，调畅气血之功。其次，通过高温熏蒸发汗，每能使风寒湿邪透表而解。故中药熏蒸不失为治疗产后身痛的较好方法。

◆◆方法三

1. 药物组成与方法 黄芪30克，当归、白芍、川芎、熟地黄各12克，鸡血藤20克，杜仲、续断、怀牛膝、桑寄生、秦艽、防风、独活、海风藤、络石藤各15克，甘草6克。熏蒸仪可以分别或同时熏蒸肘以下手臂及关节、大腿以下肢体及关节。将药装入纱布袋中，放入熏蒸仪内煮沸，蒸气温度设置38~45℃（温度要求调节），每次治疗30分钟。蜂针治疗采用中华蜜蜂活蜂直刺法。主穴：受损关节周围阿是穴、血海、足三里、肾俞。配穴：腕部关节疼痛加外关、腕骨；肘部关节疼痛加合谷、曲池；膝部关节疼痛加梁丘、犊鼻；踝部关节疼痛加昆仑、照海。平均每次取10个穴左右。皮试初诊患者均首先在一侧足三里穴做蜂毒试验。方法是酒精穴位消毒后，用镊子取一只中华蜜蜂直接蜇刺在穴位上，并立即将蜂刺拔出，15~30分钟后观察其反应情况，无全身其他不适反应者可接受本法治疗（局部反应越大，治疗效果越明显）。操作用镊子轻夹住蜜蜂的腰部，蜇刺在患者已消毒的穴位上，一般留针5~10分钟后，将蜂刺拔出。蜂针治疗后观察15~30分钟，若局部红肿直径小，而又无局部不适和全身反应者，为试针阴性反应，可接受常规的蜂针治疗，1 只蜂螫 1 个穴位，用蜂数目由初期的少量到多量，逐日增加，为了安全起见，最初治疗蜂量一般由 1～2 只开始，隔天增加 2～3 只，视患者的体质和病情而定，每天蜂量可达 8～20 只。隔天 1 次（与中药熏蒸治疗相互间隔）。4 周为 1 疗程。治疗期间嘱患者避免过度劳累，保暖，指导患者坚持功能锻炼。

2. 治疗效果 治疗 41 例，治疗 2 疗程后，痊愈 11 例，显效 16 例，有效 12 例，无效 2 例，总有效率 95%。

3. 讨论 本病病因病机为气血亏虚、肝肾不足为本虚，风寒湿邪痹阻为标实。故治疗宜补气血，益肝肾，祛风湿，标本同治。方中重用黄芪大补脾肺元气，以资生血之源；当归、白芍、川芎和营养血；熟地黄、续断、杜仲、怀牛膝补肾益精，强筋健骨；桑寄生、鸡血藤补肝肾，补血活血、舒筋活络，又能祛风湿；秦艽、防风、独活、海风藤、络石藤祛风除湿止痹痛；甘草调和诸药。中药熏蒸是通过蒸气的渗透作用使药物直接作用于关节、肌肉等病变组织，可使药力直达病所，改善局部微循环，加强炎性物质分解吸收，能促进炎性递质排泄，有利于缓解关节局部症状，加强局部发汗透表之力，以达“开鬼门，通腠理”，使体内邪气随汗而出，化气而解，有祛风散寒、舒筋活络、除湿止痛的作用。配合蜂螫疗法，调节气血、疏通经络、扶正祛邪，故收效良好。

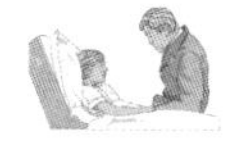

产后会阴切口感染

会阴切口感染是产科常见并发症，其发生率与产前阴道清洁度、临产后内诊次数、阴道助产、羊水性质、切口暴露时间的长短以及患者的体质等有关。切口感染常见细菌有厌氧性链球菌、溶血性链球菌、葡萄球菌、大肠杆菌等。临床表现局部红肿，时伴发热，疼痛，有脓液。中医认为其病因为下焦湿热，气滞血瘀。治宜清热祛湿，理气散瘀。

◆◆方法一

1. 药物组成与方法 苍术、黄柏、生黄芪、蒲公英、败酱草各15克，红花10克，芒硝30克，每日1剂，水煎取汁，熏洗会阴部，每次20~30分钟，一日2次。若疼痛较甚或行动不便者，可先用部分药液清洗局部，然后用药纱局部湿敷15分钟，间隔3~5分钟更换1次药纱，红肿期同时用红外线照射会阴部，每天2次，每次30分钟。疗程6天。

2. 治疗效果 治疗20例，会阴侧切口肿胀消失19例，轻度肿胀1例，伤口硬结消散20例，会阴侧切口愈合Ⅰ期19例，Ⅱ期1例，治疗效果良好。

3. 讨论 方中苍术燥湿健脾；黄柏清热燥湿，泻火解毒，外用可解毒燥湿、清热敛疮，有广谱抗菌作用，可用于湿热带下、足膝肿痛等；生黄芪补气托里，透脓生肌；红花活血化瘀；蒲公英、败酱草清热利湿；芒硝破瘀散结。故上述药物局部热敷有良好的抗感染，促进切口愈合功能，使产妇感到局部舒适，疼痛减轻或消失，切口愈合加速，疗效满意。

◆◆方法二

1. 药物组成与方法 金银花10克，蒲公英15克，紫花地丁15克，野菊花10克，黄柏10克，金银花藤20克，乳香15克，没药15克，血竭10克，儿茶10克。脓腔形成者切开排脓，清除腔壁坏死组织，其余患者未做特殊处理。上药加水煎沸后，倒入干净的痰盂中，患者蹲或坐于其上，蒸气直接熏外阴30分钟（可重复加热）。然后用药液洗敷患处（水温约30℃），每日2次。另外配用抗生素治疗，待红肿消退后停用西药。随访观察。

2. 治疗效果 会阴完全裂开及脓腔形成的3例熏洗4次后红肿消失，分泌物减少，肉芽组织开始增生，继续熏洗10天至20周，裂口愈合，腔隙消失。其余8例5天内痊愈，其中有2例较轻，熏洗5次即完全治愈。

3. 讨论 本方采用清热解毒、活血化瘀的治则，运用五味消毒饮加减。方中取金银花、野菊花、蒲公英、紫花地丁，加黄柏、金银花藤加强其清热解毒，消肿之力；减腐尽生肌散中的冰片、麝香、三七，去其散的功用，加强其收敛、去腐生肌、消肿止痛之功。两方合用共奏解毒、内托、生肌、敛疮之效，以加速患处愈合。采用熏蒸疗法，药物有效成分借助热蒸气的作用，更易渗透入患部，达到提高疗效的作用。

产后缺乳

产妇在产后哺乳期内乳汁量少或无乳可下，不足够甚至不能喂养婴儿者，称为产后缺乳。临床表现为哺育期乳汁甚少或全无。缺乳的程度和情况各不相同，有的开始哺乳时缺乏，以后稍多但仍不充足；有的全无乳汁，完全不能喂乳；有的正常哺乳，突然高热或七情过极后，乳汁骤少，不足以喂养婴儿。中医认为本病有虚实之分。气血虚弱，乳汁化源不足所致，一般以乳汁清稀、乳房柔软而无胀痛为辨证要点，治以益气补血、健脾通乳；肝气郁结，或气滞血凝，乳汁不行所致，一般以乳汁稠浓、乳房胀硬或痛，或伴身热为辨证要点，治以疏肝解郁、通络下乳；痰湿壅阻，湿阻经络，脾失健运，形体虚胖，产后乳汁不行，乳房胀痛，胸闷不舒，纳谷不香，厌油腻厚味，嗜卧倦怠，头晕头重，舌胖，苔白腻，治以健脾利湿、化痰通乳。

◆◆方法

1. 药物组成与方法 ①口服中药及熏蒸：取猪蹄3只，通草15克，王不留行15克，穿山甲15克，当归12克，木通10克，黄芪10克，党参10克，白术8克，桔梗8克，柴胡8克。先将猪蹄加水煮烂吃肉，取猪蹄煎汤约1000毫升。中药加水600毫升浸泡30分钟后，与猪蹄汤混煎1小时，取汁约1000毫升，取200毫升分早晚两次空腹口服，余800毫升乘热熏蒸双侧乳房，待药液降温后，再进行双侧乳房擦洗，每天2~3次，每次20分钟，对乳道壅塞不通、乳汁运行受阻者，熏蒸前先用淘米水煮沸待温，将乳头放在温热的淘米水中浸泡片刻，再用水慢慢擦洗，若发现乳头中有白丝，将其拉出，并挤出淡黄色液体少许，一般洗后乳汁即可通畅，再进行熏蒸。②穴位按揉：选少泽、膻中、乳根、内关、足三里以手指拇指面或掌根部为着力点，按压穴位，逐渐用力，按而留之。按后再用拇指面或掌根部固定在所选的穴位上，做轻柔缓和的回旋揉动。各穴位按2分钟、揉2分钟，一次10分钟，一天2次。③对个别乳汁严重不足或全无的产妇，饭前加服甲氧氯普胺片(胃复安)，一次5mg，一天2~3次，连用3~5天。处在泌乳期的产妇应增加营养，尤其是蛋白质食物和新鲜蔬菜，忌辛辣酸味和肥甘厚味，保证充足睡眠，心情舒畅，保持气血调和。引导产妇自己按摩乳房局部或用毛巾热敷，以刺激乳腺增加分泌。

2. 治疗效果 治疗47例，显效34例，有效12例，无效1例，总有效率98%。

3. 讨论 中药熏洗疗法为采用热蒸气熏蒸患处，药降温后淋洗局部的治疗方法，是借助药力与热力，使腠理疏通、脉络调和、气血流通。方中通草性味甘、淡、微寒，归肺、胃经，具有清热、利尿、通气下乳的功能；王不留行性味苦、平，具有行血调经、下乳消肿的功能；穿山甲性味咸、微寒，具有消肿排脓、活血下乳的功能；木通性味苦、微寒，归心、小肠、膀胱经，可清心火、利小便、通经下乳，皆可通乳；当归养血活血；黄芪、党参、白术补益脾气，祛除痰湿，运化水谷精微使乳汁生化有源；桔梗清热化痰；柴胡疏肝理气，气行络通痰消。全方可补气养血、化痰清热、理气通经下乳。在应用中药内服熏蒸的同时，选择少泽、膻中、乳根、内关、足三里进行穴位按揉，共同调理疏通经络、促进气血运行，调整脏腑功能，而达到增加乳汁分泌及排乳之效。

参考文献

[1] 张新华. 中药熏洗治疗真菌性阴道炎 42 例[J]. 河南中医，2005，25（11）：51.

[2] 陈春桂. 中药熏蒸疗法治疗真菌性阴道炎的探索[J]. 中外健康文摘，2011，8（2）：406.

[3] 刘自强，吴晓涵，中药熏洗方法治疗真菌性阴道炎 82 例[J]. 陕西中医，2005，26（10）：1008.

[4] 李耀龙，妥忠. 中药外用治疗滴虫性阴道炎疗效观察[J]. 中国民族民间医药，2010，19（23）：140.

[5] 范丽欣. 甲硝唑阴道泡腾片与中药熏洗联合治疗滴虫性阴道炎 60 例疗效对比[J]. 中国医药指南，2010，8（30）：241.

[6] 许国强，刘英杰，杜耀武，等. 中药熏洗治疗老年性阴道炎临

床疗效评价[J]. 河南大学学报（医学科学版），2003，22（2）：27.

[7] 刘丽华，王素云，舒晓宏，等. 中药熏蒸治疗老年性阴道炎56例观察[J]. 实用中医药杂志，2007，23（6）：375.

[8] 赵瑞蓉. 调补脾肾结合熏洗治疗老年性阴道炎[J]. 浙江中医学院学报，1995，19（2）：20.

[9] 林丽华，陈益石. 中药熏洗治疗细菌性和滴虫性阴道炎32例疗效观察[J]. 中国民间疗法，2001，9（4）：32.

[10] 孙力，万秋艳. 中药熏蒸疗法治疗慢性盆腔炎54例[J]. 辽宁药物与临床，2003，6（4）：185.

[11] 马仁萍，谷玉珍. 慢性盆腔炎采用中药熏蒸治疗临床分析[J]. 中国实用医药，2010，5（4）：157.

[12] 石金凤，陈清志，高慧卿，等. 中药熏蒸联合超短波治疗慢性盆腔炎87例疗效观察[J]. 新中医，2010，42（5）：34.

[13] 伍德娜，庄鸿莉，蔡振宇. 中药熏蒸治疗尿道综合症35例[J]. 福建中医药，2005，36（3）：46.

[14] 寇桂芹，刘秀荣，王雪梅. 两种方法治疗外阴白色病变患者的疗效比较[J]. 中国妇幼保健，2010，25（35）：5310.

[15] 沈桂英. 中西医结合治疗外阴营养不良94例[J]. 河南中医，2004，24（11）：63.

[16] 赵德贵. 治疗妇科病中药外用熏洗法[J]. 东方药膳，2007（2）：12.

[17] 靳庆丰. 止痒消斑汤熏洗治疗女阴白色病变38例[J]. 陕西中医，2010，31（3）：272.

[18] 胡雅芬. 中西医结合治疗前庭大腺脓肿28例[J]. 实用中医药杂志，2003，19（8）：421.

[19] 管素芬，金季玲. 外阴熏洗法治疗外阴上皮内非瘤样病变[J]. 江西中医药，2011，42（341）：37.

[20] 赖毛华，马红霞，刘华，等. 中药熏蒸对促排卵治疗的多囊卵巢综合征患者子宫内膜发育的影响[J]. 中国中医药科技，2011，18

(4)：335.

[21] 庞思思，陈喜志，李卫红，等. 超短波与中药熏蒸联合治疗盆腔瘀血综合征的效果[J]. 广东医学，2007，28 (11)：1859.

[22] 彭建华. 中药内服并熏蒸治疗盆腔包裹性积液48例[J]. 中国医药指南，2010，8 (19)：110.

[23] 胡祝女，程月容，江云鹤. 中药熏蒸加心理干预治疗原发性痛经的疗效观察[J]. 实用中西医结合临床，2010，10 (3)：56.

[24] 吴红斌. 桂枝四物汤配合熏蒸治疗原发性痛经临床观察[J]. 辽宁中医药大学学报，2009，11 (8)：141.

[25] 刘永燕，武惠琴. 中药熏蒸治疗原发性痛经的护理体会[J]. 中国民康医学，2011，23 (7)：890.

[26] 翟学礼，仓国珍，翟翔华. 自创一种治疗妇女子宫颈糜烂症的新方法[J]. 中民间民族医药，2010，19 (19)：99.

[27] 张培影，刘凌，王旭波，等. 熏洗1号配合放疗治疗Ⅰa～Ⅱb期子宫颈癌合并HR－HPV感染的临床研究[J]. 中国中西医结合杂志，2011，31 (8)：1066.

[28] 霍龙，杜金辉. 综合疗法治疗子宫肌瘤55例[J]. 中国疗养医学，2007，16 (7)：394.

[29] 陈淑玉，孙晓冬. 中西药物治疗女性急性淋病100例分析[J]. 黑龙江医药科学，2000，23 (4)：58.

[30] 刘桂梅，刘艳华. 综合疗法治疗女性淋病[J]. 北京中医，1995 (5)：32.

[31] 王坤明，施雁群，陈泽彬. 中药熏蒸治疗急性乳腺炎的临床研究[J]. 中国药业，2000，9 (4)：45.

[32] 刘娟. 中药熏洗联合微波治疗女性急性外阴溃疡169例[J]. 现代中西医结合杂志，2011，20 (14)：1738.

[33] 赵秀玲. 中药熏洗疗法在儿童外阴炎及外阴湿疹中的应用[J]. 现代中西医结合杂志，2005，14 (5)：643.

[34] 孟安琪，鲁立宪. 中药熏洗治疗幼女外阴炎30例疗效观察

[J]. 中国中西医结合儿科学杂志, 2011, 3 (3): 247.

[35] 番荣英, 瞿忠灿. 蛇黄苦参汤外洗治疗外阴瘙痒症[J]. 实用方乡村医生杂志, 2002, 9 (4): 36.

[36] 李艳玲, 付磊鑫. 熏鼻法配合敷脐法治疗妊娠剧吐 30 例[J]. 光明中医, 2009, 24 (9): 1804.

[37] 李明先, 温洪樱, 李秋霞. 局部中药熏洗泡足疗法促进产妇产后康复[J]. 中国中医药现代远程教育, 2010, 8 (14): 119.

[38] 那卓华, 陈群英, 谢惠云. 中药熏蒸配合穴位按摩治疗产后关节痛 180 例疗效观察[J]. 新中医, 2005, 37 (7): 51.

[39] 肖立成. 中药熏蒸治疗产后疼痛 96 例[J]. 中国民间疗法, 2002, 10 (10): 18.

[40] 温伟强, 黄胜光, 朱辉军, 等. 蜂针合中药熏蒸治疗产后痹 41 例[J]. 四川中医, 2011, 29 (4): 114.

[41] 靳立艳, 赵翠英. 中药熏洗治疗产后会阴切口感染疗效观察[J]. 河北中医药学报, 2011, 26 (1): 18.

[42] 樊艳丽, 娄彦珍. 中药熏洗治疗会阴切口感染 11 例[J]. 河南中医, 2003, 23 (8): 46.

[43] 迟静, 于丽华, 邱建华. 中药熏蒸配合穴位按摩治疗缺乳 47 例[J]. 国际中医中药杂志, 2009, 31 (5): 422.

第五章　儿科疾病

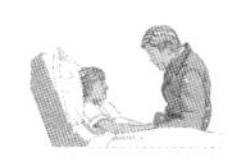

痉挛型脑瘫

痉挛型脑瘫即大脑瘫痪，是指因未成熟大脑在各种原因作用下发育不全而致的非进行性损伤所引起的运动和姿势紊乱，占脑瘫患儿的60%～70%，是脑瘫中最常见和最典型的一型，其损伤部位以大脑皮质和锥体系为主，可由产前、产时和产后各种原因引起。临床以肌张力过高、运动功能障碍为主要特征，被动活动关节时有抵抗，上肢肘关节屈曲，腕关节掌屈，手握拳，拇指内收，髋关节屈曲、内收、内旋，膝屈曲，足跖屈形成尖足。当腋下扶提起患儿时，有两下肢交叉、步行时成剪刀步态、屈髋、屈膝、尖足等特征性姿势。遇到外界刺激后加重，烦躁，易激惹。严重者往往有关节畸形、挛缩及失用性肌萎缩现象。中医称为“五迟”“五软”证。

◆方法一

1. 药物组成与方法　伸筋草30克，一枝蒿、生川乌、防风、丹参各20克，乳香、桂枝各25克，独活、木瓜各60克，川芎15克，赤芍18克。将上药粉碎成中粗粉装袋备用，上述中药剂量为每次用量，一般每天换1次药，其温度根据患儿耐受不同设定在38～40℃，每次30分钟。熏蒸前将室温预热至30℃，每日1次，每周5天。治疗120天。

2. 治疗效果 治疗24例，治疗后GMFM88（粗大运动功能测试量表88项）差值显著增大，运动功能疗效评估有改善，显效14例，有效9例，无效1例，总有效率96%。

3. 讨论 中医认为脑瘫的病机主要有先天精血亏损，后天气血不足，精血不达四肢，致肢体痿软或拘挛不用等。中药熏蒸是通过煎煮产生的药雾，利用皮肤、空窍等具有吸收、渗透作用的特点，熏蒸时产生的温热效应能促进局部和全身的血液循环及淋巴循环，使新陈代谢旺盛，并能疏通经络，祛风除湿，调和气血，缓解皮肤、肌肉、肌腱及韧带的紧张或强直使关节活动灵活。本试验通过辨病用药，选用活血化瘀、舒筋活络、强筋健骨的中药，煎煮熏蒸后其温度及药汽可刺激皮肤、改善循环，增强患儿抵御疾病的能力，对缓解肌肉痉挛、改善肌肉血运及营养代谢、提高肌力，获效满意。

◆方法二

1. 药物组成与方法 伸筋草30克，鸡血藤30克，当归20克，杜仲20克，白芍30克，透骨草30克，川牛膝30克，木瓜30克，桃仁30克，红花30克。将上述药物水煎煮后，取药液15000毫升倒入浴盆中，先用药液之热汽熏蒸，待水温降至40℃左右时，进行洗浴，每天1次，每次30~45分钟，1个月为1疗程。洗浴同时，按摩师可在水中给患儿进行推拿按摩，推拿采用柔缓手法，穴位点压采用点揉与按压复合手法。加痉挛机理疗，运动疗法，推拿按摩，静脉输注神经节苷脂和丹参酮。

2. 治疗效果 治疗39例，显效32例，有效7例，无效0例，总有效率100%。

3. 讨论 本方具有补益肝肾、强筋壮骨、活血化瘀、疏通经络作用，用于治疗肝肾亏损、精血不足、筋脉失养、气血瘀滞、运行不畅致肌张力增高，而见四肢痉挛、屈伸不利等症。

方法三

1. 药物组成与方法 黄芪30克，当归15克，川芎15克，鸡血藤15克，牛膝15克，红花15克，赤芍15克，伸筋草15克，透骨草15克，络石藤15克，木瓜15克。把中药和适量水倒入中药蒸发器中，温度调控在38~42℃，患儿躺入熏蒸床上熏蒸30分钟，一天1次，同时给予功能训练（上田法、Bobath法和Vojta法）、按摩（采用推、捏、按、揉、点等手法）、蜡疗、静脉点滴营养脑细胞药物及痉挛肌治疗仪治疗。30天为1疗程，共3疗程。

2. 治疗效果 治疗36例，显效11例，有效23例，无效2例，总有效率94%。

3. 讨论 中药熏蒸历史悠久，其机理在于利用皮肤具有吸收、渗透、排泄作用的特性，透过中草药煎煮产生的药汽熏蒸到肢体表面，小儿肌肤细嫩，透皮吸收快，也减少口服给药的麻烦。方中鸡血藤、牛膝、黄芪补肝肾，健脾气，补小儿先天不足；当归、川芎、鸡血藤、牛膝、红花、赤芍活血养血，伸筋草、透骨草、络石藤、木瓜祛风通络，缓解拘挛之筋脉。全方既补患儿先天失养，又通络解痉。

方法四

1. 药物组成与方法 川牛膝15克，杜仲15克，枸杞子15克，黄芪15克，当归15克，白术15克，川芎15克，鸡血藤15克，红花15克，赤芍15克，伸筋草15克，透骨草15克，络石藤15克，木瓜15克，生甘草10克。将全部中药装入特制的小布袋里，扎紧布袋口，用水浸泡30分钟后，药袋放入熏蒸治疗舱的中药蒸发器内，水位调至中水位以上，温度根据患儿年龄大小、耐热程度，一般调控在38～40℃，患儿赤身仰卧于治疗舱中进行全身熏蒸，头部以下盖上包被，时间为每次30分钟，每周6次。同时配合康复功能训练。20次为1疗程，1周后再续下一疗程。

2. 治疗效果 治疗54例，显效44例，有效10例，无效0例，总有效率100%。

3. 讨论 中医认为肾藏精，主骨生髓；肝藏血，主筋脉屈伸；小儿先天禀赋不足，肝肾亏损，肾精不足，髓海失充，故见生长发育迟缓；水不涵木，肝血亏虚，木虚风动，筋脉失养而挛急，故见肢体强硬，屈伸不利；加之久病多瘀，久病入络，而致瘀血阻络，经脉不利。本方用杜仲、枸杞子、鸡血藤补益肝肾；黄芪、白术健脾柔肝；川牛膝、当归、川芎、鸡血藤、红花、赤芍益气活血化瘀；伸筋草、透骨草、络石藤、木瓜舒筋活络；生甘草缓和药性，又健脾气。全方组药达到补肝健脾、活血养血、活络舒筋之药效，加之康复功能训练能降低痉挛型脑瘫患儿的肌张力，明显提高其运动能与临床疗效。

不随意运动型脑瘫

不随意运动型脑瘫损伤部位以锥体外系为主，婴儿期多见肌张力低下，表现为松软，多数患儿症状不明显，年长儿多见肌阵挛、肌强直等。由于多关节出现过度活动，使姿势难以保持，因而平衡能力差，容易摔倒。当进行有意识、有目的的运动时，表现为不自主、不协调和无效的运动增多，与意图相反的不随意运动扩延至全身，安静时不随意运动消失。头部控制差，与躯干分离动作困难，难以实现以体轴为中心的正中位姿势运动模式。常伴有流涎、咀嚼吞咽困难，语言障碍，亦可见皱眉、眨眼、张口、颈部肌肉收缩、脸歪向一侧、独特的面部表情等。不随意运动型脑瘫患儿一般智商较痉挛型患儿高，有较好的理解能力，多开朗、热情，但高度紧张、怕刺激。中医认为不随意运动型脑瘫的病机是肝肾不足、虚风内动、风痰上扰，属于“五迟”“五软”“五硬”。

方法

1. 药物组成与方法 伸筋草30克，透骨草30克，杜仲20克，牛膝30克，丹参30克，当归20克，桑寄生30克，续断30克，桃仁30克，红花30克，葛根30克，白芍30克，宣木瓜30克，鸡血藤30克，全蝎6克，地龙15克。将药物和水放入药舱中煎煮，蒸气温度调控在40～42℃，患儿躺在治疗床上，每次30分钟，每天1次。同时采用常规治疗，给予运动疗法（包括Vojta法、Bobath法及上田法）、推拿按摩、作业疗法、头皮针灸、痉挛肌治疗仪及静脉点滴脑细胞营养药物等治疗，30天为1疗程，共3疗程。

2. 治疗效果 治疗56例，显效32例，有效19例，无效5例，总有效率91%，对不随意运动型脑瘫患儿异常姿势改变、原始反射消退、缓解紧张性有明显的作用。

3. 讨论 方中杜仲、牛膝、桑寄生、续断补益肝肾，强筋健骨；当归、白芍、葛根、宣木瓜柔肝养血，舒筋缓急；丹参、桃仁、红花、鸡血藤活血化瘀，畅通经脉；全蝎、地龙搜风剔络，息风止痉；伸筋草、透骨草通经活络，透骨伸筋；桂枝通阳化气，蒸动津液，濡养筋脉，取其阳气者，精则养神，柔则养筋。诸药合用共奏补肾养肝，通经活络，舒筋缓急之功。中药熏蒸还可以通过蒸气或药液的温热刺激，扩张血管，改善周身和局部血液循环，增强新陈代谢，显著地增加肢体血容量，改善肢体血管弹性，促进康复。

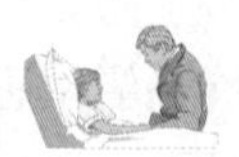

小儿反复呼吸道感染

小儿反复呼吸道感染，是指小儿发生上、下呼吸道感染的次数过于频繁，1 年中超过一定次数的一种临床综合征。发病年龄多见于1 ~9 岁的小儿，尤以2 ~6 岁的婴幼儿居多。根据年龄段不同，这些患儿每年上呼吸道感染至少可达 5 ~7 次，下呼吸道感染2 ~3 次。多为先天性因素或机体免疫功能低下或微量元素和维生素缺乏，或喂养方式不当，以及遗传、护理、居住环境等多种因素综合作用的结果。中医认为其病因多为禀赋不足，体质柔弱、脏腑娇嫩，形气未充，小儿“肉脆血少气弱”，五脏六腑功能皆不足，尤以肺脾肾三脏更为突出；或情志失调，气机不畅。若治疗不当会导致哮喘、心肌炎、肾炎。临床特点是常年发作，发病时间尤以冬春季节易发，反复不已，病程较长，迁延难愈，可严重影响小儿的身心健康、生长发育。

方法一

1. 药物组成与方法 黄芪 300 克，白术 250 克，防风 200 克，板蓝根 250 克，黄精 250 克，大枣 300 克，淫羊藿 250 克，紫河车粉 120 克（抗感增免散）。将前 7 味药碾粉后，用20 克药粉放入茶杯中，用沸水冲泡去渣，滤出药液 100 ~150 毫升，每日 1 剂，每日吞服紫河车粉 1 ~2 克，疗程 1 ~2 个月。将抗感增免散 40 克，用 900 毫升沸水冲泡，去渣滤出药液，倒入智能型中药熏蒸气自控治疗仪的容器中，加热产生蒸气，蒸气度在 40 ~48℃，保持熏蒸仪喷口与身体部位之间的距离为 25 ~30 厘米，熏蒸仪出来的蒸气对准患儿膻中穴、天枢穴、神阙穴、肺俞、脾俞、肾俞、涌泉穴（除膻中、神阙穴外，均为双侧），患儿取仰卧、俯卧、侧卧位，每次熏蒸15～20分钟，隔日1次，1周3～4次，疗程1～2个月。

2. 治疗效果 治疗60例，痊愈32例，显效18例，有效7例，无效3例，总有效率95%。

3. 典型病例 杨某，女，6岁。2008年3月9日初诊，早产儿，容易感冒，一遇气候变化，则有发热、咳嗽、鼻塞、流涕、咽痛等反复呼吸道感染的症状，伴有多汗，饮食不振，大便稀溏，遗尿，面色萎黄或白，舌质淡、苔白、脉细无力。近2年病重时，间断住院4～5次/年。经来院诊治，采用抗感增免散与穴位熏蒸治疗，治疗3个月后，病情明显好转，去年感冒1次，今年未感冒。

4. 讨论 小儿脏腑娇嫩、形气未充，各脏器的功能尚未发育完善，常表现为营卫虚弱，不耐寒热，“小儿脾常不足”，脾胃虚弱，气血生化乏源，土不生金，肺气更虚，易于复感。抗感增免散中黄芪、白术、防风（玉屏风散）为中医扶正驱邪的经典方剂，具有健脾益气、固表止汗之功效；板蓝根有较强的抗菌谱，有明显的解热功效；黄精补气养阴、健脾润肺益肾；大枣补脾胃，养血安神；紫河车、淫羊藿益气补精血，补肾助阳，有免疫作用，增加抵抗力，增强免疫功能。全方共达扶正驱邪、防感增免之效。蒸气熏蒸穴位，通过皮肤孔窍、腧穴（膻中、天枢、神阙、肺俞、脾俞、肾俞）等部位直接吸收药物进入机体，脏腑各组织内、外，而直达病所的一种治疗方法。

◆◆方法二

1. 药物组成与方法 将健儿防感方（黄芪、白术、防风、苍耳、辛夷、山楂等）放入熏蒸智能治疗仪中，将水位调至中水位，患儿全身裸露平躺于治疗槽内，仅露出头部。当药物有效成分形成气雾后，通过热效能传递作用熏蒸全身。每次30分钟，温度40～48℃。每日1次，1周3次，4周为1个疗程。每袋药可重复使用2～3次。

2. 治疗效果 治疗40例，治愈22例，显效12例，有效3例，无效3例，总有效率92%。

3. 讨论 小儿脏腑娇嫩，形气未充，卫表不固，易感外邪，而复感儿素体虚弱，且以肺脾两虚为主。故选玉屏风散加减，方中黄芪、白术、防风健脾益气、固表止汗，以扶正祛风，辛夷、苍耳子疏风辛散、通窍、抗过敏。全方共奏扶正祛邪防感之效。

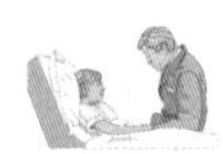

新生儿窒息损伤后遗症

新生儿窒息是指婴儿出生后无自主呼吸或呼吸抑制而导致低氧血症和混合性酸中毒，国内发生率为5%～10%，是引起新生儿死亡和儿童伤残的重要原因之一。但随着围生医学技术的不断进展，窒息复苏成功率有明显提高，但有时会产生脑缺氧性损伤，引起窒息损伤后遗症。如2个月的婴儿不会笑或4、5个月的婴儿不会抬头、头竖不起来或3岁多孩子走路不好，足尖朝下，足跟不着地，走路向前冲，走不稳等。中医认为其病机在于肝气郁滞，痰迷心窍。治以疏肝柔肝，调和气血，祛瘀生新，平肝潜阳，豁痰开窍。

◆◆方法

1. 药物组成与方法 黄芪60克，党参15克，白术12克，茯苓12克，陈皮15克，赤芍15克，当归9克，郁金12

克，远志 12 克，石菖蒲 15 克，甘草 6 克。采用熏蒸治疗仪，把中药和 6000 毫升水倒入中药蒸发器中，温度调控在 38 ~ 42℃，患儿躺在熏蒸床上，熏蒸 30 分钟，每天治疗 1 次，每疗程 1 个月，共 3 疗程。同时采用常规治疗，给予功能训练（Bobath 法），静脉滴注营养脑细胞药物。

2. 治疗效果 选取窒息患儿常出现的后遗症状：Vojta 姿势反射中重度异常、握拳、肌张力改变、喂养困难等 4 个指标进行观察，治疗 69 例，获效良好。

3. 讨论 本法是对出生 28 天后窒息新生儿进行治疗，其为稚阴稚阳之体，脾胃柔软，故采用补气、活瘀、通窍之法，方中黄芪、党参、白术、茯苓健脾补气，呵护正气；陈皮理气以促血行；远志温肺化痰；石菖蒲芳香开窍；当归、赤芍、郁金祛瘀生新，当归还可养血；甘草调和诸药。诸药合用，采用熏蒸疗法，使其化瘀醒脑开窍之力更强，直接熏蒸病所，取效较内服为捷。

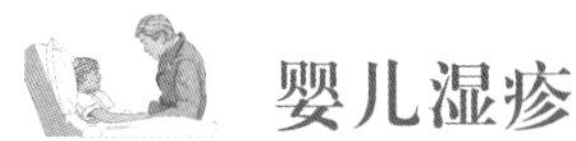

婴儿湿疹

婴儿湿疹是一种常见的、过敏性皮肤炎症。皮损以丘疱疹为主的多形性损害，有渗出倾向，对称分布，反复发作，急、慢性期重叠交替，伴剧烈瘙痒，易于复发和慢性化。本病多见于肥胖渗出性体质婴儿，尤多见于人工哺育婴儿。一般认为多因过度营养，消化不良，对食物过敏或某些外界刺激（肥皂、羽毛、毛衣等）所致。中医称婴儿湿疹为“奶癣”“胎敛疮”，认为其形成系胎中遗热遗毒或饮食失调、脾失健运、内蕴湿热、外受风湿热邪而致。因胎毒与风湿热邪相合，搏于肌肤则起红斑、丘疹、水疱；热盛肉腐则见糜烂，流液；风盛则瘙痒不休；热扰神明则烦躁，寐不安。干性者疹如粟粒大，痒痛相兼，起白屑如疥癣，疹隐红而干燥，此多偏热，治以清热解毒为主；湿性（糜烂性）者湿疹部浸润渗出液较多，或有脓性分泌物，重者可融合成片或延及全身，有腥味，局部发红且痒甚，此多偏湿，治以凉血渗湿为主。

方法

1. 药物组成与方法 金银花10克，白鲜皮10克，晚蚕砂10克，蝉蜕10克，野菊花10克，蒲公英10克，连翘10克，茯苓10克，防风10克。煎成中药400毫升，每个小儿每次取20毫升中药，注入超声波雾化器中，小儿采取坐姿或睡姿，常规铺一条浴巾在颈部，以免药液滴下弄脏衣服，开机后可将喷雾管子前后上下移动让药液均匀地喷洒在患处，熏蒸15～20分钟，雾化后半小时用温水洗脸，以延长药液残留时间。上下午各1次，5天1疗程。

2. 治疗效果 治疗325例，痊愈195例，显效108例，好转12例，无效10例，有效率93%。

3. 讨论 采用清热解毒，除湿止痒，健脾安神，祛风利尿治法。方中金银花、野菊花、蒲公英、连翘清热解毒，金银花还可使体内热毒透过体表，连翘为疮家要药；晚蚕砂、防风、白鲜皮、蝉蜕以祛风除湿止痒；茯苓健脾安神利尿。全方以清热解毒，除湿止痒为主，健脾利湿为辅，以呵护正气，引湿外出。雾化还可以利用药液的高浓度使皮损低浓度的渗出液向高浓度的雾化液渗透，促使局部毛细血管收缩，加上诸药的综合作用，就可以使皮损局部充血减轻、渗出减少、炎症控制，症状减轻。

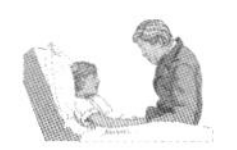

小儿夏秋季外感高热

外感高热是小儿急诊的最常见原因之一，临床以高热不退，体温高达39℃以上，烦渴身热，便秘，尿黄为主要表现。夏季贪凉有过，感受寒湿，卫外阳气为阴邪所遏，故发热较高而无汗；内有郁热，热伤气津，故心中烦热。中医认为外感高热的病机，是由于外邪侵入，正气御邪，邪正相争，导致体内阴阳失去平衡，脏腑、经络、气血功能失调而出现各类症状，其中高热是邪正相搏剧烈的一个主要表现。《素问·阴阳应象大论》谓："阳胜则热。"这说明外感高热是机体出现亢奋现象，属于阳证、热证、实证，治以汗、清、和、下四法为主。

◆◆方法

1. 药物组成与方法 香薷、蝉蜕、白芷、浮萍草各6克，紫苏叶12克，大黄5克（后下）。上药加水1000毫升，煎煮30分钟，滤渣，滤液倒入浴盆，先以热汽熏蒸周身（嘱以布单围覆，仅露头颈在外），至水不烫时洗浴，擦背为主，水凉为止，每日2~3次。

2. 治疗效果 治疗60例，痊愈25例，显效23例，有效7例，无效5例。

3. 讨论 夏秋外感，多为风热、暑邪夹湿为患，患儿感邪之后，腠理闭合，经脉痹阻，汗窍不通，故高热不退。本方主要由发汗解表药组成，香薷、紫苏叶多含挥发油，适于暑热季节感受寒湿；蝉蜕解表透热驱风；白芷芳香化湿解表开窍，主治外感头痛；大黄后下，发挥其泄热之性。通过熏洗擦浴的途径，扩张皮肤血管，疏通经脉，鼓舞卫气，开泄汗腺，从而逐邪外出。熏洗法简便易行，退热迅速，符合儿科用药特点，又避免了因口服中药解表清热之品损脾伤胃，疗效理想。

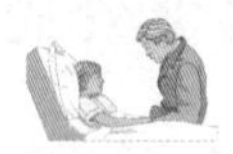

小儿脱肛

脱肛，或称直肠脱垂，指肛管直肠外翻而脱垂于肛门外，以大便后或劳累、下蹲时直肠黏膜或直肠全层脱出肛外为主要表现的疾病。多见于3岁以下小儿，男女发病率相等，随着年龄增长，多可自愈。如脱出未即时还纳，可引起直肠黏膜充血水肿，出血或糜烂。可伴有肛周皮肤潮湿瘙痒、腰骶及腹部坠胀酸痛。脱出时间稍长，没有及时复位，可造成嵌顿，黏膜由粉红色变为暗紫色，甚至糜烂坏死，肿胀疼痛，体温升高，排尿不畅，里急后重，肛门坠胀疼痛。中医认为因肺脾肾气虚，或湿热下注，或肾气不固所致。脾虚气陷证：便时肛内肿物脱出，色淡红，呈圆锥形，伴有肛门坠胀，神疲乏力，食欲不振，头晕耳鸣，舌淡，苔薄白，治以益气升提；肛门湿热证：肛内肿物脱出，色紫暗或深红，甚则表面部分溃破、糜烂，肛门坠痛，指诊肛门有灼热感，舌红，苔黄腻，治以清热祛湿；肾气不固证：肛内肿物脱出，肛门坠胀，腰酸膝软，头晕眼花，肛门松弛，舌淡红，苔薄白，治以补肾固涩。

◆◆方法一

1. 药物组成与方法 乌梅、五味子、五倍子各10克，白矾15克，草河车、朴硝各30克，生甘草、薄荷各6克；若有肿痛糜烂，宜加清热解毒之药，马齿苋、蒲公英各20克，赤芍、苦参各15克，黄连、荆芥各10克。水煎熏洗，一天2次，每次20分钟，连用1个月为1疗程。同时用丁字带加压固定：以纱布卷纵形填压肛门，与臀沟平齐，再以丁字带兜紧肛门，白天使用，晚上松解，长期使用，有治疗和预防的双重作用。

2. 治疗效果 痊愈30例，好转5例，无效2例，总有效率94%。

3. 典型病例 蔡某，男，4岁。就诊时间2002年3月18日。患儿自半年前因秋季腹泻导致脱肛，大便后及蹲位玩耍时直肠黏膜脱出，便后可自行还纳，脱出长度约3厘米，伴见患儿形体较瘦，厌食，偏食，舌质淡、苔薄白，脉细数。诊断：脱肛（Ⅰ°）。治疗以止脱散按上法熏洗，丁字带加压固定肛门1个月后痊愈，继续丁字带加压固定3个月，同时加强营养，纠正厌食、偏食，增强患儿体质，避免腹泻，随访半年无复发。

4. 讨论 本方用酸收固涩，收敛止脱法，其中乌梅、五味子、五倍子酸涩收敛，固肠止脱；白矾酸涩而收，常用于脱肛、阴挺之证；草河车、朴硝、生甘草、薄荷均有清热祛湿消疮之用，丁字带加压固定，升提肛门，支持直肠，可起到止脱、防脱的作用。本方对Ⅰ°、Ⅱ°直肠脱垂疗效较好，对Ⅲ°无效。同时，治疗时应纠正引起脱垂的诱发因素，如腹泻、便秘、痢疾、百日咳等，防治并举。另外，加强营养，增强患儿体质，有助于患儿生长发育，对本病的治疗也有一定的辅助作用。

◆方法二

1. 药物组成与方法 五倍子50克，党参20克，升麻50克，曼陀罗花40克，白矾30克。上方纱布包煎加水2500毫升同煎沸，去药渣，先熏蒸20分钟，待水温后再洗10分钟即可。每日1次。熏洗也可用手托肛。如兼出血，可加旱莲草50克同煎。

2. 治疗效果 一般3次即效。

3. 讨论 本方采用酸收固涩，收敛止脱，升提益气法。方中五倍子、白矾酸涩收敛，固肠止脱，是治疗脱肛常用药；

党参补脾益气；升麻清热解毒，升举阳气；曼陀罗花祛风，麻醉止痛。熏洗有助于药物吸收，其热作用可改变局部微循环，有助于机能恢复。

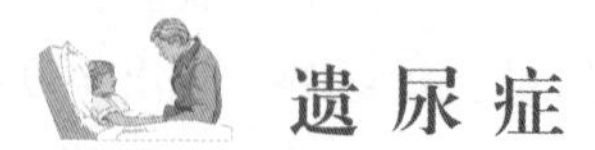

遗尿症

遗尿症俗称尿床，通常指3岁以后的小儿在熟睡时不自主地排尿。没有明显尿路或神经系统器质性病变者称为原发性遗尿，占70%～80%。中医依据病因不同将其分为肾气不足型，临床表现通常为：每晚可多次尿床，尿清长，味不大，天气寒冷时小便次数多，面色苍白，缺少光泽，神疲乏力，四肢发凉、怕冷，或下肢无力，智力较同龄儿童稍差，舌质淡苔白滑，治疗要温补肾阳；肺脾气虚型，临床表现通常为：少气懒言，神疲乏力，面色萎黄，食欲不振，大便不成形，稍动就出汗，舌淡苔薄白，治宜补益脾肺；肝经湿热型，临床表现通常为：夜间遗尿，其尿量不多，但味腥臊，尿色较黄，兼见性情急躁易怒，面赤唇红，口渴好喝水，舌红苔黄，治疗要泄肝清热；心肾不交型，临床表现通常为：梦中遗尿，睡眠不安，烦躁叫扰，白天多动少静，或手足心发热，形体消瘦，舌尖红有刺苔薄，应清心滋肾。

◆◆方法

1. 药物组成与方法 益智仁、芡实、锁阳、金樱子、桑螵蛸、肉桂、茯苓、黄芪、桂枝、升麻、淡竹叶、麻黄、透骨草。将上药放入智能蒸疗仪药箱中加热，温度控制在40～41℃，患儿卧于熏蒸床上，每次20分钟，2周为1疗程。嘱家长安排适宜的生活制度，坚持排尿训练，给予患儿信心。

2. 治疗效果 治疗160例，治愈104例，好转52例，未愈4例，总有效率98%。

3. 讨论 中医学认为小儿遗尿属先天禀赋不足，下元虚冷，肺脾气虚，水道不调，膀胱约束无度，开阖失司所致。病之本在肾，标在膀胱。遗尿是由于肾与膀胱俱虚夹冷所致，此外尚有肺气宣降失常。本方主治肾气不足，肝经湿热。方中益智仁、芡实、锁阳温肾纳气，暖脾摄津，固涩缩尿，三药同为主药；金樱子、桑螵蛸助主药补肾止遗；肉桂温肾补阳，益火之源，峻补命门；茯苓、黄芪宁心安神，补脾升阳，益气行水，三药配伍既补先天命门之火又补后天脾土；桂枝有温经助阳，化气行水作用；升麻可升阳举陷，治疗中气不足、气虚下陷所致的遗尿；淡竹叶有清热除烦，利尿通淋作用，入膀胱经，为引经之药；麻黄有宣散肺气，通调水道之功；透骨草可增强中药穿透力提高经皮吸收的百分率。全方具有温肾壮阳，补脾宣肺，固尿止遗功效。中药在熏蒸仪作用下产生温热升腾作用，形成细小的气雾状颗粒，具有一定压力和温度，作用于患儿皮肤，使皮肤毛孔开放，药物通过开放的毛孔进入体内作用于相关位置，起到温肾壮阳、补脾宣肺、固尿止遗的功效，从而达到中药外治的目的。

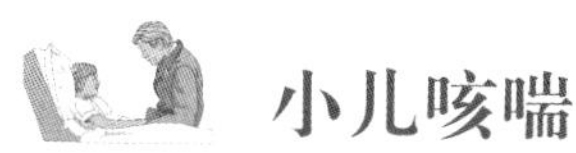

小儿咳喘

小儿咳喘是一种慢性呼吸道炎症，大多数是过敏性，称为咳嗽变异性哮喘，又称咳嗽型哮喘，过去曾称为过敏性支气管炎或过敏性咳嗽或隐匿性哮喘。这类患儿通常伴有过敏性鼻炎，可能还会有湿疹，医学上称为过敏性鼻炎哮喘综合征。其特点是呼吸道可逆性狭窄并导致呼吸困难，临床表现为气急、咳嗽、咳痰、呼吸困难、肺内可听到哮鸣音，尤其是呼气时哮鸣音更加明显。中医认为其病因为外感、痰饮所致，临床分为四型，肺虚咳喘：咳喘经久，咳而无力，痰液稀少，语声低微，面色㿠白，动则气短，体虚多汗，舌质淡嫩，舌苔薄白；痰湿蕴肺：咳声重浊，胸闷气憋，纳少，痰多色白黏稠，舌苔白腻；痰热郁肺：咳喘气粗，痰多稠黄，烦热口干，舌质红，苔黄腻；阴虚咳喘：咳久痰少，咳吐不爽，痰黏或夹血丝，咽干口燥，手足心热，舌红少苔。

◆◆方法

1. 药物组成与方法 鱼腥草40克，炙麻黄20克，细辛2克，生姜10克，罗布麻4克。上方纱布包好，加水1000毫升，缸口用纸盖紧，中间留一小孔，待药煎沸，药汽从孔中喷出时，令患儿张口对小孔熏。每次15分钟，一日可数次。

2. 治疗效果 疗效满意。

3. 讨论 本方功能止咳平喘。方中鱼腥草清热解毒，消痈排脓，用于治疗痰热壅肺，肺热咳嗽，是治疗肺痈、咳吐脓血的要药；炙麻黄辛散而微兼苦降之性，可肺气宣畅，内降上逆之气，以复肺司肃降之常，故善平喘，为主治肺气壅遏所致喘咳的要药；细辛、生姜解表，温肺化饮，通窍；罗布麻清火，降压，强心，利尿。全方以清肺热为主，辅以利尿解表，使热气出、痰湿祛，加之采用熏蒸疗法，可携带药物有效成分直达病所，故疗效良好。

参考文献

[1] 宋西晓，刘凤，席慧萍，等. 中药熏蒸治疗小儿痉挛型脑瘫24例[J]. 陕西中医，2009，30（11）：1469.

［2］侯艳君．中药药浴为主治疗痉挛型脑瘫患儿39例临床观察［J］．现代中西医结合杂志，2009，18（29）：3576.

［3］古建平，陈静．中药熏蒸为主治疗痉挛型脑瘫患儿36例［J］．河南中医，2007，27（4）：56.

［4］颜华，张惠佳，汤孟平，等．中药蒸气浴配合康复功能训练对痉挛型脑瘫患儿肌张力与运动能发育的影响［J］．中医药导，2010，16（10）：22.

［5］张蕾．中药熏蒸治疗不随意运动型小儿脑瘫的临床观察［J］．光明中医，2009，24（3）：484.

［6］郭润英，邹学敏．抗感增免散与穴位熏蒸治疗小儿反复呼吸道感染60例临床观察［J］．中国医疗前沿，2010，5（20）：48.

［7］鲍春，刘素文．中药熏蒸治疗小儿反复呼吸道感染40例临床观察［J］．中医儿科杂志，2010，6（4）：26.

［8］赵向，张鲁峰．中药熏蒸在窒息损伤新生儿期后系统管理中作用研究［J］．中国妇幼保健，2010，25（22）：3130.

［9］陈丽．中药熏蒸治疗婴儿湿疹325例疗效观察［J］．浙江预防医学，2008，20（12）：55.

［10］赵秀玲．中药熏洗疗法在儿童外阴炎及外阴湿疹中的应用［J］．现代中西医结合杂志，2005，14（5）：643.

［11］舒兰．熏洗方治疗夏秋季小儿外感高热的疗效观察［J］．湖南中医药导报，1998，4（3）：27.

［12］李永奇．止脱散熏洗加丁字带加压固定治疗小儿脱肛37例［J］．陕西中医，2003，24（6）：498.

［13］关文达，韩笑冬，王丛礼．中医熏蒸疗法治疗小儿肾气不足型遗尿症100例［J］．中国民间疗法，2007，15（8）：14.

［14］张孟林．儿科熏洗七方［J］．医学文选，1991（2）：9.

第六章　男科疾病

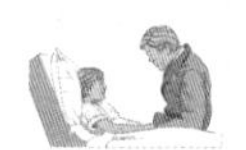

慢性前列腺炎

慢性前列腺炎是常见的男性泌尿系疾病，由非感染因素或未发现有肯定感染因素所致，临床定义为：病史在3个月以上，有骨盆区疼痛或不适，不同程度的排尿或性交时不适症状，但前列腺液常规中WBC在正常范围内，临床以会阴、下腹部和腰骶部疼痛及排尿异常为主要症状。该病病因病理主要是因外括约肌痉挛、盆底紧张性肌痛、不稳定性膀胱、精神心理因素异常等导致前列腺部尿道压力升高或前列腺内尿液反流，前列腺充血水肿，刺激神经并反射到周围组织引起反射性疼痛。慢性前列腺炎是一种发病率非常高（4%～25%）且让人十分困惑的疾病，接近50%的男子在其一生中的某个时刻将会遭遇到前列腺炎症状的影响。

◆方法一

1. 药物组成与方法　三棱、莪术、伸筋草、透骨草、桂枝、香附各15克，丁香、细辛各5克，羌活、秦艽、制乳香、制没药各10克等。将上药置于全自动智能中药熏蒸仪内，加水2000毫升，通电煎煮1小时，将药液温度调至（90±5）℃，蒸气温度为（50±5）℃，熏蒸腰骶部及会阴部30分钟，一天2次，2周为1疗程。

2. 治疗效果 共观察慢性前列腺炎Ⅲb 型病例 40 例，2 疗程后，疼痛评分、排尿症状评分、生活质量评分及总分均有显著改善，11 例轻度病人平均下降到 3 分，23 例中度病人平均下降到10 分，6 例重度病人平均下降到20 分。其中12 例病人症状完全消失，追踪半年未复发，23 例病人由重度变为轻度，5 例病人疗效稍差。

3. 讨论 多数医家认为本病多因夫妻分居、忍精不泄、长期骑车挤压、寒冷刺激或情志失调、精神过度紧张，引起肝失疏泄，气机受阻，阳气不能通达，瘀血凝结难散所致。《内经》曰“诸寒收引，皆属于肾”，对Ⅲb 型前列腺炎患者而言，大多数患者的盆底肌肉痉挛可视为寒性收引的一种表现。中药蒸气熏蒸疗法可使蒸气熏蒸腰骶部快速有效地温通膀胱经和督脉，由外来之热力和药物的渗透作用来祛寒而补元阳，使膀胱气化得力，脏腑经络气机通畅。方中细辛、丁香辛温散寒止痛；桂枝温阳气，通经脉；三棱、莪术、制乳香、制没药破血化瘀；伸筋草、透骨草、羌活、秦艽舒筋活络止痛，缓解腰骶部肌肉痉挛，使盆底肌肉得到松弛，从而达到温经散寒、活血止痛之目的。

◆◆方法二

1. 药物组成与方法 用苦参、防己、黄柏、虎杖、生大黄、山柰、白芷、赤芍、丹参、川芎、姜黄各等份，共研成粉末，每次 100 克，置于全自动智能中药熏蒸仪内，加水 2000 毫升，通电煎煮 1.5 小时，将药液温度调至（90 ± 5）℃，蒸气温度为（60 ± 5）℃，以会阴及肛门为中心，坐熏；待温度降至 40 ~ 45℃时，再加热，维持药液温度。每日 1 次，每次 30 分钟，12 周为 1 疗程。

2. 治疗效果 治疗慢性前列腺炎 120 例，总有效率 93%。

3. 讨论 治疗慢性前列腺炎的中西药物很多，但容易复发，究其原因，与其治标未治本有关。中医认为慢性前列腺炎病因之一为湿热蕴结，称其为“白浊”“精浊”，多表现为尿急、尿频、尿道灼热刺痛，舌质红，苔黄腻，故本方采用苦参、防己、黄柏清热燥湿利水；虎杖、生大黄、山柰、赤芍、丹参、川芎、白芷、姜黄行气活血散结，气行血活，经络通而湿热散，加之生大黄、赤芍亦有清热之功；蒸气熏蒸使湿浊之气借热之蒸腾而挥散。本法方药对湿热蕴结型慢性前列腺炎有较好疗效。

◆方法三

1. 药物组成与方法 当归、川芎、白芷、独活各 10 克，葱头 7 个，置于全自动智能中药熏蒸仪内，加水 1000 毫升，通电煎煮 1 小时，将药液温度调至（90 ±5)℃，蒸气温度为(50 ±5)℃，以会阴及肛门为中心，坐熏 20 分钟，每日 1 次，15 天为 1 疗程。

2. 治疗效果 治疗 68 例，显效 60 例，有效 5 例，总有效率 96%。

3. 讨论 本方为气血瘀滞型慢性前列腺炎而设，患者表现出会阴部刺痛明显，疼痛牵引小腹、睾丸、阴茎及腰骶部，小便滴沥、舌紫暗或有瘀点等症状。治疗主要采取理气活血、止痛等方法。本方中诸药可活血化瘀，行气止痛，可改善前列腺微循环，使腺管引流通畅，蒸气熏蒸的温热作用也可改善局部的微循环，减轻症状。

◆方法四

1. 药物组成与方法 三棱、莪术、桂枝、香附、丁香、羌活、独活、秦艽、细辛、延胡索、透骨草、伸筋草、海桐皮，上药均为常规剂量。采用全自动化智能中药熏蒸仪熏蒸腰骶部（50±5）℃，每次30分钟，每天2次。嘱患者忌辛辣，每晚睡前温水坐浴。

2. 治疗效果 治疗36例，显效23例，有效5例，无效85例，总有效率78%。

3. 讨论 近年来的研究发现，盆底肌群痉挛或膀胱颈部功能紊乱而出现相关部位的疼痛，并导致排尿时前列腺尿道部压力增大而出现排尿症状，可能是本病的发病机理。Ⅲb型前列腺炎症状表现与血瘀证相似，故以活血、理气、解毒、祛湿为治疗本病的基本治则。中药蒸气熏蒸腰骶部，在恒定的温控下，药物蒸气和通过皮肤吸收的药物推动督脉气血运行加速，通畅督脉和所属经络，通则不痛，同时也鼓动肾气，使膀胱气化得力。

方法五

1. 药物组成与方法 黄柏、白花蛇舌草、透骨草、丝瓜络等各30克，用清水4000毫升浸泡40分钟，水煎煮30分钟，待药液温度降至70～80℃后置于专制的熏洗椅上，嘱患者熏蒸会阴部，熏蒸时间约20～30分钟，待药液温度降至40℃左右后再行坐浴。同时以少量中药，根据不同的中医证型运用中药保留灌肠，基本方组成：猪苓10克，木通15克，黄柏10克，王不留行10克，车前子15克，丹参15克，赤芍15克，甘草15克，黄芪30克。根据辨证加减。用文火浓煎取汁180～200毫升，温度39～42℃，注入肛门较深部位（直肠或乙状结肠），保留10～15分钟以上，保留时间越长越好，每天1次，7天为1疗程，间隔3～5天进行下一疗程治疗。

2. 治疗效果 治疗127例，治愈49例，显效68例，有效8例，无效2例。

3. 讨论 本治疗方法采用中药熏洗坐浴和保留灌肠是针对前列腺位置而设，有利于药物直达病所。方中用药以清热凉血、祛湿化瘀、行气利湿为治则，方中黄柏、白花蛇舌草、透骨草、赤芍清热凉血化瘀，尤其黄柏擅清下焦湿热；猪苓、木通、王不留行、车前子利水通淋；丹参、王不留行化瘀行气；甘草、黄芪补充脾气，呵护正气。方药运用简便，功效良好。

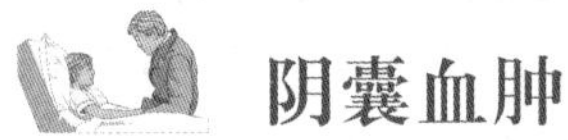

阴囊血肿

阴囊血肿是指血液淤积于阴囊，导致阴囊肿大的疾病，大多为阴囊部直接暴力引起，或由于手术时止血不够周密所致。分肉膜下血肿、鞘膜内血肿、阴囊中隔血肿、鞘膜旁血肿四种，常见的为肉膜下血肿和鞘膜内血肿。明·龚延贤《寿世保元》认为："外肾因仆损而伤，睾丸偏大，有时疼痛者，中有瘀血，名曰血疝。"中医认为本病以瘀血内阻为特征，分别从血热、血瘀治疗。①早期（肿块及阴囊壁变厚之前）临床表现：阴囊肿胀明显，压痛，皮肤呈紫暗色或瘀斑状，自觉阴囊坠胀、疼痛，舌质紫，苔薄黄。证候分析：瘀血阻滞血络，脉络不通，不通则痛，瘀血内阻故有阴囊坠胀之感。脉涩，舌质紫暗均为瘀血之象。早期治法止血化瘀，消肿止痛。②晚期（肿块已形成、阴囊壁变厚）临床表现：血肿机化，阴囊壁增厚，睾丸肿硬，阴囊外表由紫黑色变成黄褐色；经2~3周后，疼痛渐缓解，肿胀消退，少数病例血肿可伴发鞘膜积液而为半透明状，脉舌如常，或舌质紫。证候分析：瘀血不祛则新血不生，阴囊失其濡养而增厚。瘀血内结不散则出现睾丸肿硬，疼痛不显等症，治法活血化瘀，通络散结。

◆◆方法一

1. 药物组成与方法 红花、金银花、大黄、黄连各15克，夏枯草30克。将上药装入纱布袋，置脸盆内，加水4000毫升，文火煎20~30分钟，取出药袋，乘热熏患处，待温度适宜，将会阴及阴囊浸入药液中。每日2~3次，每次30分钟，5天为1疗程。

2. 治疗效果 治疗86例，结果：治愈82例，有效2例，无效2例，总有效率98%。

3. 讨论 本病亚急性者，多由脾虚不运，湿邪留恋不除，致病程缠绵，迁延不愈，易转为慢性。慢性期，因于血虚风燥，湿热蕴结。本方用金银花、大黄、黄连清热祛湿；红花、夏枯草活血祛风燥，从血热、血瘀而治，共达清除湿热蕴结、活血通络之目的。

◆◆方法二

1. 药物组成与方法 大黄、丹参、牡丹皮、赤芍、川芎、艾叶、大茴香、小茴香、生葱各12克，白芷、广木香各6克。将上药水煎后，熏洗阴囊血肿的部位。每日3~4次。

2. 治疗效果 治疗1例，痊愈。

3. 典型病例 周某，男，46岁。1988年11月4日行腹股沟斜疝修补术，术后出现阴囊血肿，大约2拳，疼痛呼号，经第二次手术结扎出血点及清除积血，但阴囊肿痛仍然。予上方熏洗1周后肿势缩小，阴囊皮肤出现皱纹，半个月后阴囊缩小约拳大，疼止痛定。

4. 讨论 本方针对疝术后阴囊血肿而设。疝手术后出现阴囊血肿临床常见，皆因手术中创伤面大、止血不彻底等引起，肿大的外形未见消散，且局部肿胀疼痛。方中诸药多为活血化瘀、理气、止痛之品，大黄、牡丹皮、赤芍有清热凉血之功，以清除瘀热；大茴香、小茴香为治疝气主药，以治病除根。采用熏蒸疗法，药物有效成分借助热蒸气的作用，更易渗透入患部，达到提高疗效的作用。

龟头炎

龟头炎即龟头黏膜、包皮及其黏膜面炎症，可因各种病原体感染、局部刺激等因素引起，临床上颇为常见，一般在用药后24～72小时发病，分为急性浅表性龟头炎：患处红斑、肿胀、糜烂、渗出，自觉疼痛及瘙痒；念珠菌性龟头炎：早期潮红，或有红斑，表面光滑，边缘轻度脱屑，表面散在针尖大小红色丘疱疹，其上覆有点状乳酪样分泌物，脓疱，严重时糜烂、渗出；滴虫性龟头炎：患处红斑，丘疹，逐渐扩大，表面有水疱，继而糜烂、渗出。中医认为发作期有毒火郁结型：可见包皮和龟头红肿，有红斑、丘疹、水疱或溃烂，自觉疼痛，排尿不畅，伴有口舌生疮，急躁易怒，治疗宜清热、泻火、解毒；湿热生虫型：可见龟头部潮红，起水疱或糜烂，阴茎疼痛，实验室检查可见白色念珠菌或滴虫感染，多伴有阴部潮湿，阴部瘙痒，口苦，口黏，小便黄赤，这是由于湿热之邪下注肝经，生虫所致，治疗宜清热除湿，杀虫止痒。非发作期有肝肾阴亏型：可见包皮和龟头有斑片或有肥厚，或硬化，一般没有瘙痒和疼痛，可伴有腰酸、早泄等症状。这是由于湿热或湿毒伤及肝肾之阴所致，治疗宜滋补肝肾、健脾利湿扶正为主。

方法一

1. 药物组成与方法 蛇床子、黄芩、金银花、苦参各30

克，黄连、紫草、香附各 20 克，鱼腥草 50 克，大黄 10 克，甘草 9 克。湿毒浸淫加土茯苓、蒲公英、党参各 30 克。上药加水 1600 毫升，煎煮 30 分钟，用 4 层纱布高压消毒后滤出药液，再将冰片 4 克，芒硝 10 克兑入药液溶化，稍凉后熏洗患处 15 ~20 分钟。用过的药液与原渣再煎 10 分钟后再用，每日 4 ~6 次，每剂用 3 日。

2. 治疗效果 治疗龟头炎 31 例，均获愈。用药 3 剂痊愈 28 例，用药 11 剂痊愈 3 例。

3. 典型病例 吴某，男，35 岁。1990 年 3 月 12 日因外遇性生活不洁，出现龟头糜腐，包皮起疹，瘙痒流淌滋水。取上方熏洗 3 日后痒止疹退，7 日后痛苦释。

4. 讨论 本法依据清热、泻火、解毒的治则，用黄芩、金银花、苦参、紫草、黄连、蒲公英、鱼腥草清热燥湿，泻火解毒，凉血；蛇床子、冰片芳香驱浊化湿止痒；本着引药归经的原则用土茯苓、大黄使药物直达病所，并加强清下焦湿热之目的；用香附理气；芒硝泻火软坚；用甘草、党参健脾利湿扶正。全方有清热除湿、泻火解毒、杀虫止痒、健脾扶正功效。诸药合用，并通过蒸气的推动作用，使药效成分更易达到患处。

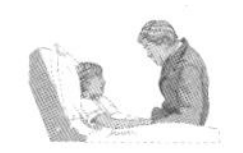

前列腺增生

前列腺增生是前列腺腺泡或腺管内发生肿瘤癌变的前兆，前列腺增生早期症状表现不是很明显，会有一些夜尿次数增多的现象，往往是尿路早期梗阻的反应；前列腺增生晚期症状表现为排尿无力，射程缩短，尿线变细，尿频，尿急，有时排尿中断，有排尿不尽感或者尿滴沥等感觉。前列腺增生症

(BPH)，旧称前列腺肥大，是老年男子常见疾病之一，为前列腺的一种良性病变，病变长期可引起肾积水和肾功能损害，还可并发结石、感染、肿瘤等。

方法一

1. 药物组成与方法 党参、桂枝、川楝子、路路通、猪苓、茯苓、泽泻、车前子各10克。上药加水1600毫升，煎30分钟，用4层纱布高压消毒后滤出药液，稍凉后熏洗患处15～20分钟。用过的药液与原渣再煎10分钟后再用，每日一次，每次30分钟，温度40～45℃，疗程为1个月。

2. 治疗效果 治疗42例，有效率86%，治疗后前列腺症状评分、生活质量评分、最大尿流量、B超测前列腺体积、残余尿量均较治疗前有明显改善。

3. 讨论 中药熏蒸可改善微循环，缓解排尿症状。方中党参、茯苓健脾渗湿；猪苓、泽泻、路路通、车前子利水，通淋，打通水之通路；桂枝温阳化气；川楝子理气止痛。全方利尿不伤正，共达利湿化气之功。

方法二

1. 药物组成与方法 辨证属脾肾两虚者以济生肾气丸（肉桂、制附子、熟地黄、山药、牡丹皮、泽泻、茯苓、山萸肉、川牛膝、车前子）为主方，浊瘀阻塞者予通关散（当归、桃仁、炮山甲、大黄、金钱草、琥珀粉、黄芪）为主方，并随症加减，1剂/天，水煎取汁早晚分服。加用中药熏蒸治疗，取黄芩、连翘、蒲公英、大黄、黄柏、赤芍、川乌、草乌、甘草、杜仲、木瓜、防风、秦艽、乳香、没药置于智能多功能型汽化机中，中药熏蒸气控治疗器的高压锅内煮30分钟，以药液蒸气熏蒸会阴。蒸气熏蒸时患者取坐位，温度控制在

(45 ±1)℃，每次30分钟，1次/天。10天为1疗程。

2. 治疗效果 治疗55例，近期临床痊愈7例，有效34例，显效10例，无效3例，总有效率95%，可明显减小前列腺体积及减少尿残余量。

3. 讨论 前列腺增生在中医学中称为“癃闭”。因前列腺特殊的解剖结构和位置，一般治疗方法无法直达病所。中药熏蒸具有加热、传导双重功能，而适当的温热作用，可使组织黏着力降低，离子水化程度减少，运动速度加快，从而使药物易于导入组织而收到镇痛、脱敏、松解粘连、软化组织、改善血液循环和组织营养、提高组织的适应性和耐受力的作用；亦可使前列腺局部温度升高、血管扩张，白细胞吞噬功能增强，从而促使炎症吸收，软化增生组织，进而消除感染，改善排尿困难。药理研究表明，熏蒸中药蒲公英、连翘、黄芩、黄柏等对多种病原微生物均具有抑制或杀灭作用；而赤芍、乳香、没药等能扩张血管，改善局部血液循环，抑制纤维组织增生，减轻炎症反应，可在一定程度上软化增生组织，使前列腺增生组织逐步萎缩、退化，从而减轻由此而引起的一系列症状。本研究表明，中药煎剂内服合以熏蒸治疗前列腺增生疗效满意，对前列腺体积也有明显的改善作用，同时能有效减少尿残留量，效果显著。

◆◆方法三

1. 药物组成与方法 黄柏、白花蛇舌草、透骨草、丝瓜络等各30克，用清水4000毫升浸泡40分钟，水煎煮30分钟，待药液温度降至70～80℃后置于专制的熏洗椅上，嘱患者熏蒸会阴部，熏蒸时间20～30分钟，待药液温度降至42℃后再行坐浴。

2. 治疗效果 治疗33例，治愈8例，好转22例，无效3

例，总有效率91%。

3. 讨论 中医将前列腺炎归为“精浊”，认为其病机以膀胱湿热为主，病位位于下焦肾与膀胱，为多食辛热肥甘之品或嗜酒过度酿成湿热，下注膀胱而发病。或下阴不洁，秽浊之邪，侵入膀胱，酿成湿热而发病。

早 泄

早泄是指射精发生在阴茎进入阴道之前，或进入阴道中时间较短，在女性尚未达到性高潮，提早射精而出现的性交不和谐障碍。早泄可分为3种：一般早泄，是指性生活中，50%以上的性交活动不能让女方达到性高潮；严重早泄，是指阴茎进入阴道后，连续抽动不足30次，或不超过3分钟便已射精；重度早泄，是指阴茎勃起后，未进入阴道便已射精，或者进入未及抽动便已射精。中医认为，阴茎通于精囊，是肾的门户，属足厥阴肝经，男子射精的生理功能是在肝的疏泄和肾的封藏相互制约、相互协调下完成的。性交时，足厥阴肝经通过阴茎的感官刺激，使肝气的疏泄功能不断增强，直至突破肾气封藏的制约而发生射精。因而当肾脏虚损，肾脏的封藏功能失调时，肾中阳气不足以固摄精液，精关不固，自然发生早泄。早泄是成年男性中最常见的性功能障碍疾病，发病率25%～40%，据统计有近30%的已婚成年男性患有早泄，多年以来顽固性早泄一直让人深感棘手。

◆◆方法

1. 药物组成与方法 固阳熏洗方外用：蛇床子、五倍子、细辛、花椒各20克，加入清水400毫升，煎煮30分钟至100毫升左右备用。用时取适量药液加入热水，利用蒸气熏蒸阴茎头，待水温降低后将阴茎整体置于溶液中浸泡擦洗，每次10分钟，每日1次。同时口服盐酸舍曲林片，非性交日给予25毫克，每晚1次，睡前服，性交当日改剂量为50毫克，在性交前2~4小时前口服。疗程4周。治疗期间鼓励患者每周有规律性交，禁止使用安全套，不实施行为疗法。

2. 治疗效果 治疗78例，治疗后射精潜伏期平均超过3分钟，基本可控制射精，患者性生活满意度提高，配偶性生活满意度提高，患者性生活焦虑程度降低，CIPE－5总分显著高于治疗前。

3. 讨论 方中细辛主要含挥发油，油中成分是甲基丁香酚、榄香酯素和黄樟醚，为神经阻滞麻醉剂和局部浸润麻醉剂；花椒能产生局部麻醉，一定浓度的花椒浸液对蟾蜍离体坐骨神经冲动的传导和兴奋性有一定的影响，即可逆阻断神经干的冲动传导和降低神经干的兴奋性；五倍子含有鞣酸对蛋白有沉淀作用，使皮肤黏膜干燥，麻醉神经末梢；蛇床子素溶液有浸润和传导麻醉作用。诸药合用，相辅相成，能有效降低龟头包皮黏膜的敏感度，提高射精阈值。方中诸药还具有良好的抗菌消炎作用，配合熏蒸疗法可防治生殖器慢性炎症，特别是男性常见的念珠菌性包皮炎，使外生殖器保持洁净、干燥，防止长期炎症刺激造成包皮黏膜敏感。

阳　痿

阳痿（ED）是指男性阴茎勃起功能障碍，表现为男性在有性欲的情况下，阴茎不能勃起或能勃起但不坚硬，不能进行性交活动而发生性交困难，阴茎完全不能勃起者称为完全性阳痿，阴茎虽能勃起但不具有性交需要的足够硬度者称为不完全性阳痿。阳痿的病因有很多，如患脑垂体疾病、睾丸因损伤或因疾病被切除以后，患肾上腺功能不全或糖尿病的病人，因神经、血管、内分泌、泌尿、生殖系统及器官的器质性病变，都会发生阳痿。

◆◆方法

1. 药物组成与方法 菟丝子、蛇床子、韭菜子、棉花子、仙茅、淫羊藿、巴戟天、阳起石、补骨脂、大小茴香各10克。上药加水2500毫升，煎煮60分钟，待温度50℃左右，利用蒸气熏蒸会阴及阴茎、阴囊，待水温降低后将阴茎、阴囊整体置于溶液中浸泡擦洗，每次10分钟，一日2次。

2. 治疗效果 治疗效果良好。

3. 典型病例 王某，男，28岁。1990年元旦结婚，婚后8个月行房均未成功，经数家医院诊治，排除器质性病变，但经多方治疗乏效。予上方熏洗，不期一周后晨起时阴茎有勃起感，半个月后房事成功，举家欣喜。

4. 讨论 阴茎勃起的主导在肾，调节在肝，因此本方用药在滋补肝肾，温煦肾阳。方中菟丝子、蛇床子、韭菜子、棉花子、仙茅、淫羊藿、巴戟天、阳起石、补骨脂均可滋补肝肾，温肾助阳，固精缩尿，均可治疗阳痿。药理实验证明菟丝子有壮阳作用，韭菜子有雄性激素样作用，大小茴香散寒止痛，温肾助阳，加之熏洗助发阳气，获效良好。

遗 精

遗精是指不性交而精液频繁自行泄出的病症，中医将精液自遗现象称遗精或失精。遗精临床上梦遗者居多，并伴有头昏，耳鸣，健忘，心悸，失眠，腰酸腿软，精神萎靡等症状的疾病。多由肾虚精关不固，或心肾不交，或君相火旺，或湿热下注所致。西医可见于包茎、包皮过长、尿道炎、前列腺炎、精囊炎等疾患。

方法

1. 药物组成与方法 黄连、肉桂各6克，知母、黄柏、五倍子、菟丝子各12克，仙鹤草、煅牡蛎、煅龙骨各30克。将上药放入中药熏蒸气控治疗器的高压锅内煮30分钟，以药液蒸气熏蒸会阴。蒸气熏蒸时患者取坐位，温度控制在（45±1）℃，每次30分钟，每天1次。10天为1疗程。

2. 治疗效果 获效满意。

3. 典型病例 吴某，男，25岁。患梦遗症已愈6年，白天与某女交谈，晚间即梦与之交接，基本上日日遗精，屡进金锁固精丸等方药症情无改善。因近婚期，忧虑之至，求治于余。拟上方施治半个月后梦遗症消失，精神振作。婚后一直未见遗泄。

4. 讨论 遗精在《黄帝内经》中称为“精自下”，《金匮要略》中称其“失精”，其病机为肾虚不固、经络壅滞。故本方为桂枝牡蛎汤加减。桂枝牡蛎汤调阴阳，和营卫，兼固涩精液，燮理阴阳，交通心肾，主治虚劳阴阳两虚，男子失精，女子梦交。在此基础上加黄连、知母清热；仙鹤草、五倍子、菟丝子收涩补肾，防精自溢。采用熏蒸疗法，药物有效成分借助热蒸气的作用，更易渗透入患部，达到提高疗效的作用。

精囊炎

精囊炎是青壮年时期男性比较多见的疾病。当精囊邻近器官，如前列腺、后尿道、结肠等有感染或其他情况下导致前列腺、精囊充血时，诱发精囊炎。急性精囊炎全身症状为周身疼痛，畏寒发热，甚至寒战、高热、恶心、呕吐等；慢性精囊炎多为急性精囊炎病变较重或未彻底治疗演变所致，由于经常性兴奋或手淫过频，引起精囊前列腺充血，继发感染。本症临床多见尿频、尿急、尿痛，会阴区坠胀疼痛、精液带血，严重者可出现神经及性神经衰弱症状。中医认为其病机有：一是瘀血阻络，血不循经，气机不畅，故见少腹及会阴部疼痛，痛有定处。二是封藏不固，统摄失司，脾虚不能摄血，肾虚不能固精，则精血俱出；或反复发作，病及脾肾，脾肾阳虚，温煦失职，气化无权，故见头晕心悸，乏力气短，面色少华，腰膝酸软，性欲减退。三是湿热下注，伤及精室，故精中带血，射精疼痛；或外受湿热，循经而行，留滞下焦；湿阻下焦，气机不畅故见会阴坠胀疼痛、尿频、尿急、尿痛，尿黄赤。四是阴虚火旺，血络灼伤，故见血精，肾阴亏虚故见腰膝酸软，头晕眼花；阴虚不能制阳，相火妄动故见五心烦热，心烦口干，或遗精盗汗。治以“凉血止血”“养血止血”“补气摄血”和“活血止血”之法。

◆◆方法

1. 药物组成与方法 黑山栀、知母、黄柏、赤芍、丹参皮、地榆、槐花、大蓟、小蓟各12克，土茯苓、白茅根各30克。上药加水3000毫升，煎煮60分钟，取滤液，待温度50℃左右，利用蒸气熏会阴、阴囊，待水温度约40℃时洗会阴、阴囊、阴茎，一日2次。

2. 治疗效果 良好。

3. 典型病例 李某，男，40岁。有前列腺炎病史2年余，1991年夏因尿频、尿急、尿痛、流淌白浊，房事后茎中流淌赤白黏液而求治。直肠指检前列腺有结节、压痛，前列腺液化验有脓细胞、红细胞。诊断为精囊炎，遂予上方熏洗，半个月后诸症消失，1 个月后行房无妨。

4. 讨论 中医认为精藏于精室，为肾所主。精室出血，其主要病因病机为热入精室，损伤血络，迫血妄行，血随精出。本方所用药物多为凉血止血、活血止血之品，如黑山栀、知母、赤芍、槐花、大蓟、小蓟等，用黄柏清热泻火、土茯苓利水。全方组方合理，收效良好。

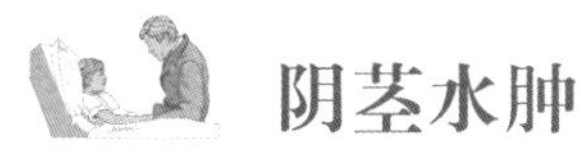

阴茎水肿

阴茎水肿因药物过敏，局部感染，龟头嵌顿等引起。中医认为阴茎水肿皆因肝经湿热下注，局部不洁，摩擦刺激及六淫外侵等互结所致。

◆◆方法

1. 药物组成与方法 芒硝 60 克，地龙 30 克，青黛、白矾各 5 克。上药加水 1000 毫升，煎煮 60 分钟，取滤液，待温度 50℃左右，利用蒸气熏阴茎、阴囊 30 分钟，待温度适中后用纱布蘸药液浸洗患处，30 分钟/次，一日 2 ~ 5 次，龟头嵌顿者应及时复位。

2. 治疗效果 收效满意。

3. 典型病例 瞿某，男，24 岁。1990 年 10 月 2 日因行房时出现龟头嵌顿而致阴茎水肿，疼痛难忍。遂予上方熏洗，并在熏洗时乘患者阴茎回软时复位，2 日后阴茎水肿全消。后行包皮环切术，性生活正常。

4. 讨论 本方针对湿热下注而设。方中芒硝润燥软坚，清火消肿利尿；地龙通络、利尿，用于尿少水肿；青黛清热解毒，凉血；白矾燥湿止痒，清热止血，加之熏洗温热作用，可快速达效。

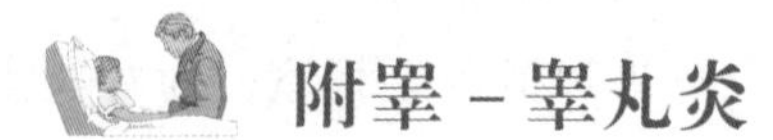

附睾－睾丸炎

睾丸炎为男科常见疾病，其发病率为12%～18%。通常由细菌和病毒引起。细菌性睾丸炎大多数是由于邻近的附睾发炎引起，所以又称为附睾－睾丸炎。常见的致病菌是葡萄球菌、链球菌、大肠杆菌等。病毒可以直接侵犯睾丸，最多见是流行性腮腺炎病毒，有非特异性和腮腺炎性两种。腮腺炎性睾丸炎为病毒感染引起。非特异性又分为急、慢性两种。急性非特异性睾丸炎多发生在尿道炎、膀胱炎、前列腺炎、前列腺增生切除术后及长期留置导尿管的患者。慢性睾丸炎多由非特异性急性睾丸炎治疗不彻底所致，也可因真菌、螺旋体、寄生虫感染造成。临床表现为高热，畏寒，睾丸肿胀、疼痛，并有阴囊、大腿根部以及腹股沟区域放射痛，常伴有阴囊皮肤红肿和阴囊内鞘膜积液。儿童发生病毒性睾丸炎，有时可见到腮腺肿大与疼痛现象。中医认为其病机主要有，湿热下注：发热恶寒，睾丸肿胀疼痛，质地硬，小便赤涩，大便干，舌红苔黄腻，治宜清利湿热、解毒消痈；气滞血瘀：睾丸逐渐肿大，扪之坚硬，疼痛轻微，舌暗边有瘀斑、苔薄白，脉弦滑，治宜行气活血、散结；瘀血阻滞：睾丸外伤肿胀疼痛，或红肿灼热，舌质青边有瘀斑，脉涩，治宜活血化瘀、止痛。

◆◆方法

1. 药物组成与方法　黄芩、黄柏、山栀、大黄、青黛、丹参皮、威灵仙各12克，马齿苋、艾叶各18克。取上药加水2500毫升，煎煮60分钟，取滤液，待温度50℃左右，利用蒸气熏会阴、阴囊30分钟，待温度适中后用纱布蘸药液浸洗患处，每次30分钟，一日2次。

2. 治疗效果 疗效较好。

3. 典型病例 韩某，男，24岁。1985年4月6日因患腮腺炎3日出现睾丸疼痛，查左侧睾丸明显肿大，触痛，牵引少腹亦痛，阴囊表皮发红，抚之灼热，此腮腺炎并发睾丸、附睾炎也。取上方熏洗阴囊，用药2次后痛轻，3日后痛定，1周后患者肿退。

4. 讨论 本方运用黄芩、黄柏、山栀、大黄、青黛、马齿苋清热解毒、凉血，用丹参皮、艾叶、威灵仙活血止痛，方药熏洗可使药力直达病所而奏功。

睾丸鞘膜积液

睾丸鞘膜积液是因各种原因使睾丸鞘膜的分泌、吸收功能失常，导致鞘膜囊内积聚过量液体而形成的病症。分为原发性、继发性两种，因先天发育不足或因急慢性附睾炎、睾丸炎、精索炎、鞘膜炎、腮腺炎等感染引起。中医认为本病属水病，称之为“水疝”“偏坠”。其病机为寒湿凝滞，结于睾丸而成，或因先天不足素体禀赋不足，肾气亏虚，气化失司，水液不归正化，聚于睾丸，而成水疝；脾虚不运素体脾阳虚弱，又感水湿之邪；或饮食不节，损伤脾胃，致使脾虚无力运化水湿，水湿停聚，结于睾丸而成水疝；肝气失疏情志抑郁，肝失条达，肝经气滞，疏泄失职，复感寒湿，气滞则水湿内停，下注睾丸而发本病；外伤、染虫睾丸外伤、丝虫感染使血瘀络阻，脉络不通，水液不能正常运行，停聚于前阴而发本病。临床表现有阴囊内囊性肿块，呈球形或梨形，伴睾丸下降不全时，为腹股沟或耻骨旁的囊性肿物，表面光滑，柔软而有波动感，无压痛，阴囊皮肤多正常，有炎症时可有阴囊水肿和压痛。囊内压力大时扪之张力大，有弹性。囊壁增厚、钙化时可扪及质地不均有结节感或捻发音。肿块不能还纳，与阴囊皮肤不粘连，睾丸、附睾多为积液包裹而不易扪清。阴囊部肿块透光试验阳性，穿刺可抽及液体，巨大鞘膜积液可使阴囊极度增大，阴茎内陷。

◆◆方法

1. 药物组成与方法 川椒、艾叶、紫苏叶、生葱、小茴香各10克，牡蛎30克，地龙15克，醋250克。取牡蛎、地龙加水3000毫升，先煎60分钟，后放入川椒、艾叶、紫苏叶、生葱、小茴香再煎30分钟，取滤液，待温度50℃左右，利用蒸气熏会阴、阴囊30分钟，待温度适中后用纱布蘸药液浸洗患处，一次30分钟，一日2次。

2. 治疗效果 获效较好。

3. 典型病例 周某，男，5岁。阴囊增大3个月余，查为睾丸鞘膜积液。取上方熏洗1个月，阴囊回缩，睾丸体积正常。

4. 讨论 本方针对寒湿凝滞的寒疝而设。方中川椒、艾叶、紫苏叶、生葱、小茴香均为辛温之药，能温化寒湿；牡蛎、地龙可软坚，利尿；醋有杀菌作用，还可活血收敛。熏洗可借助水温温肾助阳。方药合理，方法得当，故收效较好。

参考文献

[1] 何湘益，郭惠杰，龚约放. 熏蒸法治疗慢性前列腺炎Ⅲb型40例[J]. 光明中医，2010，25（5）：799.

[2] 陈怀，林创坚，朱慧平，等. 中药熏蒸腰骶部治疗前列腺炎ⅢB型40例[J]. 中医研究，2006，19（2）：19.

[3] 吕娟. 中药保留灌肠加熏洗坐浴治疗慢性前列腺炎的护理[J]. 中医药导报，2011，17（3）：108.

[4] 田中光. 中医熏洗治疗男科病[N]. 广东科技报，2004-6-3（7）.

[5] 陈文，唐海玉，李雪华，等. 中药熏蒸治疗前列腺增生的观察及护理[J]. 齐齐哈尔医学院学报，2010，31（22）：3656.

[6] 陈李华，梁丹清. 中药熏蒸治疗前列腺增生临床观察[J]. 中国中医急症，2005，14（2）：122.

[7] 黄仕任，唐厚秀. 电灼联合中药熏洗治疗尖锐湿疣55例临床观察[J]. 江苏中医药，2010，42（3）：41.

[8] 张满刚，任占良. 中药熏洗治疗尖锐湿疣30例疗效观察[J]. 吉林医学，2011，32（22）：4650.

[9] 古宇能，黄忠旺，陈德宁. 固阳熏洗方联合盐酸舍曲林治疗早泄的临床观察[J]. 中医药导报，2011，8（15）：105.

[10] 贾美华. 运用熏洗疗法治疗男性前阴疾病举验[J]. 辽宁中医杂志，1992（7）：27.

第七章 皮肤科疾病

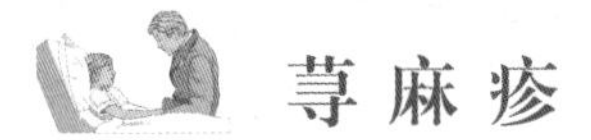

荨麻疹

荨麻疹是一种常见的皮肤病，属皮肤和黏膜的Ⅰ型超敏反应。临床表现为特征性皮肤斑疹或消化道症状。胃肠道受累时表现为发热，恶心呕吐，腹痛，腹泻等，呼吸道受累时导致喉头水肿，出现气促，呼吸困难。荨麻疹俗称风团、风疹团、风疙瘩、风疹块（与风疹名称相似，但却非同一疾病）。由各种因素（食物、药物、感染、物理因素、吸入物、外用品等）致使皮肤黏膜血管发生暂时性炎性充血与大量液体渗出，造成局部水肿性的损害。其迅速发生与消退、有剧痒。可分为急性荨麻疹、慢性荨麻疹、血管神经性水肿与丘疹状荨麻疹等。从中医的辨证论治来讲，本病多为风寒、风湿、湿热之邪侵袭人体，风寒、风湿之邪蕴于肌肤，使营卫失和。治疗应以祛风散寒、清热利湿为主。中药熏蒸治疗荨麻疹具有很好的治疗作用。

◆◆方法一

1. 药物组成与方法 苦参30克，白鲜皮30克，百部30克，冰片10克，荆芥12克。加水300毫升，放入熏蒸机内，加热至沸，调节机内温度45℃，熏蒸时间20～30分钟，每天1次，7～10天为1疗程。

2. 治疗效果 共26例，中草药熏蒸1周后，痊愈19例，好转6例，无效1例，总有效率93%。

3. 讨论 组方中苦参、白鲜皮、冰片、荆芥、百部皆有疏风止痒，除湿清热之功效。熏蒸法又是利用蒸气的热效应，促进蒸气中药物成分的吸收，充分发挥药物的药效。但治疗过程中需注意：熏蒸前嘱患者多饮水，以防大量出汗发生虚脱。熏蒸时严密观察，发现头晕、心慌等立即停止，夏季和耐热差的病人温度调节在40～42℃。熏蒸后病人立即沐浴，然后休息30分钟，注意保暖，以防感冒。

◆◆方法二

1. 药物组成与方法 防风20克，艾叶20克，苦参30克，荆芥20克，白鲜皮20克，蛇床子20克，乌蛇30克。先将中药熏蒸多功能治疗机预热，后将药物装入药袋放入锅内加水2500毫升煎煮，舱内气体温度达30℃时协助患者坐入舱内。调节座椅高度将头部暴露在舱外，关好舱门，进行熏蒸治疗。根据患者的耐受能力调节治疗温度在36～43℃。时间为20分钟，每天1次，连续5天为1疗程。

2. 治疗效果 治疗组42例，痊愈12例，显效22例，有效6例，无效2例，总有效率95%。

3. 典型病例 范某，女，63岁。自述：全身起风团伴瘙痒2个月，遇热后加重。查体：全身散在分布片状风团。颜色苍白，界限清楚，舌淡红，苔薄白，脉沉细。给予全身中药熏蒸5次，风团基本消退。

4. 讨论 荨麻疹是皮肤科的常见病、多发病，患者自觉瘙痒难忍，夜晚常严重瘙痒，影响睡眠。西医学认为，其病理变化主要表现为真皮水肿，皮肤毛细血管及小血管扩张充血，淋巴管扩张及血管周围轻度炎症细胞浸润。中药熏蒸治疗本病，可使药物均匀弥散直达病所，扩张周身毛细血管，促进皮肤对药物的充分吸收。本方药以清热燥湿、祛风止痒为主要组方原则，方中防风为祛风圣药，与荆芥同用具有祛风解表止痒之功效，采用熏蒸疗法，使药物作用与物理作用相结合，既可增强人体免疫功能，又能促进血液循环及新陈代谢，使风疹邪毒随汗而解，达到调和营卫、祛风止痒之功效。

◆◆方法三

1. 药物组成与方法 五味子、白术、防风、白芍、蛇床子、地肤子、苦参、苍术、透骨草各15克，黄芪30克，桂枝9克，干姜10克。加水1500毫升置于熏蒸机蒸锅内，煮沸15分钟后，患者进入舱内，取仰卧位，熏蒸20～25分钟，每天1次，5～7天为1疗程。一般治疗2～3疗程。

2. 治疗效果 治疗组50例，痊愈43例，显效5例，有效2例，总有效率100%；治疗结束6个月后随访，治疗组复发率6%。

3. 讨论 中药熏蒸治疗慢性荨麻疹治疗效果好于西医治疗，且复发率明显低于西医治疗。但中药熏蒸仍有局限性，中药熏蒸直接作用于全身肌肤，有心血管疾病、体质虚弱者慎用。妇女在怀孕期、经期禁用。由于熏蒸时大量出汗，故熏蒸前患者应多饮水，熏蒸后不宜立即外出，防止昏厥和感冒。

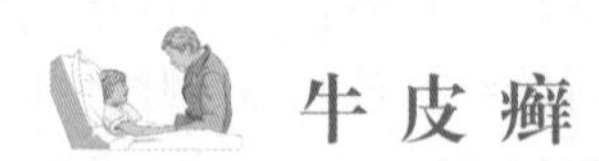

牛皮癣

牛皮癣是一种常见的慢性皮肤病，其特征是在红斑上反复出现多层银白色干燥鳞屑，临床上较易复发。西医称为银屑病，俗称牛皮癣，表现为大小不等的丘疹、红斑，表面覆盖着银白色鳞屑，边界清楚，好发于头皮、四肢伸侧及背部。男性多于女性。牛皮癣春冬季节容易复发或加重，而夏秋季多缓解。本病因风热之邪结聚于皮肤，局部的气血运行失畅，气血久瘀则血热，皮疹发红是血中有热的表现，白屑是热盛血燥、肌肤失养所致。治疗牛皮癣不能用激素类药，因其副作用很大，会导致病情反复发作，容易给肝肾功能造成损害，建议根据病情使用中药口服加中药全身熏蒸治疗，治愈后一般复发的概率很低。

方法一

1. 药物组成与方法 中药熏蒸药1、2、3号方（1号方：木槿寂、黄稻、苦参、白鲜皮、金银花、连翘、防风各30克；2号方：生地黄、元参、百部、忍冬藤、蛇床子、蝉蜕、荆芥各30克；3号方：木贼、麻黄、紫荆皮、白鲜皮、地肤子、苍术、黄柏各20克）。机器预热，根据患者的证型选择适宜的方剂放入锅内煎煮，同时患者沐浴。舱内气体温度达37℃时扶患者进入舱体，将头部暴露在舱体外，关好舱门，进行熏蒸治疗。根据患者的耐受能力调节温度，一般为39～42℃，时间为20分钟，隔日1次，2周为1疗程。

2. 治疗效果 痊愈8例，基本痊愈32例，显效48例，有效48例，无效24例，总有效率85%。对寻常型斑块状银屑病、关节病型银屑病及红皮病型银屑病稳定期的疗效较好，对进展期疗效欠佳。1年后随访，观察组复发率15%，其皮损面积、程度均较前次发病时减轻。

3. 讨论 本方中草药不但具有清热解毒、活血润燥、散寒除湿、发汗祛风、温通经络、除痛止痒作用，同时还具有清热不伤阴、润燥护肤的作用，配合熏蒸疗法，故效果良好。

方法二

1. 药物组成与方法 采用熏蒸1号方（主要成分为金银

花、蒲公英、紫花地丁、黄柏、黄芩、连翘、黄连）和2号方（主要成分为透骨草、当归尾、姜黄、川椒、乳香、没药、威灵仙、羌活、白芷），将治疗温度设定为36～40℃，待治疗舱内温度达到所设定温度后，让患者进入，时间设定为20分钟。隔日熏蒸治疗1次，30天为1疗程。

2. 治疗效果 共50例，痊愈16例，显效23例，进步8例，无效3例，总有效率78%。其中有40例（80%）1次熏蒸治疗后即能显著减轻瘙痒症状。

3. 讨论 对于血热型银屑病，治则为清热解毒、凉血活血。熏蒸1号方，多为清热燥湿与清热解毒药物，而对于血燥型银屑病，则以养血活血、破瘀行气为治法；熏蒸2号方具有养血，活血，破瘀，祛风，理湿的功效。采用熏蒸的治疗方法，可使药物中的有效成分在熏蒸治疗时通过皮肤的吸收而发挥作用，效果良好。

◆方法三

1. 药物组成和方法 苦参、蛇床子、地肤子、白鲜皮、菊花、丹参、板蓝根、当归各30克，根据病情辨证加减。开机预热15分钟后，加入经过滤的中药煎剂200～300毫升或以上中药颗粒制剂各1袋，根据病情调整好高、中、低不同水位，铺一次性治疗单。调整开关，嘱患者进入舱内坐好，再次确认治疗时间、温度无误后开机。患者出浴后，立即用浴巾擦干身体。

2. 治疗效果 观察共40例，治愈25例，显效13例，有效2例，总有效率100%。

3. 讨论 自拟方诸药配伍，具有清热解毒、杀虫抑菌、活血化瘀、祛风止痒之功效。中药熏蒸时，蒸气的热效应具有扩张毛细血管、促进血液循环的作用，既促进炎症消散，又能引药入内，使药力由表入里，疏通脉络，祛风除痹，经穴位等渗透、吸收、扩散诸多途径，温经除湿、活血化瘀、祛风止痒，从而达到祛邪扶正、提高体内药物浓度、治愈此病的目的。

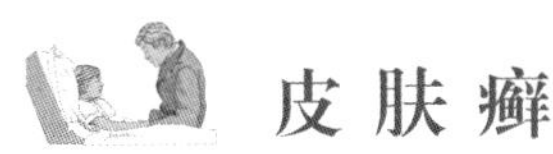

皮肤癣

皮肤癣属于传染性的皮肤疾病，它跟皮肤炎类似，却不尽相同，后者不会传染。西医学中关于“癣”一词，通常系指浅部真菌病而言。但在中医学中，“癣”这一字泛指多种皮肤病，并非浅部真菌病。本病主要症状是皮肤非常瘙痒，出现红疹或小红斑块，越搔皮肤越发红痒，患处范围会进一步扩大。癣患处经常出现在出汗较多的地方，如脚部、大腿内侧等，不过皮肤的病变有时不容易分辨。皮肤炎和皮肤癣最明显的不同，就是前者的导因可能与饮食相关，皮肤癣是由于受到真菌感染而引发，因此两种疾病的疗法也不同。而皮肤癣与牛皮癣也是两种性质不同的皮肤病，最明显的不同之处就是皮肤癣是会传染的一种皮肤病，而牛皮癣不会传染，发病原因与真菌、病毒无关。

◆◆方法

1. 药物组成与方法 苦参20克，百部300克，蛇床子30克，地肤子30克，白鲜皮30克，防风15克，川椒15克，丹参20克，红花15克。兼有皮肤皲裂、有渗出者加苍术15克；兼有皮肤苔藓样变者加当归30克。以上先煎加水1000毫升，水沸后文火煎15分钟，乘热熏洗患处，同时用纱布蘸药液洗患处，待药液温度适中时，将皮损处浸入药液中浸泡，次煎同先煎，先熏后洗，每日熏洗2次，10天为1疗程，一般熏洗3

疗程。

2. 治疗效果 3 疗程后，痊愈 75 例，占 86%；有效 11 例，占 14%。总有效率 100%，全部病例在治疗期间均无不良反应。

3. 讨论 肛门皮肤癣发病与肛周局部温暖、潮湿、多汗有关。本病主要是由真菌侵入肛周皮肤，因肛周常为湿邪所着，湿邪久郁化热，而湿热郁久而成瘀，故治疗以杀虫止痒、清热燥湿为主。治疗应注意保持肛周清洁；内裤要定期消毒，及时更换；禁食辛辣之品；注意坚持用药，每次熏洗时间应在 30 分钟左右。

痤　疮

痤疮俗称“青春痘”，又称“面疱”“粉刺”“酒刺”“暗疮”等，是发生在毛囊皮脂腺的慢性皮肤病。发生的因素多种多样，但最直接的因素就是毛孔堵塞。毛囊及皮脂腺堵塞以后，毛囊里面的油脂排不出来，所引发的一种慢性炎症性皮肤病，也是美容皮肤科的最常见病种之一。中医认为引起痤疮的原因是：面鼻及胸背部属肺，本病常由肺经风热阻于肌肤所致；或因过食肥甘、油腻、辛辣食物，脾胃蕴热，湿热内生，熏蒸于面而成；或因青春之体，血气方刚，阳热上升，与风寒相搏，郁阻肌肤所致。通常好发于面部、颈部、胸背部、肩膀和上臂。临床以白头粉刺、黑头粉刺、炎性丘疹、脓疱、结节、囊肿等为主要表现。

◆◆方法一

1. 药物组成与方法 鱼腥草、白花蛇舌草、茵陈、虎杖各 15 克，连翘、生黄芩各 9 克，焦山栀 6 克，生大黄 3 克，牡丹皮6克，生甘草5克。采用中药熏蒸气自控治疗器，加入上述中药，浸泡30分钟后，加热加压，蒸气喷出后，汽嘴对准面部患处，保持适当距离（约20厘米，以患者感受不烫为适宜），连续熏蒸30分钟，每天1次。6天为1疗程，连续观察2疗程。

2. 治疗效果 治疗2周后，观察共50例，治愈10例，显效18例，有效14例，无效8例，总有效率84%。治疗期间未发现明显副反应。

3. 讨论 采用中药熏蒸气自控治疗器治疗痤疮能通过物理和药物的双重作用，达到疏通堵塞、消炎抗菌的作用。一定压力下的热蒸气可以溶解脂栓，持续的温热湿蒸气可促进皮肤血液循环，软化角化的毛囊管，使皮脂外流通畅，还有一定的消炎作用。

◆◆方法二

1. 药物组成与方法 黄芩15克，黄连15克，大黄15克，丹参15克。以100毫升药液注入面部熏蒸器，熏蒸患部，每天2次，每次10分钟，10天为1疗程。若1疗程后疗效不明显或为巩固疗效，可在停药5天后行第2疗程治疗，痊愈者可停药，依此类推。3疗程后统计疗效，在治疗期间停用其他相关治疗。

2. 治疗效果 共60例，痊愈38例，好转21例，未愈1例，总有效率98%。治疗过程中无患者出现不良反应，随访3个月，有3例患者在痊愈后1~2个月有皮疹复发，继用上法治疗仍然有效。

3. 典型病例 徐某，女，28岁。面部丘疹反复发作8年，有黑头，挤之有米粒样油脂物，且常伴发脓疱，皮肤油腻，无痒感起脓疱时伴疼痛。曾多方治疗，均收效甚微。经熏蒸治疗，第1疗程后丘疹大部已消退，但仍时有新疹出现。第2疗程后丘疹平坦，脓瘢消退，皮肤油腻感消失，未见新发疹。随访3个月，未见复发，欣告痊愈。

4. 讨论 所有患者治疗过程中未发现明显不良反应，本法临床疗效肯定，操作均方便，同时又避免了内服药物引起的不适，减轻了患者的痛苦，易为患者接受。有3例患者痊愈后有皮疹复发，继用此法治疗仍然有效，说明此法能重复使用。

方法三

1. 药物组成与方法 大黄30克，芒硝12克，皂角刺9克，赤芍12克，红花12克，上药加水500毫升、煎5~10分钟，外洗患处，每日2次，每次持续20分钟。合并感染者加蒲公英20克，紫花地丁15克；兼湿热之象者加苦参12克，苍术12克，土茯苓15克，黄柏9克；兼月经不调者内服血府逐瘀汤化解。1周为1疗程，2疗程判定疗效。

2. 治疗效果 治疗组治愈73例，显效36例，有效21例，无效2例，总有效率98%。

3. 讨论 治疗应以泻火解毒、凉血化瘀为主，而且局部用药作用更好。方中大黄、芒硝相配伍，以清热消肿解毒、活血散瘀；皂角刺消肿排脓、攻走血脉，使疮肿未成能消、已成能溃；赤芍清热凉血化瘀。合而用之具有清热凉血、解毒消肿、活血化瘀之效，气血调和、热势得消则痤疮自愈。

方法四

1. 药物组成与方法 黄芩10克，马齿苋15克，白鲜皮10克，虎杖10克，丹参10克，白芷10克。将与病人皮损部位大小相宜的4层消毒单纱布，浸泡在制备好的药液中，冷却备用。患者取仰卧位，毛巾遮盖头部全部毛发。先用油性皮肤洗面奶洁面，然后以盛放有药液的中草药热喷器蒸面10分钟，后取浸透的湿纱布，用镊子稍加拧干至不滴水，平敷于患处，冷湿敷10分钟，再按上法熏蒸患处10分钟，温水洁面即可。按此法隔天治疗1次，10次为1疗程。

2. 治疗效果 治疗1例，临床痊愈。

3. 典型病例 姚某，女，19岁。额部痤疮半年，加重1个月余。患者半年前额部突起红色丘疹，不痒，部分红疹顶端有脓头，未做特殊治疗。近1个月来额部痤疮增多，丘疹满布，色赤肿痛，鼻部也见散发颗粒，丘疹内有白色或黄色脂栓，触之皮肤粗糙，高低不平，大便干，2~3日一行，舌红、苔黄微腻，脉数。上法治疗3次后，额部丘疹减少，未见新发，鼻部丘疹变暗，皮肤光滑；治疗10次后皮损全部消退，仅留有色素沉着及瘢痕，临床痊愈。

4. 讨论 熏蒸、湿敷法属于治疗性传统中医皮肤护理技术，在结合了离子药物喷雾等现代美容技术下，具有技术设计简便、应用方便，选择药物来源丰富、价格低廉，无创、无痛、无毒副作用的特点。

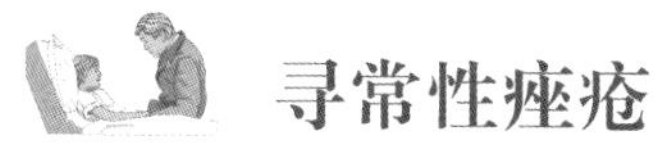

寻常性痤疮

寻常性痤疮是青春期常见的一种慢性毛囊皮脂腺炎症性疾病，好发于面部，常伴有皮脂溢出。本病有自限性，至成年时自愈。初起可见毛囊口处丘疹，并可挤出淡黄色脂栓，即所谓的粉刺。如毛囊口开放，脂栓因氧化及粉尘所染而呈黑色，称为黑头粉刺。痤疮的发生是多因素综合作用的结果，主要与皮脂产生增多、毛囊口上皮角化亢进及毛囊内痤疮丙酸杆菌增殖有关，也有一定的遗传因素。

◆◆方法一

1. 药物组成与方法 苦参30克，牡丹皮30克，地肤子20克，龙胆草30克，大青叶20克，蒲公英30克，乌鸭藤根30克。用清水4000毫升浸泡20分钟，再用文火煎煮30分钟，将患处对准药液，先熏后洗，每次20～30分钟，每日2次，中午与晚上各1次，10天为1疗程，每疗程间隔5日，治疗3疗程。

2. 治疗效果 治愈8例，显效17例，有效6例，无效3例，总有效率91%。开始见效天数为7～10天。其中1疗程内治愈者1例，显效4例，有效2例。2疗程内治愈者3例，显效者8例，有效者3例。3疗程治愈者4例，显效者5例，有效者1例，3疗程后无效者3例。

3. 讨论 中医学上认为本病多因饮食不节，过食肥甘厚味，肺胃湿热，复感毒邪而发病。根据上述发病机理，采用中药熏洗治疗，其主要作用是通过药物蒸气的热力与渗透，直接作用于局部皮肤，使腠理开疏，药液渗入，从而起到腠理疏通、气血流畅的作用，使皮脂排泄通畅，痤疮杆菌得到抑制。

◆◆方法二

1. 药物组成与方法 黄芩、生地黄、佩兰、牡丹皮、蒲公英、大青叶、龙胆各30克，荷叶20克，地肤子20克。用3000毫升清水浸泡30分钟，再用文火煎煮1小时，取100毫升加入超声波雾化仪对准患处熏蒸30分钟，剩余药液倒入面盆清洗患处。早晚各1次，7天为1疗程。每疗程间隔3日，治疗3疗程。

2. 治疗效果 治愈7例，显效16例，好转5例，无效3例，总有效率90%。治疗时开始显效天数7～10天。其中1疗程显效8例，好转2例。2疗程内治愈者3例，显效者6例，好转3例。3疗程治愈4例，显效2例，好转2例，3疗程后无效者3例。

3. 讨论 根据发病原因，通过中药超声波雾化渗透，使具有清热解毒、消肿散坚、泻火祛湿、化腐生新的药物能够直接作用于局部皮肤，抑制痤疮丙酸杆菌的生长，同时，利用蒸气舒张毛孔使皮脂排泄通畅，从而治疗本病。

方法三

1. 药物组成与方法 蒲公英、苦参、龙胆草、牡丹皮、金银花、野菊花各30克，大青叶、地肤子各20克。以上药物用清水300毫升，浸泡20分钟，倒入脸盆中，乘热先熏患部，然后外洗，每次30分钟，每日2次，15天为1疗程，2疗程后观察疗效。

2. 治疗效果 治愈9例，显效5例，有效7例，无效4例，总有效率89%，并未发现明显副作用。

3. 讨论 本组中药系苦寒性药物，具有清热解毒、泻火祛湿、消肿散结等功效，其主要作用是通过药物蒸气的热力与渗透，直接作用于局部皮肤，使腠理开疏，利于药物渗入，从而使气血流畅，皮脂排泄通畅，痤疮杆菌得以抑制。

疱 疹

疱疹，中医称为“热疮”，是一种由疱疹病毒所致的病毒性皮肤病。分为生殖器疱疹、单纯疱疹、汗疱疹、带状疱疹。带状疱疹是由带状疱疹病毒引起的急性炎症性皮肤病，以腰背部为多见，初起时患部往往有瘙痒、灼热或疼痛的感觉，有时还伴有全身不适、发热、食欲不振等前期症状，带状疱疹病毒常常在初次原发感染后表现为水痘，通常出现在儿童患者中再次或继发感染病毒后即为带状疱疹，水痘发作时，会发生刀割般的疾痛（神经痛），并会在病原神经的皮肤上引发水疱似的疹子。生殖器疱疹多发生在皮肤和黏膜的交界处，先是局部皮肤轻度发红，继而发出成群的像针尖大小的小水疱，有轻度发痒和烧灼的感觉，几天后就变干而结成棕色的痂，痂脱落后有轻微的色素沉着，但也很快就消失，全部病程平均一星期，但常见复发。肉体的痛苦加上精神的负担，往往使患者自尊心受挫，使之不愿与异性交往，影响夫妻感情及家庭的和睦，久而久之甚至发生抑郁症。

◆◆方法一

1. 药物组成与方法 苍耳子 30 克，金银花 30 克，延胡索 10 克，蛇蜕 10 克，牡丹皮 15 克，丹参 15 克，冰片 3 克。将含药袋置于中药熏蒸气浴仪煎药器锅中煎沸，产生含药雾化气体使治疗舱内达到 37℃，嘱患者进入气疗舱内，自由选择治疗舱位置角度，使患者达到舒适的体位。温控 37 ~ 40℃，时控 20 分钟左右。每日 1 次，7 次为 1 疗程，治疗 1 疗程。

2. 治疗效果 治疗组 42 例，显效率以上 37 例，总有效率 88%。

3. 讨论 中药熏蒸联合治疗带状疱疹的方法扩大了药物吸收面积，作用直接，避免药物在肝脏的首过效应，减轻胃肠道副作用。研究表明抗病毒或联合中药熏蒸都是治疗带状疱疹行之有效的方法，但单纯的抗病毒治疗对缓解神经痛并不理想，而联合中药熏蒸不管对神经痛，还是其他症状、体征的改善都明显优于单纯的抗病毒治疗。

◆◆方法二

1. 药物组成与方法 栀子 10 克，龙胆草 10 克，金银花

30 克，延胡索 10 克，蝉蜕 10 克，牡丹皮 15 克，当归 15 克，苍耳子 20 克，冰片 3 克。治疗后期皮肤疱疹脱落伴瘙痒时，加地肤子 15 克，白鲜皮 15 克。将药物放入气疗仪专用药锅中，加水适量煎煮 30 分钟，待温度达到 37℃，患者进入气疗舱内，使患者达到舒适的体位。温控 39 ~ 42℃，熏蒸躯体出汗，每次 20 分钟，每日 1 次，6 次为 1 疗程。

2. 治疗效果 痊愈 11 例，好转 1 例，总有效率 100%。

3. 讨论 西医认为带状疱疹由水痘－带状疱疹病毒所引起，中医则认为本病多由肝胆湿热或脾胃湿热所形成，湿热内蕴、感受毒邪为病机特点。中药气疗通过雾化的中药离子经皮透入直接作用于疱疹部位，安全可靠，未见全身毒副反应。温度可调节，不受条件、季节、环境的限制，优于其他药浴疗法，并可消除病人因内服中药引起的毒副反应。

◆方法三

1. 药物组成与方法 当归 15 克，乳香 10 克，没药 10 克，牛膝 15 克，伸筋草 20 克，透骨草 20 克，红花 10 克，延胡索 10 克。利用中药熏蒸中频治疗机，选取疼痛部位，温度控制在 45 ~ 55℃，每次治疗 30 ~ 45 分钟，1 天 1 次，10 次为 1 疗程。

2. 治疗效果 经 1 ~ 2 疗程治疗后，治愈 16 例，好转 12 例，无效 3 例，总有效率 93%。

3. 讨论 带状疱疹后遗神经痛是一种较剧烈的顽固性疼痛症，多见于中老年人，一般西药治疗效果不佳。中医学认为，本病多由肝经郁热，脾虚湿热，气滞血瘀，不通则痛所致。中药熏蒸渗透性好，可以促进血液及淋巴液循环，改善局部组织营养，同时刺激皮肤的末梢感受器，形成新的反射，抑制或消除原有的病理反射，更好地发挥药物活血祛瘀止痛之功。

湿疹

湿疹是一种常见的由多种内外因素引起的表皮及真皮浅层的炎症性皮肤病，一般认为与变态反应有一定关系，根据湿疹部位、症状不同，可分为肛门湿疹、阴囊湿疹、阴部湿疹、手足湿疹、婴儿湿疹等。其临床表现具有对称性、渗出性、瘙痒性、多形性和复发性等特点。湿疹是一种容易复发的皮肤病，治疗需要复发性专用药，如含有康洁净肤成分的药物。湿疹也是一种过敏性炎症性皮肤病，以皮疹多样性、对称分布、剧烈瘙痒反复发作、易演变成慢性为特征。可发生于任何年龄、任何部位、任何季节，但常在冬季复发或加剧有渗出倾向，慢性病程，易反复发作。其发病原因与遗传，气候环境变化，大量化学制品在生活中的应用，精神紧张，生活节奏加快，饮食结构改变均有关系。就各种湿疹的熏蒸治疗方法介绍如下。

肛门湿疹

肛门湿疹是肛肠科常见的一种过敏性皮肤病，以瘙痒、有分泌物渗出、皮疹呈多形性、易复发为主要特点，任何年龄均可发生。其病变多局限于肛门口及肛周皮肤，也可延及会阴部以及外生殖器等部位。主要表现为瘙痒、疼痛、肛门潮红、湿润、肛周皮肤破溃，还可引起消化不良、腹胀、便秘和腹泻、头晕、失眠、烦躁等症状。肛门湿疹有急性和慢性两种，以慢性肛门湿疹较为常见。肛周湿疹病因复杂多变，由多种因素相互影响而发病，表现于临床是一种非特异性变态反应，难以确认某一单纯因素引发湿疹，也难以用排除某一因素而使症状缓解而痊愈。

◆◆方法一

1. 药物组成与方法 苦参、苍术各30克，黄柏、蛇床子、地肤子各20克，当归15克，白矾、硫黄、花椒、红花各10克。将中药放在砂锅中，加水2000毫升，煮沸约15分钟，将药液倒入盆中，熏洗后坐浴约20分钟，擦干局部，每日便后使用，连用5～7天，治疗期间避免刺激（禁食辛辣刺激性食品）。

2. 治疗效果 治疗组66例，治愈35例，显效26例，有效5例，无效0例，总有效率100%。

3. 典型病例 李某，男，30岁，司机。患者于2周前因食火锅后出现肛门部坠胀不适，并开始感觉肛门部潮湿、瘙痒难忍，不自觉地用手搔抓致肛门外糜烂、疼痛，伴有口微渴、小便黄、大便干。查体：一般情况可，舌质暗红，苔黄腻，脉弦滑。专科检查：肛门外周皮肤出现大片潮红、糜烂，伴有渗出液。经辨证属湿热下注型肛门湿疹，随予祛湿止痒汤熏洗，用药5天后皮肤渗液明显消失，肛门部干燥。患者自诉瘙痒症状消失，纳眠均可，经10天后，肛周皮肤恢复正常，自诉无不适。半年后随访无复发。

4. 讨论 中医认为肛门湿疹的病因多为湿热下注、血虚夹风或食积虫扰，饮食伤脾、脾失健运，湿热蕴阻、外受风邪侵袭，充于腠理，湿热与风邪相搏结，浸淫肛门肌肤。肛门湿疹病变部位在肛门，因其部位神经末梢分布丰富，感觉敏感，奇痒难忍，抓破后疼痛较剧，以往治疗采用皮质类固醇激素，疗效不甚理想。采用中药熏洗可使药液直达病所，加快局部血液循环和淋巴回流，改善毛细血管通透性，从而达到清热燥湿、养血活血、祛风止痒之功效。

◆◆方法二

1. 药物组成与方法 苦参、苍耳子、蛇床子、大枫子、当归各20克，杠板归30克，徐长卿15克，艾叶、花椒各20克。采用中药熏蒸仪（JY－V型中药熏蒸治疗机）产生的中药蒸气持续熏蒸皮损处30分钟，一天1次，5天为1疗程。观察2疗程，2疗程结束后随访3个月进行疗效判定并记录药物不良反应。

2. 治疗效果 治疗组50例中，痊愈24例，显效17例，好转9例，愈显率82%。治疗期间未见不良反应。

3. 讨论 中药经中药熏蒸气治疗仪处理，中药蒸气持续作用于患病部位皮肤，蒸气的温热刺激有一定的抗炎止痒作用，同时促进血液循环，软化表皮，使组织营养得以改善，局部皮损得到修复。内服中药与中药熏蒸联合治疗慢性湿疹疗效明显。

◆◆方法三

1. 药物组成与方法 黄柏30克，苦参50克，蛇床子30克，白鲜皮30克，地肤子40克，板蓝根30克 、荆芥15克，苦楝皮30克，红花15克，防风15克。湿热证者重用苦参，加茯苓、大黄、泽泻各20克，车前草、龙胆草、白矾各15克；血虚风燥证者加当归、川芎各20克。中药加水3000毫升浸泡5分钟，煮沸约15分钟，将药液倒入盆中，60℃左右时先熏洗后坐浴约15分钟，擦干局部，每日1次，连用16天。治疗期间避免刺激（包括停用已知过敏的食品、药物，禁食辛辣食品，避免接触洗涤化学品等）。

2. 治疗效果 治疗共80例，治愈69例，显效9例，无效2例，总有效率98%。

3. 典型病例 王某，女，35岁。肛门瘙痒、疼痛、潮湿5年，局部皮肤增厚增粗、皱襞增生、苔藓样变。1周前症状加重。查皮肤增厚粗糙、皱襞增生、苔藓样变、色素沉着，肛门周围潮湿。证属脾胃湿热，外受风邪，相搏而成肛门湿疹。湿热方熏蒸治疗后肛门周围潮湿、皮肤增厚粗糙、皱襞增生、苔藓样变、色素沉着、夜间痒甚等症状体征消失，随访1年未复发。

4. 讨论 肛门湿疹多由湿热下注，饮食伤脾，外受风邪侵袭，充于腠理，湿热与风邪相搏结，浸淫肌肤而发。治疗采用皮质类固醇激素治疗，疗效不甚理想。用中药熏洗可使药液直达病所，加快局部血液循环和淋巴回流，改善毛细血管通透性，从而达到清热燥湿、活血化瘀、祛风止痒之效。治疗期间避免过敏食品、药物，禁食辛辣食品，避免洗涤化学品等刺激。

阴囊湿疹

阴囊湿疹中医又称“绣球风”“肾囊风”等，是湿疹中较常见的一种，局限于阴囊皮肤，有时延及肛门周围，少数可延至阴茎，分为急性阴囊湿疹、亚急性阴囊湿疹、慢性阴囊湿疹。

急性阴囊湿疹阴囊皮肤弥漫性发红、肿胀，针头至米粒大小的丘疹、水疱，患处瘙痒剧烈，因搔抓致红斑、丘疹、水疱破裂，显露出大片湿润糜烂，有大量淡黄色浆液渗出，部分凝结成淡黄色痂。一般经2～3周，红肿减轻，渗液减少，逐渐完全愈合，但易复发。

亚急性阴囊湿疹由急性阴囊湿疹转变而来，表现为阴囊皮肤轻度变厚和轻度糜烂，鳞屑较多，渗液甚少，仍有剧烈瘙痒。

慢性阴囊湿疹由急性、亚急性湿疹长期不愈，反复发作而来，亦有少数起病即为慢性者。皮损境界明显，炎症改变不显著，主要表现为皮肤肥厚，粗糙，嵴沟明显，干燥，脱屑，呈苔藓样变，皮色呈暗红或深褐色，有抓痕、少量丘疹、血痂、色素沉着；瘙痒剧烈，不时发作，尤以夜间或情绪紧张时更甚，常伴性情急躁、失眠、头昏乏力、腰膝酸软、苔薄等症状。

方法一

1. 药物组成与方法 茵陈、玄参各20克，苦参、紫花地丁各30克，生黄柏、猪苓、茯苓、生薏苡仁、当归、白矾各10克，白鲜皮25克，六一散15克。将上药打成粉末，每袋装60克备用。将药末置于纱布袋内扎紧，置于全自动智能中药熏蒸仪内，注水1000毫升，通电煎煮1小时，将药液温度调至（90±5)℃，蒸气温度为（50±5)℃，熏洗患处。每日1次，每次20分钟，一般熏洗2~3次痒止。

2. 治疗效果 治疗36例，痊愈24例，有效11例，无效1例，总有效率98%。

3. 典型病例 陆某，男，54岁。1990年8月5日就诊。3个月来阴囊部遍发湿疹，奇痒，需热水烫洗方舒，搔溃处滋水淋漓，多方治疗乏效。以上方治疗1周后疹退痒轻，半个月后痒定。

4. 讨论 本病多由外感风湿热之邪或湿热内生，循肝经下注所致。急性者，以湿热之邪为主，常夹风邪。风为阳邪，易袭皮毛腠理；湿为阴邪，其性黏滞弥漫，重浊而趋下。湿热之邪循肝经下注，蕴蓄于阴囊皮肤，而见患部水疱、糜烂、滋流黄水。风湿均易夹热，蕴结经遂，气血不利，营气不从，可致皮肤潮红、灼热、肿胀，舌质红、苔黄腻。方中茵陈、苦参、紫花地丁、生黄柏清热燥湿，解毒；猪苓、茯苓、生薏苡仁健脾渗湿；玄参清热凉血，滋阴化气；当归活血养血，使湿生无着；白矾、白鲜皮、六一散杀虫敛湿止痒。全方可祛湿、清热、活血止痒。

◆◆方法二

1. 药物组成与方法 蛇床子、地肤子、苦参、黄柏、白矾、川椒各20～30克。上药加清水2500毫升，置火上煎熬，煎沸30分钟，过滤去渣取汁，将药液倒入盆内，乘热先熏后洗患处。每日熏洗2～3次，每次30分钟。

2. 治疗效果 治疗本病70例，全部在2～5天内治愈，阴囊瘙痒消失，皮疹或水泡隐没，渗液停止，糜烂的表皮愈合。其中2～3日内痒感消失者30例，3～5日内痒感消失者40例，治愈率100%。

3. 典型病例 朱某，25岁，阴囊瘙痒一周，入夜更甚，以至搔破表皮，浸淫流水，部分糜烂，既痛且痒，有如火燎，痛苦异常。就诊前曾口服核黄素5天，并敷用消炎软膏多次，均无明显疗效。症见：阴囊皮肤潮红湿润，可见散在小水疱，表皮已搔破，可见渗液，部分糜烂。诊断为阴囊湿疹。按上述外治法，取药煎汤熏洗，日3次。次日患者欣喜来告：熏洗1次，痒感即明显减轻。连续熏洗3天，痒感全部消失，渗水停止，糜烂愈合。

4. 讨论 方中苦参、黄柏清热燥湿且能杀虫、止痒，用于周身风痒、疥疮顽癣，对多种皮肤真菌有抑制作用，擅治皮肤湿疹盛痒等症。地肤子用于湿热下注、小便不利皮肤湿疮等症，对多种皮肤真菌均有不同的抑制作用。蛇床子外用有杀虫除湿止痒的作用，能治阴部湿痒、阴道滴虫病。花椒对部分真菌有抑制作用。白矾收湿，生肌，止痒。全方治疗阴囊湿疹，收效良好。

◆方法三

1. 药物组成与方法 外治法。药物组成：苦参60克，白矾50克，芒硝60克，花椒15克，艾叶15克，荆芥15克，黄柏15克，苍术15克。上药加水2500毫升煎煮，取滤液适温后先熏后洗患处。日1剂，每日2次，每次20分钟。

内治法。基本方：当归15克，生地黄20克，赤芍30克，地肤子30克，白鲜皮30克，紫草20克，牡丹皮10克，蝉蜕6克，苦参10克，土茯苓30克，怀牛膝20克，何首乌20克，蛇床子10克，益母草30克，鸡血藤30克。湿热重加黄连10克，炒栀子15克，黄柏10克；肝肾亏损加菟丝子10克，淫羊藿10克。日1剂，水煎取汁400毫升，分2次温服。治疗期间，忌热水、肥皂等刺激物洗，避免搔抓，忌食辛辣及鸡鸭牛鱼虾等发物。10天为1疗程。

2. 治疗效果 共治疗120例，治疗2疗程后，治愈80例，显效28例，好转12例，总有效率100%。其中96例随访1年未复发。

3. 讨论 由于老年人禀赋不耐，肝肾亏损，或由于病情反复发作，迁延日久，以耗血伤阴，化燥生风，复感风湿热毒之邪，阻于肌肤，内外合邪，气血运行失常，湿热蕴于下焦，充于阴囊，浸淫肌肤，以发本病。本病位于阴囊，为厥阴肝经循行部位，故属肝，而肾开窍于二阴，故与肝肾关系密切，因此治疗以扶正祛邪、标本同治为组方原则。治宜活血凉血解毒、清热祛风止痒、滋补肝肾。内服方中生地黄、牡丹皮、紫草、赤芍凉血活血，解毒医疮；地肤子、白鲜皮、土茯苓、苦参、蝉蜕清热燥湿，祛风止痒；何首乌、蛇床子、淫羊藿补肝益肾治其本；怀牛膝益肾活血，引血下行；当归、益母草、鸡血藤行血活血，化瘀通络。外用苦参汤清热，祛风除湿，杀虫止痒，直接作用于病变局部。二方内外合用，凉血活血、清热解毒、燥湿祛风、杀虫止痒，可达标本同治之功效。

方法四

1. 药物组成与方法 根据患者舌及皮疹变化特点进行中医辨证施治，分别采用熏蒸药1、2、3号方（1号方：苦参、白矾、蛇床子、茵陈。2号方：五倍子、蛇床子、紫草、土槿皮、白鲜皮、石榴皮、黄柏、赤石脂、生甘草。3号方：大枫子、苦参、苍耳子、蛇床子、浮萍、艾草），上药针对不同症状分别上机煎，熏患部，1次/天，30分钟/次，10天为1疗程。

2. 治疗效果 治疗本病60例，治愈43例，显效11例，有效3例，无效3例，总有效率90%。1个月后随访只有5例复发。

3. 讨论 本治法中有3个方，若湿疹初起，属湿疹初期，舌苔稍黄腻，皮疹小、红，痒不甚，用1号方，以清热燥湿、敛疮；急性发作期阴囊皮肤弥漫性发红、肿胀，有针头至米粒大小的丘疹、水疱，瘙痒剧烈，甚或因搔抓红斑、丘疹、水疱破裂，有大量淡黄色浆液渗出，舌苔黄腻，用2号方，以清热燥湿、杀虫止痒、敛疮去腐；若主要表现为皮肤肥厚、粗糙，嵴沟明显，干燥，脱屑，呈苔藓样变，皮色呈暗红或深褐色，舌苔黄、枯，用3号方，以清热祛湿、杀虫止痒、祛风、止燥。

女性阴部湿疹

女性阴部湿疹是发生于女阴处的湿疹性妇科疾病。女阴湿疹多因感受风热湿毒等所致。以大小阴唇及肛周皮肤潮红、瘙痒、肿胀、糜烂等为主要表现的妇科疾病。

◆◆方法

1. 药物组成 黄柏、地肤子、龙胆草、苦参、百部、蛇床子各30克，防风、花椒各20克，冰片15克。加减：局部有破溃去花椒加枯矾20克。上药加水煎30分钟，取汁2000~3000毫升，兑溶冰片、枯矾。每天2次，先熏后洗，坐浴20~30分钟。10天为1疗程。

2. 治疗效果 显效27例，有效10例，无效4例，总有效率93%。

3. 讨论 女阴湿疹见于中医学“顽湿”“浸淫疮”“阴痒”等范畴。其病因以风、湿为内因，虫淫为外因。病机为湿邪蕴久化热，湿热下注，与风邪、虫淫搏结，病久则耗伤气血，迁延难愈转为慢性。治疗以清热解毒，燥湿敛疮，祛湿杀虫止痒为法。中药熏蒸有利于药物的渗入发挥其功效，又能起到清洁局部创面，使局部组织温度升高，增加血液循环及单核吞噬细胞系统吞噬能力，提高免疫力，促进炎性渗出物吸收，加速毒素输离患部的作用。

手足湿疹

手足湿疹是湿疹中的一种，发于指背、指端掌面及手背的湿疹，多呈亚急性或慢性，表现为小片、境界不鲜明的结痂斑，表面常有水疱。发于掌部的湿疹，有局限的红斑，边缘不清楚，可见有深在的小水疱、丘疹及浸润肥厚。冬季时常发生皲裂。引起湿疹的外因：在食物方面常见的有鱼、虾等，吸入花粉、尘螨、羊毛等，微生物如体表化脓性球菌和浅表真菌的感染，生活环境中的如日光、炎热、干燥空气，各种动物皮毛、皮屑，及各种化学物质如化妆品、肥皂、合成纤维等。

方法

1. 药物组成与方法 茯苓、白鲜皮、苍术、生地黄、三棱、黄柏、红花各30克，赤芍20克，金银花、白蒺藜、生甘草各15克，荆芥、防风、莪术各10克。采用复方甘草酸苷40毫升加入10%葡萄糖注射液250毫升中，每天1次，静脉滴注，同时配合中药熏蒸。将中药放入中草药离子喷雾治疗仪中，加水800～1000毫升，打开开关，当出现药蒸气时将喷口对准患处，每次20分钟，每天1次。

2. 治疗效果 显效14例，有效23例，无效5例，总有效率88%。

3. 讨论 手足湿疹是由多种复杂的内外因素引起的变态反应性皮肤炎症，是一种常见的皮肤病。中药熏蒸方中荆芥、防风、白鲜皮、防风、金银花能止痒，清热解毒；赤芍、生地黄、黄柏、茯苓清热凉血，健脾燥湿；三棱、莪术、红花活血通经；甘草调和诸药。全方共奏清热祛风、燥湿健脾、活血通经作用。熏蒸时产生大量的蒸气分子，使有效的药物成分通过皮肤吸收直达病所，增加了局部药物浓度，使药物成分发挥最大效能而提高疗效。

皮肤瘙痒

皮肤瘙痒是指无原发皮疹，但有瘙痒的一种皮肤病。皮肤瘙痒症属于神经精神性皮肤病，是一种皮肤神经症疾患。临床上将只有皮肤瘙痒而无原发性皮肤损害者称之为瘙痒症，属中医“痒风”的范畴。全身性原发者，最初仅局限于一处，逐渐扩展至身体大部或全身；局限性者，发生于身体的某一部位，以肛门、阴囊及女阴等处多见。无原发性皮炎，由于搔抓可引起皮肤上出现抓痕、丘疹、血痂、色素沉着、湿疹样变及苔藓样变。为阵发性剧烈瘙痒，瘙痒发作常有定时的特点，感情冲动、环境温度变化及衣服摩擦等刺激，都可引起瘙痒发作或加重。

◆◆方法一

1. 药物组成与方法 地肤子、白鲜皮、土茯苓、当归、蝉蜕、皂角刺、丹参各 100 克，加水 1000 毫升浸泡 1 小时左右，用小火煎熬 30 分钟，去渣取汁备用。先预热熏蒸机，温度调在 39～43℃，打开机盖，协助患者脱衣平躺在机内，将患者头部放在机器外。将准备好的药汁放入熏蒸机后开始治疗。每次恒温 20～25 分钟，7～10 天为 1 疗程。治疗过程中注意观察患者病情变化及温度。治疗完毕 1 小时后洗澡，以延长药物的吸收。

2. 治疗效果 经 1 疗程后，54 例患者，治愈 39 例，显效 11 例，有效 2 例，无效 2 例，治愈率 72%，有效率 98%。仅 1 例治疗结束后出现出汗过多、面色苍白、头晕不适，移至通风处平卧后缓解，其他患者均无不良反应。

3. 讨论 慢性肾衰性皮肤瘙痒的原因目前尚未完全明了。

可能与肾衰时尿素氮、肌酐、尿酸等代谢产物潴留对皮肤刺激，皮脂腺分泌减少及汗腺萎缩致使皮肤干燥有关。中药熏蒸法属外治局部用药，以治标为主，中药通过蒸发器蒸发成蒸气，再通过皮肤的吸收而达到治病的目的。该方法疗效肯定，经济简便，无痛苦，熏蒸后患者神清气爽，皮肤滑润，瘙痒缓解迅速。

方法二

1. 药物组成与方法 当归30克，赤芍、苦参、白鲜皮、荆芥、麦冬、白蒺藜各15克，蝉蜕10克。先将各药粉碎成5毫米大小颗粒，用无菌纱布袋包裹，每袋约130克，浸泡0.5小时后放入气疗仪专用药锅内煎煮产生中药蒸气送入治疗舱，当治疗舱温度达到37℃时，患者脱衣入舱内熏蒸。温度控制在42℃左右，30分钟/次，1次/天。治疗1疗程后评价疗效。

2. 治疗效果 治疗组60例，治愈21例，显效29例，好转7例，无效3例，总有效率83%。3例在治疗时感胸闷不适，降低熏蒸温度后症状缓解。1个月后随访，复发率16%。

3. 讨论 老年性皮肤瘙痒病是皮肤科常见疾病，中药熏蒸方法治疗老年性瘙痒病起效快、疗效好、安全性高、复发率低，患者易于接受。避免了药液对皮肤的浸泡和药物对消化系统的刺激，减轻了肝肾负担，提高了药物利用度；加之温热蒸气的镇静安抚作用，二者快速达到快速止痒、减轻症状的效果。

方法三

1. 药物组成与方法 苦参、黄芩、菊花、丹参、当归、熟地黄、黄芪各30克，冰片1克。开机预热15分钟后，加入过滤后的中药熏蒸剂200～300毫升，控制治疗时间为每次

15～20分钟，温度37～40℃。待有大量的水蒸气，且舱内温度达37℃时扶患者进入舱体。将头部暴露在舱体外，关舱体熏蒸治疗。

2. 治疗效果 观察组40例，痊愈28例，有效11例，无效1例，总有效率97%。

3. 典型病例 囊某，男，61岁。主诉：反复皮肤瘙痒，加重1周。查体：全身皮肤散在条状表皮剥脱的抓痕、血痂及色素沉着。诊断：老年性皮肤瘙痒病。实验室检查：血、尿、便常规及心、肝、肾功能均正常。予以上述方法中药熏蒸治疗2疗程后，瘙痒消失。以后3个月随访1次，随访半年无复发。

4. 讨论 中药熏蒸时药汽中药物成分通过全身大面积皮肤吸收，直达病变部位，增加了病变部位的药物浓度，药汽滋润了皮肤，改善了皮肤干燥情况，也缓解了瘙痒，从而提高患者的舒适度和生活质量。观察组老年性皮肤瘙痒病患者在使用中药熏蒸加皮肤保湿治疗过程中，未发生不良反应，明显提高了治愈率。

疥 疮

疥疮是由于疥虫感染皮肤引起的皮肤病，本病传播迅速，疥疮的体征是皮肤剧烈瘙痒（晚上尤为明显），而且皮疹多发于皮肤皱褶处，特别是阴部。当感染疥疮之后，首先出现的症状是皮肤刺痒，在瘙痒部位同时出现小皮疹、小水疱或结痂等皮疹。其痒甚剧，一般白天稍轻，夜晚加重，往往由于搔抓，遍体搔痕，甚至血迹斑斑，病人难以入睡，疥虫穿入表皮之后，一般需经20～30日的潜伏期才出现皮疹及瘙痒症状。疥疮瘙痒性红色丘疹系疥螨钻入皮肤直接引起；水疱或小脓疱的形成可能是疥螨或角质层内的排泄物作为一种致敏物使表皮和真皮毛细血管扩张渗出所致；隧道系疥虫挖掘所致；结节是机体对疥虫抗原发生超敏反应。疥疮的传染性很强，疥疮是通过密切接触传播的疾病，性生活是主要的传播途径。疥虫离开人体能存活 2～3 天，因此，使用病人用过的衣服、被褥、鞋袜、帽子、枕巾也可间接传染。中药熏蒸治疗疥疮是治疗疥疮的好方法。

◆◆方法一

1. 药物组成与方法 硫黄、雄黄、蛇床子、苦参、白鲜皮等中草药放入熏蒸盆中预热 5 分钟 ，嘱患者入光波浴房内取坐位，湿度根据患者体质调节，治疗时间 20～30 分钟，一天 1 次，治疗后用 10% 硫黄软膏和疥得治交替涂于患处，静滴抗生素预防感染。

2. 治疗效果 治疗组 41 例，痊愈 29 例，显效 10 例，好转 1 例，未愈 1 例，总有效率 98% 。

3. 讨论 疥疮是引起皮肤丘疱疹或水疱的传染性皮肤病，也是引起瘙痒的皮肤病之一。因病程缓慢，可持续数周或数月，本病引起的瘙痒难忍，常严重影响患者的生活。中药熏蒸由于其独特的效果在临床上应用越来越广泛，中草药熏蒸达到杀虫、止痒、解毒的目的，联合光波浴治疗疥疮，治愈率高，疗程短。

◆◆方法二

1. 药物组成与方法 雄黄 30 克，百部 30 克，苦参 30 克，黄柏 30 克，蛇床子 30 克，地肤子 30 克，金银花 30 克。将七味中药浸入 3000～4000 毫升水中煮沸 5 分钟后熏洗全身，每次 30 分钟，每天 1 次，1 周为 1 疗程，停药 1 周后观察疗效。

2. 治疗效果 治疗组64例，痊愈46例，显效8例，无效10例，总有效率84%。

3. 讨论 采用中药熏洗治疗，雄黄、百部、蛇床子燥湿杀虫，地肤子、金银花、苦参、黄柏清热解毒祛风止痒，迅速杀灭疥虫。缓解剧烈瘙痒，见效快，无臭味，易于被患者接受，治愈率高，值得临床推广。治疗需要注意，治疗前须先用热水肥皂洗澡。同居一室者需一起治疗，以避免反复交叉感染。疗程结束后，衣物及被具需煮沸消毒，不能煮的可水烫或日晒。

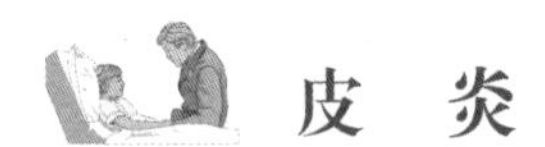

皮　炎

皮炎和湿疹常作为同义词用来指一种皮肤炎症，代表皮肤对于化学制剂、蛋白、细菌与真菌等种种物质的变应性反应，可分为接触性皮炎、神经性皮炎、脂溢性皮炎、激素依赖性皮炎、过敏性皮炎、蚊虫叮咬型皮炎、新生儿尿布皮炎等。本病的临床表现多种多样，其炎症可由急性到慢性，反复发作，剧烈瘙痒。皮疹在不同年龄阶段有不同表现。不良生活习惯，如常用过热的水洗脸，或过频地使用香皂、洗面奶等皮肤清洁剂，平时不注意对紫外线的防护等，这些理化刺激都会改变或损伤皮肤的保护屏障和血管调节功能。现就几种皮炎的熏蒸疗法治疗介绍如下。

接触性皮炎

接触性皮炎是皮肤黏膜由于接触外界物质，如化纤衣着、化妆品、药物等而发生的炎性反应。其临床特点为在接触部位发生边缘鲜明的损害，轻者为水肿性红斑，较重者有丘疹、水疱甚至大瘢痕，更严重者则可有表皮松解，甚至坏死。如能及早祛除病因和做适当处理，可以速愈，否则可能转化为湿疹样皮炎。中医认为变态反应性接触性皮炎的发病机理主要为人禀性不耐，皮毛腠理不密，外受辛热之毒（接触某些物质），毒热蕴于肌肤而成病。

◆方法

1. 药物组成与方法 马齿苋 50 克，生地榆 30 克，金银花 30 克，黄柏 30 克，苦参 30 克，杠板归 30 克，地肤子 15 克，白矾 10 克。水煎液，浓度 10%~20%，先熏后洗，每天 2 次，每次 15 分钟。5 天为 1 疗程，观察 2 疗程后判定疗效。

2. 治疗效果 本组 56 病例，痊愈 40 例，显效 12 例，有效 4 例，总有效率 100%。

3. 讨论 头面部接触性皮炎是指头面部皮肤接触外界环境物质后通过直接刺激或间接变态反应而发生的炎症性疾患。采用药浴疗法治疗头面接触性皮炎，既能针对病因、病位发挥作用，增加病灶局部有效药物浓度，清除渗出物及污染物；又能通过湿热刺激使局部的血管扩张，使药性从毛孔而入，贯通孔窍、腧穴、经络，输布全身，起到内外合治的双重作用。

神经性皮炎

神经性皮炎又称慢性单纯性苔藓，是以阵发性皮肤瘙痒和皮肤苔藓化为特征的慢性皮肤病。神经性皮炎与中医的“牛皮癣”“摄领疮”等相类似。因风湿蕴肤，经气不畅所致。好发于颈部、四肢、腰骶，以对称性皮肤粗糙肥厚、剧烈瘙痒为主要表现的皮肤性疾病。为常见多发性皮肤病，多见于青年和成年人，儿童一般不发病，夏季多发或季节性不明显。中医认为，此病主要以内因为主，由于心绪烦扰、七情内伤、内生心火而致。

◆◆方法一

1. 药物组成与方法 芒硝15克，白矾10克，苍术15克，黄柏15克，苦参20克，蛇床子20克，狼毒20克，白鲜皮15克，防风15克，雄黄15克，土茯苓20克，荆芥10克，透骨草15克。用煎煮好的中药，乘热熏洗患处，待温度降低后，淋洗20分钟，一天2次，1剂/2天，10剂为1疗程。有苔藓样变的患者，加局部注射泼尼松龙和利多卡因，每周1次，3周为1疗程。

2. 治疗效果 63例中，治愈42例，有效15例，无效6例，总有效率90%。

3. 典型病例 黄某，女，29岁，农民。自述颈后、肘后两处局部瘙痒，常因饮酒或进食辛辣食物后瘆痒加剧。检查确诊为神经性皮炎。用上述中药熏洗1疗程，颈后及两侧患处加以局部注射强的松龙和利多卡因1疗程，临床症状消失，随访6个月未复发。

4. 讨论 神经性皮炎多因湿热生虫，蕴结肌肤，阻遏脉络，肌肤失养所致。治宜燥湿杀虫，疏风止痒，活血通络。上述诸药合用，具有燥湿杀虫，清热散结，祛风止痒，调和血脉等协同作用。共奏疏通腠理，濡养肌肤，宣拔邪气，杀虫止痒之功；使药力长时间直达病所，见效快。

◆◆方法二

1. 药物组成与方法 芒硝15克，白矾10克，苍术15克，黄柏15克，苦参20克，蛇床子20克，狼毒20克，白鲜皮15克，防风15克，雄黄15克，土茯苓20克，荆芥10克，透骨草15克。除芒硝、白矾外，其他药物加适量清水，浸泡30分钟，煎煮20分钟，再纳入芒硝、白矾。待其溶化，过滤出药液，药渣再煎，取2次药液混合，再平均分作2份，每份为1日量，乘热熏洗患处，待温度降低后淋洗20分钟，每天2次，每2天1剂，10剂为1疗程。有苔藓样变的患者，加局部注射强的松龙和利多卡因，每周1次，3周为1疗程。

2. 治疗效果 治疗53例，治愈32例，显效15例，无效6例，总有效率为89%。

3. 典型病例 黄某，男，37岁，农民。自述颈后、肘后两处局部瘙痒6个月余，常因饮酒或进食辛辣物质等瘙痒加剧。检查后确诊为神经性皮炎。治宜燥湿杀虫，疏风止痒，和血通络。用上述中药熏洗1疗程，颈后及两侧患处加以局部注射强的松龙和利多卡因1疗程，临床症状消失，随访6个月未复发。

4. 讨论 神经性皮炎可受多种因素的影响，治疗期间尽量避免鱼虾海鲜、牛羊肉、辛辣刺激性食品等，多吃水果和蔬菜，避免饮酒。剪短指甲，防止搔抓致破、继发感染。内衣应宽松，柔软材质。应养成良好的卫生习惯，搞好个人卫生，不要用过热水及肥皂等碱性洗涤用品洗擦。使用润肤产品，止痒兼修护皮肤。瘙痒剧烈者，可口服抗组胺药，如盐酸西替利嗪等。尽可能避免使用含激素成分的药膏，以免形成激素依赖性皮炎。

脂溢性皮炎

脂溢性皮炎，慢性经过，易反复发作，常伴为毛囊炎、睑缘炎，面部常与痤疮、酒渣鼻螨虫皮炎并发。临床表现为头皮部位开始为轻度潮红斑片，上覆灰白色糠状鳞屑，伴轻度瘙痒，皮疹扩展，可见油腻性鳞屑性地图状斑片；严重者伴有渗出、厚痂、有臭味，可侵犯整个头部。头发可脱落、稀疏。饮食太过肥甘油腻、痤疮、滥用护肤品、精神因素、遗传因素等都可以导致该病。

◆◆方法一

1. 药物组成与方法 苦参20克，白鲜皮20克，地肤子20克，白芷20克，大黄15克，侧柏叶30克，土槿皮15克，川椒15克，连翘25克，黄柏15克。将上述药物用2000毫升清水放入砂锅内浸泡4小时，先武火后文火煮沸30分钟，过滤后再加水煮1次，2次药液共倒入盆内，待温后将患处浸入，每日1次熏洗，每次30分钟，后用清水冲洗。1剂药连用3天，3剂为1疗程。病人经2疗程多可获愈。

2. 治疗效果 治疗1例，痊愈。

3. 典型病例 周某，男，35岁。头部瘙痒，脱屑5年，患者曾用多种方法治疗均无明显效果，皮损逐渐加重增多，并伴脂溢性脱发，现整个头部、眼眉等处可见一层白色鳞屑，双眉因搔抓而稀少。给予中药煎汤洗1剂后，瘙痒明显好转，鳞屑显著减少，续用4剂后，诸症消失，皮肤恢复而痊愈。随访2年未见复发，并见头发及眉毛浓密而黑。

4. 讨论 研究发现，脂溢性皮炎的发生与消化功能失常，以及进食糖类、脂肪类食物过多有关。患者治疗应注意控制饮食，禁止饮酒，少食辛辣、鱼虾海鲜、牛羊肉、狗驴肉等刺激性及油腻食物，多食蔬菜、水果，多饮水。

激素依赖性皮炎

激素依赖性皮炎是由于长期反复不当的外用激素引起的皮炎。同一部位外用高效皮质类固醇激素 3 周以上，皮肤出现红斑、丘疹、干燥脱屑、萎缩、萎缩纹、毛细血管扩张、紫癜、痤疮、色素沉着异常、酒渣鼻样皮炎、口周皮炎、光过敏、多毛、不易辨认的癣、鱼鳞病样变化等继发症状等。其发病机理尚未完全明确，可能与皮质激素所致的皮肤萎缩有关，皮肤萎缩导致角质层变薄，真皮乳头退变，皮肤失去了防止水分丧失的屏障，迅速引起干燥、发炎。皮肤脱水可能是使正常或已有病变的皮肤产生炎症的主要原因。

方法

1. 药物组成与方法 黄芩、杠板归、马齿苋、苦参、白鲜皮各 20 克，苍术 15 克。立即停用皮质类固醇激素，治疗组口服盐酸西替利嗪 10 毫克/次，1 日/次；外用该方，用 JY－V 中药熏蒸按摩治疗机熏蒸气（40℃）治疗，两组疗程均 2 周。

2. 治疗效果 治疗组 56 例，痊愈 21 例，显效 13 例，好转 7 例，无效 15 例，总有效率 51%。

3. 讨论 中医学认为，激素依赖性皮炎多因先天禀赋不足，皮毛腠理不密，风、热、毒邪阻滞面部，浸淫血脉所致，治宜清热、解毒、凉血、祛风、止痒为主。中药熏蒸气的治疗，可使面部皮脂腺分泌增加，毛孔扩张，使淤积的皮脂得以排出。熏蒸气的温湿作用，使毛孔皮脂导管的角化异常得以缓解，可阻止病变继续发展。本方与抗过敏西药合用，既能治疗因停用皮质类固醇激素而出现的面部皮炎，又能治疗原发性皮肤过敏疾病，是临床治疗激素依赖性皮炎较安全的方法。

过敏性皮炎

过敏性皮炎是由过敏原引起的皮肤病，主要是指人体接触到某些过敏原而引起皮肤红肿、发痒、风团、脱皮等皮肤病症。具体的过敏原可以分为接触过敏原、吸入过敏原、食入过敏原和注射入过敏原四类。每类过敏原都可以引起相应的过敏反应，主要的表现是多种多样的皮炎、湿疹、荨麻疹。

◆◆方法

1. 药物组成与方法 连翘、苍术各10克，地肤子30克，白芷、苦参各9克，生地黄20克，滑石15克，川椒6克，地骨皮12克，薄荷6克。上药入盆内水煎，用无菌巾蘸药热敷熏洗患部30分钟，每天2~3次，熏洗后用无菌纱布将创面药水吸干，有水疱者将其刺破，然后用无菌干布覆盖固定。用中药熏洗时停用其他一切外用药。

2. 治疗效果 一般熏洗3~4次，患部灼热、奇痒顿减，可避免因奇痒搔抓可能造成的感染和疼痛。113例熏洗3天即无渗出，基本不痒，灼热感消退。5~7天后炎区皮肤干燥，且水疱形成痂皮脱屑。

3. 讨论 症见湿热征象，以上中药熏洗方有解毒清热、化湿止痒之功效。笔者临床使用时也结合辨证施治，热重于湿时，重用连翘、生地黄、地骨皮、薄荷；湿重于热时，重用苦参、苍术、滑石；痒甚时重用地肤子、白芷、川椒。

新生儿尿布皮炎

尿布皮炎是婴儿臀部受尿液、粪便以及不洁潮尿布刺激、摩擦后，引起皮肤发红，重者可出现皮肤糜烂及表皮剥脱，为婴儿肛门周围及臀部等尿布遮盖部位发生的接触性皮炎，甚至可导致败血症的发生。发生于乳婴儿，皮损常局限于接触尿布的部位，如臀部凸隆部、外阴部、下腹和股内侧等部，其范围与尿布遮盖部位相当。皮损初发为轻度潮红肿胀，病程中可出现丘疹、水疱、糜烂等。有继发感染者可出现脓疱及浅溃疡。尿布质地不适及更换不及时，尿布洗涤不净、残留尿渍及粪便，病原菌感染等均容易引发此病。

方法

1. 药物组成与方法 马齿苋、车前草、苦参各20克，鱼腥草、白鲜皮、蒲公英各15克，黄柏10克。煎取200毫升外洗液，取外洗液100毫升加70℃热水至2000毫升，先熏洗患处5~6分钟，待水温降至39℃，再反复洗3~4分钟。再加用吹氧疗法：氧气流量4~5L/min，距患处约2厘米，每次10分钟，吹氧后酌情外涂凡士林保护皮肤。

2. 治疗效果 治疗2天后，25例中，痊愈12例，显效9例，进步4例，无效0例，总有效率84%；治疗4天后，痊愈21例，显效4例，总有效率100%。

3. 讨论 由于小儿皮肤娇嫩，容易感受外界热毒之邪，而尿布被大小便浸湿后，如不及时更换，或长时间使用橡胶、塑料尿布、垫布等不透气、不吸潮的材料，湿与热合，湿热之邪侵犯臀部皮肤致病。小儿的表皮薄，角质层不完善，有丰富的血管，对其表面物质有较高的吸收和透过能力，故熏洗能取得良好的效果。

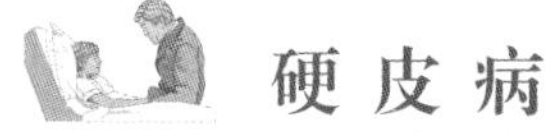

硬皮病

硬皮病现称系统性硬化症。顾名思义，就是皮肤变硬的疾病。临床上以局限性或弥漫性皮肤增厚和纤维化为特征，并累及心、肺、肾、消化道等内脏器官的结缔组织病。皮肤的改变是系统性硬化症的标志性症状。但病变程度差别很大，轻者仅有局部皮肤的硬化和钙化，严重者可出现全身广泛性皮肤硬化增厚。硬皮病是一种全身性结缔组织病。病因与遗传和免疫异常有关，多发于育龄妇女。其病变特点是胶原增生，炎症细胞浸润，血管堵塞，缺血性萎缩，免疫异常。临床表现为硬皮，雷诺现象，关节痛和内脏损害。硬皮病属于中医之“皮痹”“肌痹”之范畴，其病因主要是由于素体阳气虚弱，津血不足，抗病能力低下，外被风寒诸邪浸淫肌肤，凝结腠理，痹阻不通，导致津液失布，气血耗伤，肌腠失养，脉络瘀阻，出现皮肤硬如皮革，萎缩，汗孔闭塞不通而有出汗障碍，汗毛脱落等症状。

方法一

1. 药物组成与方法 黄芪、丹参、伸筋草、威灵仙、马鞭草、生地黄各 30 克，鸡血藤 15 克，桃仁、红花、川芎、茯苓皮各 10 克。将熏蒸方药倒入治疗机内的药罐中加热煮沸，把机内温度控制在 40℃左右，患者裸露只穿短裤坐于机中。机内温度维持在 40℃上下。每次熏蒸 20 分钟，以患者感觉适宜为度。

2. 治疗效果 治疗后皮肤硬度积分、关节功能积分均较治疗前有显著改善。

3. 讨论 皮肤硬化是硬皮病的主要表现，因硬化位于体表，口服药到达局部的浓度较低，临床上需长期服药。而中药服用时间较长后常致腹胀、纳呆，病人难以坚持。药物熏蒸疗法是在中医整体观念和辨证论治基础上，以内病外治为目的的传统外治方法，通过中药煎剂熏蒸患者局部或周身，刺激体表穴位，激发经气，调动经脉，从而达到调气血、疏经脉、调整脏腑功能、扶正祛邪的作用。且能减少服中药时出现的恶心、进食减少、腹泻等不良反应。

◆方法二

1. 药物组成与方法 桂枝、苏木、羌活、艾叶、地骨皮、侧柏叶、千里光、枫球、苦参、苍术各 60 克。将熏洗方药倒入中草药熏蒸治疗机内的药罐中加热煮沸，把机内温度控制在30℃左右，患者裸露只穿短裤坐于机中，机内温度从 30℃ 开始，逐渐增至 50℃，每次熏蒸 15 分钟，然后将已煮沸的药水去渣取液，倒入准备好的药浴池内，加入食醋 200 毫升，患者全身浸入药液中，同时用药液浸湿毛巾敷面，水温保持在50 ~ 60℃，每次浸浴 15 ~ 30 分钟。

2. 治疗效果 治疗组 36 例，显效 19 例，有效 14 例，无效 3 例，总有效率 92%。

3. 讨论 本病多由于脾肾阳虚、寒邪凝结、经脉痹阻、气滞血瘀所致，在中药补脾益肾、温经散寒、祛风除湿的基础上，立中药熏洗方，采取中药熏洗 + 中药口服治疗硬皮病疗效显著，能有效解除血液浓、黏、聚的状态，扩张周围血管，降低全血黏度，调节血液的理化特性，无毒副作用。

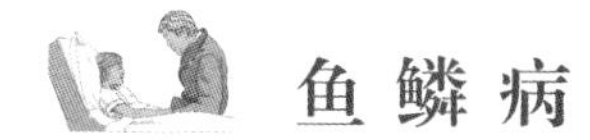

鱼鳞病

鱼鳞病，是一种常见的遗传性皮肤角化障碍性疾病，旧称鱼鳞癣，中医称蛇皮癣。特点是存在过多的干表面鳞片，它被视为障碍角化，是由于不正常的表皮细胞分化或代谢。多于儿童时发病，主要表现为四肢伸侧或躯干部皮肤干燥、粗糙，伴有菱形或多角形鳞屑，外观如鱼鳞状或蛇皮状，重者皮肤皲裂、表皮僵硬、导致自身汗毛稀少、排汗异常，致使体内水液代谢失衡，影响内分泌系统。共同特点为四肢伸侧或躯干部发生很多干燥、粗糙状如鱼鳞的角化性鳞屑，有深重斑纹，好起白皮。寒冷干燥季节加重，温暖潮湿季节缓解，易治但容易复发。一些民间医学工作者认为，鱼鳞病的发生是由于遗传原因导致体内某种物质代谢障碍，这种代谢遗留物不易从肾脏排泄，却与皮肤有较强的亲和力，当它在体内积聚到一定程度时，就逐渐通过皮脂腺、汗腺分泌到体外，从而达到排泄清除的目的。

◆方法一

1. 药物组成与方法 冬虫夏草3克，红参15克，艾叶10克，何首乌15克，当归30克，蝉蜕10克，薄荷10克，水蛭10克，没药10克，丹参10克，川芎10克，地龙10克，蛇蜕10克。治疗温度控制在45~50℃，时间30分钟/次，1~2次/日，连续熏蒸治疗7天，每隔2日外涂由以上中药制成的软膏，3个月为1疗程。

2. 治疗效果 治疗组203例，治愈23例，显效177例，无效3例，总有效率98%。两年内随访122例，复发26例，复发率21%。

3. 讨论 本病病机为精气难生，精血失布，皮肤肌腠失于煦养，既有真气虚衰、精血亏损，又有真气失布，精微难达。中药熏蒸气化导入疗法是通过熏蒸将药力和热力有机结合在一起，使高效的中药成分进行有机结合，并通过物理作用形成微小粒子，溶入水蒸气中，增强角质层的水合作用，促进皮肤对药物的吸收作用，降低皮肤细胞内胆固醇硫酸酯的堆积，进而达到治疗的目的，是治疗寻常性鱼鳞病一种行之有效的方法。

方法二

1. 药物组成与方法 防风2克，升麻2克，蛇蜕3克，牛蒡子2克，白鲜皮2克，薄荷5克，地肤子2克等。将以上20余种中药粉碎装袋，放入熏箱水内熏蒸，对不同类型的病人用不同的熏蒸治疗时间进行熏蒸。

2. 治疗效果 共80例，治愈率98%。

3. 典型病例 柴某，男，20岁。大疱型鱼鳞病，采取适当延长熏蒸时间，轻搓熏蒸后外搽润肤剂。在治疗10次后，其全身病灶消除，皮肤恢复了应有的光润。

4. 讨论 用中药熏蒸治疗鱼鳞病，能在短时间内使患者鱼鳞屑脱落，斑纹逐渐消失，皮肤恢复光滑细腻，长出汗毛，具有疗程短、见效快的特点。

方法三

1. 药物组成与方法 甘草30克，麻黄、桂枝、赤芍、炒杏仁、葛根各60克，羌活、防风、荆芥各30克，共煎取汁2000毫升。用药汁沐浴每日2次，每次30分钟。同时配合针刺，取穴足三里，用补法，留针20分钟；四缝穴，用泻法。每日2次。

2. 治疗效果 2个月后患儿皮肤微有汗出，鳞屑减少；再治3个月后，患儿皮肤光润滑腻有泽，无附鳞屑，随访至今未复发。

3. 典型病例 谢某，女性，5岁。患儿出生后全身皮肤干燥，上附一些白色细小鳞屑，汗液分泌少。曾经多方治疗无效。辨证为先天营血不足，后天脾胃失养。予中药外洗，配合针刺治疗。2个月后患儿皮肤微有汗出，鳞屑减少；再治3个月后，患儿皮肤光润滑腻有泽，无附鳞屑，随访至今未复发。

4. 讨论 本病为先天营血不足，后天脾胃失养，以致血虚生风而化燥，无以濡养肌肤所致。中药取麻桂各半汤加味外洗，可宣肺气、开腠理、调营卫；针刺能补脾胃，脾胃健运则气血生化有源，血气充足，通过肺的宣发肃降营运全身，外达皮毛。两者配合，营血生化有源，传输有道，肌肉有所养，以致痊愈。

系统性红斑狼疮

系统性红斑狼疮是一种侵犯皮肤和多脏器的全身性自身免疫病。发病缓慢，隐袭发生，临床表现多样、变化多端、涉及许多系统和脏器的自身免疫性疾病，由于细胞和体液免疫功能障碍，产生多种自身抗体。可累及皮肤、浆膜、关节、肾及中枢神经系统等，并以自身免疫为特征，患者体内存在多种自身抗体，不仅影响体液免疫，亦影响细胞免疫，补体系统亦有变化。发病机理主要是免疫复合物形成，确切病因不明，病情呈反复发作与缓解交替过程。

◆◆方法

1. 药物组成与方法 半枝莲、半边莲、赤芍、青蒿、黄芩各60克，白花蛇舌草、重楼、黄芪、益母草各100克，半夏、白术、红花、杜仲各40克，陈皮20克。置于中药熏蒸治疗仪中，治疗温度一般在42～55℃，根据患者耐受能力设定，每次40分钟，每天1次，15天为1疗程。共6疗程。

2. 治疗效果 临床痊愈3例，显效20例，有效7例，无效2例，总有效率94%。治疗组共出现7例不良反应：白细胞下降4例，继发感染2例，心动过速1例。

3. 讨论 系统性红斑狼疮属于中医“痹证”范畴，其病因病机为先天禀赋不足，后天七情内伤，感受外邪，致使人体阴阳气血失衡，气滞血瘀，阻隔经络关节，毒邪犯脏，内外合邪而发病。上述方剂采用中药熏蒸，可以减少对胃肠道刺激，降低不良反应的发生。其总的疗效与环磷酰胺联合羟氯喹相当。

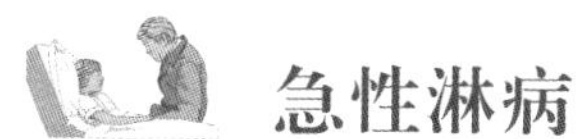

急性淋病

淋病是由淋病双球菌通过性交活动传染，以泌尿、生殖器官病变为主的传染性疾病。急性淋病是淋病的初期，其临床症状有尿痛、尿频、排尿困难、尿道烧灼感等急性尿道炎的症状，有黄色脓性白带增多，外阴部烧灼感，外阴、阴道口及尿道口充血、红肿，若有尿道旁腺炎，以手指从阴道前壁向上压迫尿道时，可见尿道旁腺开口处有脓性分泌物外溢。本病属中医学“淋证”“白浊”范畴，中医认为其病因为湿热下注，治宜清热除湿、解毒通淋。

◆◆方法一

1. 药物组成与方法 采用常规抗生素治疗的同时全部病人配用苦参、蛇床子、白鲜皮、土茯苓、黄柏各 15 克，川椒 6 克。上药置于全自动熏蒸药浴仪器内，注水 3000 毫升，通电预热 15 分钟，熏蒸仪温度调至 43 ~45℃，熏蒸时间 20 ~30 分钟，水温适合时蘸洗外阴部，冲洗阴道 1 日 1 次。2 周为 1 疗程。

2. 治疗效果 共治疗 100 例，用青霉素 G 治疗的 23 例病人，用药 7 天复查涂片，治愈率为 87%；54 例选用壮观霉素治疗患者注射 1 支复查治愈率 96%，2 例病人经第二次注射后痊愈；另 23 例淋病患者口服氟哌酸治疗 3 天，停药 3 天后复查涂片均为阴性，治愈率100%。

3. 讨论 采用青霉素、壮观霉素、氟哌酸抗生素，配合中药熏洗，疗效佳。中药方中苦参、黄柏清热燥湿，有广谱抗菌作用，蛇床子、川椒、白鲜皮杀虫止痒，土茯苓利水渗湿，泄浊通淋，是治疗梅毒、淋病的要药，青霉素、壮观霉素、氟哌酸对淋病双球菌有较强的抑制作用。本法中西医结合，获效良好。

方法二

1. 药物组成与方法 内服方：苍术15克，黄柏15克，怀牛膝15克，革薢10克，灯心草15克，竹叶15克，刘寄奴15克，苦参8克，泽泻15克，瞿麦15克，萹蓄15克，蒲公英15克，紫花地丁15克，栀子15克，败酱草15克，甘草10克。水煎温服，每日1剂，分2次服，每次服250毫升。坐浴方：蛇床子25克，地肤子25克，川椒20克，枯矾（后下）10克，百部20克，苦参50克，黄柏50克，甘草10克。煎药液3000～4000毫升，每次先以温水洗净外阴部，再用药液熏洗坐浴30～50分钟，以感觉水温热为宜。外用药物：生石膏50克，青黛10克，冰片10克，麝香2克，雄黄5克，蒲黄炭20克，黄柏15克，甘草5克。先将黄柏、甘草共研细粉过120目筛，再与其他药共研细粉备用。每日1次，每次2克，坐浴后擦干，用灭菌棉签蘸药粉撒于阴道内外的大小阴唇沟、皱褶及外阴部。连用10～30天。治疗期间禁食辛辣，避免过劳及性生活，嘱其伴侣同时治疗。

2. 治疗效果 治疗11例，治疗10～30天，7例痊愈，3例好转，1例无效，总有效率91%。平均疗程21天。

3. 讨论 以清热利湿通淋，杀虫止痒为治疗原则。根据女性的生理解剖特点和女性淋病的致病特点，采取多途径给药，内服清热利湿通淋药，配以煎剂坐浴“透析”治疗，外用杀虫止痒药粉，以增强药物浓度和局部药物吸收，内外同治，使热得以清，湿得以利，虫得以杀，病得以愈。本疗法对急性初期患者效果较好。

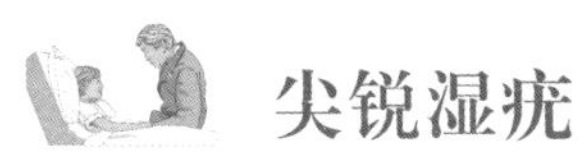

尖锐湿疣

尖锐湿疣又称生殖器疣（阴部疣）、性病疣，是由人类乳头瘤病毒（HPV）感染引起的一种性传播疾病，好发于冠状沟、龟头、包皮、系带、尿道口，少数见于阴茎体部，病初为淡红或污红色粟状大小赘生物，形态如丘疹状、乳头状、菜花状、鸡冠状，性质细嫩，顶端稍尖，无痛痒感，渐渐长大或增多。尖锐湿疣属于中医“千日疮”范畴，《灵枢·经脉》篇有“疣目”“千日疮”“枯筋箭”之称，因生于两阴皮肤黏膜交接处的疣由于湿润、柔软，形如“菜花”，污秽而色灰，故民间有“菜花疮”之称，也有名之曰“瘙瘊”，俗称“臊瘊”。本病主要是湿热邪毒外侵以及正虚邪恋所致，临床可见湿热下注证：症见或有肛周皮损潮湿红润，或有包皮过长，常伴口苦，口黏，口渴不喜饮水，大便黏滞不畅，小便黄，舌红苔黄腻，治宜清利湿热、解毒消疣；外染毒邪证：多见疣体增大迅速，或合并梅毒、淋病，有明确的不洁性交史，自觉症状常较轻或无，舌脉亦可正常，治疗宜清热解毒；气血瘀滞证：症见疣体灰暗，皮损暗红或暗褐色，增长缓慢，经久不消，或有疼痛，舌暗淡，苔薄白，治疗宜理气活血、化瘀散结。

◆◆方法一

1. 药物组成与方法 应用多功能治疗仪进行治疗，其主要技术参数：电源电压220V，频率50Hz，功率≤100W，输出指示 0 ~ 20V（连续可调）。常规消毒铺巾，以 1% 利多卡因局部浸润麻醉，然后以高频电针针头垂直或斜向接触皮损有蒂的根部，逐个汽化消除疣体组织，深度 1 ~ 2 毫米，或逐个连续点状扫射法对皮损处进行汽化凝固碳化或切除，持续 30 ~ 60 秒。手术时间数分钟至 1 小时。术后 2 天开始以中药熏洗。中药熏洗方：蛇床子 30 克，板蓝根 30 克，木贼草 20 克，大青叶 20 克，黄连 20 克，黄柏 20 克，防风 20 克，苦参 15 克，苍耳子 15 克，地肤子 15 克，土茯苓 15 克，泽泻 15 克，百部 15 克。上药加水 2000 毫升，煎至 1500 毫升，将药液滤盆内，以蒸气熏患处，待水温降至 37℃ 左右后坐浴 30 分钟。每日 1 剂，早晚各 1 次，连用 30 天。坐浴后伤口涂百多邦软膏。

2. 治疗效果 治疗组 55 例，痊愈 48 例，复发 7 例，痊愈率 87%，复发率 13%。

3. 讨论 多功能治疗仪电灼切除术可在祛除病灶的同时高温杀灭皮损周围潜在的病毒，汽化层下薄层的凝固层可阻止出血，保护表层组织，加之笔式操作杆操作方便，易对准皮损，不伤及正常组织，具有安全、痛苦少、出血少的优点。中医学认为本病多与湿、热、毒有关，故笔者以清热利湿解毒原则遣方用药，全方具有清热、解毒、祛湿、杀虫、止痒之功效。方中药物有不同程度的调节免疫、抗病毒作用。大青叶、板蓝根清热凉血，解毒，药理研究表明其有杀死病毒、调节免疫功能；黄连、黄柏、苦参清热燥湿，有广谱抗菌作用；蛇床子、苍耳子、地肤子、百部杀虫止痒；土茯苓、泽泻利水祛湿；木贼草含有犬问荆碱、阿魏酸和胸腺嘧啶，有干扰病毒 RNA 合成的作用，可以抑制病毒生长消灭病毒。全方既可驱除外染毒邪，又可清热除湿、杀虫止痒，获效良好。

◆◆方法二

1. 药物组成与方法 大黄30克，黄柏30克，五倍子30克，木贼30克，香附30克，大青叶20克。每天1剂，生药加水至2000毫升，水煎后先熏患处，待温度适中后用纱布蘸药液浸洗患处，每次30分钟，7天为1疗程，连用2疗程。

2. 治疗效果 治疗30例，2疗程后，23例疣体完全脱落，7例疣体明显缩小，继续用药3～5天疣体脱落。总有效率100%。

3. 讨论 中药熏洗法治疗尖锐湿疣是直接作用于病灶部位，可增强局部抗病毒及抗菌消炎作用，且也能使原病灶及周围亚临床感染病灶得到控制。本方治则以清热利湿、解毒化瘀为主。方中大黄泻火解毒，活血破积、消瘀，黄柏清热燥湿、解毒，五倍子软坚散结，木贼、香附疏肝散疣，大青叶清热解毒。诸药合用局部熏洗，药力能直接作用于病灶，促使病灶部位毛细血管扩张，有利于药物渗透吸收，从而达到消除病因、祛除疣体的目的。

参考文献

[1] 钟荣，杨瑾，熊慧萍．中药熏蒸治疗荨麻疹[J]．南方护理学报，2004，11（9）：6.

[2] 刘燕婷，刘妍妍．中药全身熏蒸治疗慢性荨麻疹42例[J]．中医外治杂志，2009，18（1）：38.

[3] 唐家琴，曾正英，袁学辉．中药熏蒸治疗慢性荨麻疹疗效观察[J]．中国医院指南，2008，6（4）：88.

[4] 杨洪浦，吕兵波，蒋俊青，等．中药熏蒸治疗银屑病[J]．中

国麻风皮肤病杂志，2006，22（1）：41.

［5］于德宝，渠鹏程，刘鸣．中药熏蒸治疗寻常性银屑病疗效观察［J］．中国皮肤性病学杂志，2005，19（3）：173.

［6］邹学敏．中药熏蒸配合PUVA治疗寻常型银屑病的疗效观察与护理［J］．中医外治杂志，2007，16（6）：28－29.

［7］刘满堂．中药熏洗治疗肛门皮肤癣86例［J］．中医外治杂志，2002，11（2）：21－22.

［8］高宜云，月清，朱吾娟，等．中药熏蒸治疗痤疮的临床观察［J］．浙江中西医结合杂志，2003，13（5）：317.

［9］王晓红．中药熏蒸法治疗痤疮60例［J］．南京中医药大学学报，1997，13（5）：309.

［10］苏丽，赵希森，陈冬菊．中药外洗治疗痤疮［J］．中医外治杂志，2000，9（2）：48－49.

［11］韩桂香．熏蒸、湿敷法治疗热毒蕴结型痤疮［J］．江苏中医药，2006，27（12）：32.

［12］张傲清，黄丽珍．中药熏洗法治疗寻常型痤疮疗效观察［J］．临床皮肤科杂志，1995，（5）：326.

［13］焦健，张梦，梁玉平．中药熏洗治疗寻常型痤疮31例［J］．航空军医，2003，31（2）：83.

［14］王葆琦，郭亚范，彭芳．中药熏洗法治疗寻常型痤疮35例［J］．吉林中医药，2002，22（2）：35.

［15］陈爱军，黄欣，陈瑾，等．中药熏蒸联合治疗带状疱疹的临床疗效观察［J］．重庆医科大学学报，2007，32（5）：534.

［16］张向荣，孟旭芳．中药熏蒸治疗带状疱疹12例分析［J］．实用中医内科杂志，2004，18（5）：468－469.

［17］李燕芳，严张仁．中药内服联合熏蒸治疗带状疱疹后遗症神经痛31例［J］．中国民间疗法，2006，14（9）：60.

［18］王中良．祛湿止痒汤熏洗治疗肛门湿疹66例［J］．陕西中医，2007、28（4）：454.

[19] 来文华，顾科峰，高宜云．四物消风汤加中药熏蒸气治疗慢性湿疹[J]．浙江中西医结合杂志，2010，20（6）：368.

[20] 潘平才．中药熏洗治疗肛门湿疹80例观察[J]．实用中医杂志，2011，27（2）：110.

[21] 于庆平．中药煎汤熏洗治疗阴囊湿疹七十例[J]．湖北中医杂志，1985（2）：6.

[22] 庞彦青，玉树敬．中药内外合用治疗老年性阴囊湿疹120例[J]．河北中医，2008，30（11）：1174.

[23] 杨万军，刘丽华．中药熏蒸治疗阴囊湿疹疗效观察[J]．皮肤病与性病，2009，31（2）：30.

[24] 王铎，王翠芳，刘弘．中药熏洗坐浴治疗女阴湿疹40例皮肤瘙痒[J]．新中医，2003，35（5）：55.

[25] 廖烈兰．复方甘草酸苷静脉滴注联合中药熏蒸治疗手部湿疹疗效观察[J]．中国中西医结合杂志，2007，27（8）：682.

[26] 陈丽．中药熏蒸治疗婴儿湿疹325例疗效观察[J]．浙江预防医学，2008，20（12）：55.

[27] 张盛芝，刘玉，熊晓美．中药熏蒸法治疗尿毒症患者顽固性皮肤瘙痒[J]．郧阳医学院学报，2007，26（5）：318.

[28] 李冬，夏珏，吴先伟，等．中药熏蒸治疗老年性皮肤瘙痒病临床观察[J]．中国皮肤性病学杂志，2008，22（7）：433.

[29] 邹学敏，付相钰．中药熏蒸配合皮肤保湿治疗老年性皮肤瘙痒病40例[J]．中医外治杂志，2007，16（5）：12－13.

[30] 聂畅莉 葛华中药熏蒸联合光波浴治疗疥疮的疗效观察和护理[J]．中国误诊学杂志，2003，3（9）：1430.

[31] 黄霞，鲁英．中药熏洗治疗疥疮[C]．中国临床医药研究，1999（9）：675.

[32] 许月清，高宜云．中药熏蒸治疗激素依赖性皮炎56例疗效观察[J]．浙江中西医结合杂志，2006，16（7）：434.

[33] 李建广，梁丽英．中药熏洗治疗头面部接触性皮炎56例[J].

四川中医，2010，28（5）：108.

[34] 迟增臻，崔瑞玲．中药熏洗为主治疗神经性皮炎63例[J].中国乡村医药杂志，2005，12（3）：47.

[35] 洪清华．中药熏蒸为主治疗神经性皮炎53例[J].时珍国医国药，1999，10（10）：785.

[36] 林中．中药熏洗治疗脂溢性皮炎[N]．民族医药报，2004－10－1（3）.

[37] 国艳，岳景，林志超．中药熏洗治疗外敷药引起过敏性皮炎121例报告[J]．中国中西医结合杂志，1992（6）：376.

[38] 郁燕，刘海泳．新生儿尿布皮炎25例[J]．中国民间疗法，2008（9）：16.

[39] 陈冬冬，屠文震，张凌．益气活血方熏蒸法与口服法治疗系统性硬皮病疗效比较[J]．中国中西医结合皮肤性病学杂志，2009，8（2）：79－80.

[40] 朱明芳．中药熏蒸疗法配合中药口服治疗硬皮病36例临床观察[J]．中国医师杂志，2003，5（2）：261－262.

[41] 侯晓峰，刘胜权，李健．中药熏蒸气化导入疗法治疗寻常性鱼鳞病疗效观察[J]．医学信息，2009，1（4）：111.

[42] 张建．采用中医传统治疗方法——熏蒸疗法治疗鳞状毛囊角化症[A]．中华中医药学会外治分会第四次学术会议会刊，2006：89.

[43] 赵语华，周艳伟．中药外洗配合针刺治愈鱼鳞病1例[J]．中国民间疗法，2003，11（2）：21－22.

[44] 胡学庚．中药熏蒸治疗活动期系统性红斑狼疮疗效分析[J].安徽卫生职业技术学院学报，2008，7（5）：50－51.

第八章 五官科疾病

鼻 炎

鼻炎指的是鼻腔黏膜和黏膜下组织的炎症。临床表现为充血或者水肿，患者经常会出现鼻塞、流清水涕、鼻痒、喉部不适、咳嗽等症状。鼻腔分泌的稀薄液体样物质称为鼻涕或者鼻腔分泌物，其作用是帮助清除灰尘、细菌以保持肺部的健康。通常情况下，混合细菌和灰尘的鼻涕后吸至咽喉并最终进入胃内，因其分泌量很少，一般不会引起人们的注意。当鼻内出现炎症时，鼻腔内可以分泌大量的鼻涕，并可以因感染而变成黄色，流经咽喉时可以引起咳嗽，鼻涕量十分多时还可以经前鼻孔流出。鼻炎是由于急性或慢性的鼻黏膜被病毒、病菌感染，或刺激物的作用下受损而导致的。

◆◆方法一

1. 药物组成与方法 葱白 15 克（切碎），生姜 10 克（切片）。加水 1000 毫升左右，煮开后继续加热约 3 分钟，让患者乘热用鼻深吸气，使水蒸气充分进入鼻腔内（以患者鼻腔内有发痒感为佳），熏蒸时间约 30 分钟。每日 1 次，5 次为 1 疗程。嘱患者小心烫伤。

2. 治疗效果 显效 20 例，有效 9 例，无效 1 例，总有效率 97%。

3. 讨论 急性鼻炎是鼻黏膜的急性炎症，常发生于气候变化不定的季节，为病毒经飞沫传播所致，受凉、过度疲劳、营养不良、烟酒过度等各种原因都能引起机体抵抗力下降，从而诱发该病。葱姜合用发散风寒，宣通鼻窍，善于治疗风寒引起的鼻塞头痛。熏蒸疗法治疗鼻炎是利用药物蒸气的热效应和药效应对鼻腔黏膜持续作用，使局部血管扩张，血流加快，血液循环得到改善，从而有利于减少渗出和消除水肿，提高局部抗病能力，促进功能恢复，发挥其临床治疗作用。

◆◆方法二

1. 药物组成与方法 鱼腥草、苍耳子、金银花、白芷、川芎、薄荷、辛夷、黄芩各 15 克。将药物放入容器内煎煮 20 分钟，取其热汽熏鼻，间断深吸气，将气雾吸入鼻腔内，待无热汽蒸发后治疗停止。一般熏 10 分钟左右，每天 2 次，7 天为 1 疗程。治疗期间停用其他治疗方法。

2. 治疗效果 急性副鼻窦炎 26 例，显效 18 例，有效 8 例，总有效率 100%。用药天数最少 4 天，最多 15 天，平均用药天数为 9 天。慢性副鼻窦炎 34 例，显效 16 例，有效 17 例，无效 1 例，总有效率 97%，用药天数最少 10 天，最多 22 天，平均为 21 天。

3. 讨论 急慢性鼻窦炎属中医“鼻渊”范畴。该病难治愈，煎服中药较为麻烦，故采用中药熏蒸，起到了药物治疗与理疗的双重作用，达到宣肺通络、消炎止痛、减少鼻黏膜渗出的明显疗效。

◆◆方法三

1. 药物组成与方法 白芷 10 克，辛夷 10 克，栀子 10 克，黄芩 10 克，赤芍 10 克，红花 10 克，鱼腥草 10 克，皂角刺10克，金银花10克，薄荷10克，桔梗10克。将煎好的药液用纱布过滤后，取25毫升熏蒸鼻腔，余药液加适量生理盐水冲洗鼻腔，单侧取液150～250毫升，每日1～2次，连续3个月。

2. 治疗效果 治疗组35例，治愈29例，好转5例，无效1例，总有效率97%。

3. 讨论 鼻窦炎为鼻科常见病，全鼻窦炎并多发性鼻息肉多为长期得不到及时有效的治疗，导致病变进一步发展的结果，主要发病因素为鼻和鼻窦黏膜的慢性炎性反应。手术及术后清理鼻腔及鼻窦虽可解决窦口鼻道复合体阻塞，仅为炎症良性转归创造条件，仍需采用其他措施以抗炎并恢复黏液纤毛清除功能。局部冲洗治疗，还可起到机械性冲洗及引流作用。中药熏洗可取较好的治疗疗效。

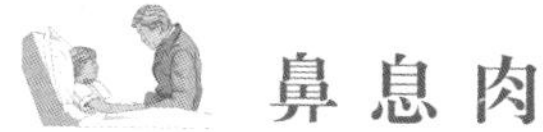

鼻息肉

鼻息肉，耳鼻喉科疾病，发生于鼻腔内的赘生物，中医称鼻痔。主要表现为鼻窍内有一个或多个赘生物，表面光滑，色淡白或淡红，触之柔软而不痛 ，伴有持续性鼻塞、嗅觉减退、鼻涕增多、头痛 、头昏等。鼻息肉多因平素嗜食辛辣炙煿厚味，蕴生湿热；上蒸于肺，结滞鼻窍；或风热邪毒侵袭肺经，肺气不得宣畅，积聚鼻窍所引起。治疗以外治为主，可用硇砂散、白矾散等，以水或香油调匀，敷于息肉根部。内治宜清热泻湿，宣肺散结，方用辛夷清肺饮等。临床用中药熏蒸治疗，已经取得较好的效果。

◆◆方法

1. 药物组成与方法 ①白芷10克，藿香10克，苍耳子

10克，薄荷6克，樟脑1克（孕妇忌用或去樟脑），煎煮做蒸气吸入。有化湿通窍作用，适用于湿热郁滞者。②当归15克，川芎10克，香附10克，细辛6克，辛夷花6克，荆芥10克，煎煮做蒸气吸入。有温经通络、散寒通窍作用，适用于肺气虚寒者。每日1剂，共用30~60剂。

2. 治疗效果 术后观察随访6个月~2年。24例患者，治愈18例，好转4例，无效2例，总有效率92%。

3. 讨论 根据中医辨证法，采用不同中药外用熏鼻，使手术创面迅速愈合，减少了鼻腔黏膜水肿、增生以及变性的发生，从而有效地抑制了鼻息肉的复发，大大提高了鼻息肉的治愈率。鼻息肉往往是其他疾病的并发症，因此，在摘除鼻息肉后，仍应彻底治愈原发病，并且要做好术后随访，以减少复发。

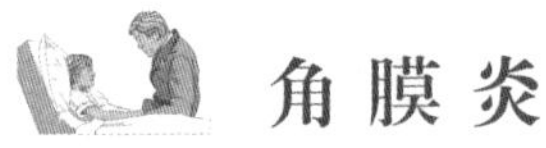

角膜炎

角膜炎分为溃疡性角膜炎（又名角膜溃疡）和非溃疡性角膜炎（即深层角膜炎）两类，由内因、外因不同因素造成。因角膜外伤，细菌及病毒侵入角膜引起的炎症。患眼有异物感，刺痛甚至烧灼感。球结膜表面混合性充血，伴有怕光、流泪、视力障碍和分泌物增加等症状。角膜表面浸润有溃疡形成。溃疡性角膜炎绝大部分为外来因素所致，即感染性致病因子由外侵入角膜上皮细胞层而发生的炎症。

◆◆方法

1. 药物组成与方法 中医辨证论治分为4型：①肝经风热型，用新制柴连汤加减，柴胡10克，黄连6克，黄芩10克，栀子10克，荆芥6克，防风10克，羌活10克，金银花

10克，板蓝根20克，蔓荆子10克，蝉蜕6克，甘草6克。②肝胆火炽型，用龙胆泻肝汤加减，龙胆草10克，柴胡10克，黄芩10克，栀子10克，泽泻10克，木通10克，车前子（布包）15克，金银花20克，板蓝根30克，千里光20克，生地黄20克，当归10克，甘草6克。③湿热蕴伏型，用三仁汤加减，杏仁10克，薏苡仁20克，白蔻仁10克，厚朴10克，通草10克，竹叶10克，滑石30克，藿香10克，防风10克，金银花20克，千里光20克，车前子（布包）20克，甘草6克。④正虚邪留型，用加减地黄丸加减，生地黄15克，熟地黄15克，当归10克，牛膝10克，羌活10克，防风10克，党参15克，麦冬15克，菊花10克，蝉蜕6克，金银花20克，甘草6克。中药内服治疗为主，每日1剂，水煎分2次服，配合中药熏蒸（取内服中药20毫升，乘热熏20分钟，每日2次）。1%阿昔洛韦滴眼液滴眼，每日4~5次；氧氟沙星眼膏滴眼，每晚1次；伴前房混浊者，加滴复方托吡卡胺滴眼液或1%阿托品滴眼液，每日1~3次。

2. 治疗效果 治疗组91眼，治愈63眼，好转23眼，无效5眼，总有效率为95%。随访2年，治疗组治愈63眼中复发8眼，复发率为13%。

3. 讨论 单纯疱疹性角膜炎是由单纯疱疹病毒感染引起的一种常见眼病，属中医“黑睛生翳”范畴，临床表现类似于“聚星障”，其病位在黑睛，在脏属肝。中药熏蒸可达诸多功效：使含抗病毒中药成分的药液经过汽化，通过扩张的毛细血管、眼表泪膜向患处渗透；使眼表温度达40℃，对病毒的复制有一定的抑制作用；加速眼表的血液循环及角膜的新陈代谢，有利于病毒感染产生的免疫复合物的清除，从而减轻角膜的免疫病理学损伤。

结膜炎

结膜炎是结膜组织在外界和机体自身因素的作用下而发生的炎性反应的统称，是由细菌或病毒感染所引起的传染性眼病。中医称之为“天行赤眼”，老百姓则称“红眼病”。由于本病发作时，有畏光、流泪、刺痛和有稀薄的分泌物，同时眼睑肿胀，眼结膜因扩张的血管和出血使之成为红色。这就是红眼病名称的由来。临床表现为突发结膜充血、烧灼感、痒、分泌物多，一般视力不受影响，检查发现眼睑红肿，睑结膜充血，乳头滤泡增生，球结膜周边性充血，有时水肿及结膜下出血，结膜囊内有分泌物。其发病率目前尚未确定。由于大部分结膜与外界直接接触，因此容易受到周围环境中感染性（如细菌、病毒及衣原体等）和非感染性因素（外伤、化学物质及物理因素等）的刺激，而且结膜的血管和淋巴组织丰富，自身及外界的抗原容易使其致敏。

◆◆方法一

1. 药物组成与方法 荆芥10克，木贼10克，野菊花12克，蝉蜕10克，地肤子10克，白蒺藜10克，制川乌3克，细辛3克，豨莶草15克，苦参10克，乌梢蛇10克，桔梗10克，杏仁10克，白鲜皮12克，甘草12克。水煎置于杯中，乘热用厚纸筒一端罩住杯子，另一端对准患眼，熏蒸眼部，每日3~4次，稍冷将汤内服。3周为1疗程。儿童酌减。

2. 治疗效果 治愈46只眼，有效14只眼。1周后临床症状基本改善者22例。2周以上改善者8例。随访1年复发4例，2年复发7例。复发者均按上法而治愈，总有效率100%。随访2年复发率23%。

3. 讨论 中医认为，结膜属气轮，内应于肺，白睛红赤污秽、黏稠丝状分泌物均属热象。乳头为湿热郁滞、热邪无所宣泄而成，见眵泪黏结、缠绵难愈。痒有湿、虫、风热、血虚等辨。上药合用，共奏疏风清热、祛湿止痒之效，既缓解局部症状，又具有免疫调节作用。达到标本兼治的目的，临床显示，色苷酸钠联合中药熏蒸、内服，对治疗本病和预防复发有临床意义。

方法二

1. 药物组成与方法 大青叶、金银花、板蓝根、连翘、柴胡、荆芥、防风、山栀、蒲公英各30克，煎水熏蒸眼表20分钟，每日2次。

2. 治疗效果 共49例，治愈45例，好转4例，总有效率100%。

3. 讨论 中医对此病的认识即体现了外源性感染——“疫疠毒邪”，与自身机体的免疫力下降——“内兼肺火亢盛”的共同作用起病。治疗则二者兼顾，对患者整体辨证、辨病施治，内外治结合。内治主要是通过内服中药调整患者的“肺火亢盛”，调节其体内免疫失衡，外治则是通过有明确抗病毒功效的中药复方煎剂经中药熏蒸仪直接熏蒸患眼。中药液的蒸气熏蒸，局部的高温有可能对病毒的复制起到抑制作用；含抗病毒成分的中药液经加热汽化在压力作用下向患处喷射，通过扩张的毛孔、眼表毛细血管及眼表泪膜向患处渗透发挥作用。角膜缘的血液循环加速增加了角膜的代谢速度，这有利于病毒感染的免疫复合物的清除，有可能会减轻角膜的免疫病理损伤。

方法三

1. 药物组成与方法 特木仁一5汤（又名：扎格切一5

汤)，配方：铁面（制）150 克，栀子 150 克，黄柏皮 100 克，川楝子 50 克。分别取特木仁—5 汤一袋（4 克），放于茶杯内。加开水冲泡，置于患眼前，先熏后洗，早晚各 1 次，每次 15～20 分钟，熏时最好用厚纸卷成圆筒，罩住患眼周和药杯，以免蒸气散失。同时内服特木仁—5 汤，水煎服。外用西药左氧氟沙星眼药水和阿昔洛韦眼药水，每小时交替使用滴眼 1 次，临睡前外涂红霉素眼膏。

2. 治疗效果 46 例痊愈，治愈率 100%，在治疗两天内，分泌物明显减少，眼睑裂明显增大，眼睑水肿消失，球结膜水肿出血好转。治疗 3～5 天全部治愈。

3. 讨论 蒙医称本病系热毒之邪侵凌于目，致眼结膜红赤、刺痒、肿痛的病症，其因主要由三根失调，巴达干、赫依，或血、希拉之热邪冲于目，或外感黏毒所致。在治疗结膜炎过程中，针对不同的病因和病状，采用蒙药热熏、内服，西药外用的治疗方法缩短了病程，提高了疗效，预防和避免了各种并发症发生，减轻了患者的痛苦。

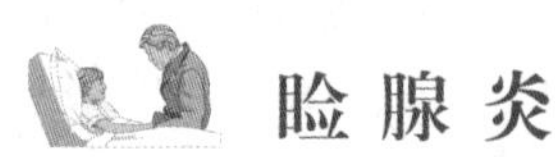

睑腺炎

睑腺炎（麦粒肿）是细菌侵入睑缘皮脂腺或睑板腺而引起的急性炎症。临床表现为局部眼睑红肿、疼痛、发硬，逐渐可形成脓头或溃破。本病属中医“针眼”范畴，病因为风邪外袭，病机为外邪客于胞睑而化热，风热煎灼津液，变为疮疖。本病早期应用中药熏蒸治疗效果较好。

◆方法一

1. 药物组成与方法 蒲公英 60 克，菊花 15 克。将上药置砂锅中，用清水浸泡 15 分钟，文火煮沸后用蒸气熏眼，待温度下降后滤出药液，温洗患部，每天 2 次。

2. 治疗效果 共观察病例 65 例，57 例（88%）治疗 1 ~ 3 天后在未酿肿前经治疗而消散，8 例（12%）成脓需手术切开排脓。

3. 典型病例 刘某，男，5 岁。一年内双眼睑腺炎反复发作 3 次，经多次手术切开排脓后又复发，并形成多发性睑腺炎，经采用上药熏洗治疗 10 天，睑腺炎自行消散而愈，随访 12 个月无复发。

4. 讨论 睑腺炎为眼科常见病，患者以青少年多见，每每需手术切开排脓，由于患儿不合作及易复发而造成很多不便，本方法采用中药熏洗，效果较好。上方中蒲公英清热解毒，菊花疏风解表，两药合用，能起到清热解毒、疏风散结作用。既能避免手术，又能防止复发。

◆方法二

1. 药物组成与方法 金银花、野菊花各 15 克，生甘草 6 克。上述中药置于约 250 毫升茶罐中，滚开水冲泡，立即熏蒸患眼局部，约 10 ~ 15 分钟后，当茶饮服，每天 3 次，一次 1 剂，儿童剂量酌减。治疗期间，禁食烟酒、辛辣之品。

2. 治疗效果 治疗 3 天后，治愈 49 眼，好转 17 眼，治愈率 74%。

3. 讨论 睑腺炎属中医“针眼”范畴。多为热毒上攻胞睑，气血凝滞所致。早期未化脓者，应退赤消肿，促其消散。中药熏服治疗，具有简便、效捷、价廉、不易留瘢痕等优点，且不开刀、不打针，易被患者接受。

◆方法三

1. 药物组成与方法 金银花 20 克，蝉蜕 15 克，菊花 20

克，桑叶30克，蒲公英30克，夏枯草20克。将上述药物装入专用布袋，放入中药熏蒸治疗水槽内加水，加热使产生蒸气，再将熏蒸温度调至40～45℃开始将患眼进行熏蒸，每次15～20分钟，每天2～3次。每剂中药可连用熏蒸治疗4次。2天为1疗程。

2. 治疗效果 治疗组共30例，治愈17例，显效9例，好转3例，总有效率97%。

3. 讨论 中药熏蒸通过蒸气渗入到患者眼内，可疏散风热、清热解毒、消肿散结、消肿止痛，促进眼部血液循环和炎症介质的吸收。用药方便、价格便宜、操作简单，同时用药安全、无明显毒副作用，避免了口服抗生素可能导致的全身副作用，特别是抗生素的过敏反应。

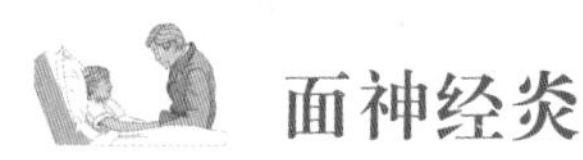

面神经炎

面神经炎又称面神经麻痹、贝尔麻痹、亨特综合征，俗称“面瘫”“歪嘴巴”“歪歪嘴”“吊线风”，系茎乳突孔内急性非化脓性炎症，引起周围性面神经麻痹，临床症状有面部表情肌群运动功能障碍，口眼㖞斜，不能抬眉、闭眼、鼓嘴，前额皱纹消失，眼裂扩大，鼻唇沟平坦，口角下垂，露齿时口角歪向健侧。西医采用激素治疗、改善微循环、神经营养代谢药物，但效果均不太理想。中医认为本病易发生于气血虚弱者，复感风寒之邪，颜面经脉气血凝滞，不能濡养筋脉而致，治疗原则为祛风通络、活血散瘀，用中药熏蒸治疗本病，疗效满意。

◆◆方法一

1. 药物组成与方法 采用针刺加中药熏蒸面部治疗面神

经炎，熏蒸用牵正散加味（白附子、僵蚕、全蝎、赤芍、丹参、威灵仙。风盛者加钩藤、菊花；痰盛者加石菖蒲、法半夏；瘀热者加鸡血藤、生地黄），加水煎煮，以沸腾后之蒸气熏蒸患侧面部，以不致烫伤为度，每次15~20分钟，然后用纱布或毛巾蘸适温中药汁热敷患侧面部15~20分钟，1次/天，每10次为1疗程。

2. 治疗效果 102例经治疗后痊愈82例，显效14例，有效6例，无效0例。治疗次数最多45次，最少4次。病程短者疗效较好。

3. 典型病例 郭某，女，45岁。因右侧口角㖞斜20余天，右眼闭合不全伴流泪，右侧额纹、鼻唇沟消失，人中沟口角左歪，口腔颊侧藏食并流涎，面部潮红，耳垂下触痛明显，口臭，舌暗瘀，苔薄黄，脉涩稍缓。治以针刺并熏蒸，连续10次痊愈。

4. 讨论 方中牵正散所治之证，为风痰阻于头面，阳明经脉受损所致。方中白附子味辛性温有毒，主入阳明经，善行头面，祛风化痰止痉，故以为君药。僵蚕、全蝎，二者皆可息风止痉，全蝎长于通络，僵蚕并可化痰，共助白附子祛风化痰止痉之力。赤芍清热凉血，散瘀止痛。丹参活血调经，祛瘀止痛，凉血消痈。威灵仙祛风除湿，通络止痛，消痰水，散癖积。诸药合用祛风化痰，疏通经络，活血化瘀。中药熏蒸的热作用可促进血液循环，有疏通腠理、舒张血管、通达血脉的作用。故收效良好。

◆◆方法二

1. 药物组成与方法 皂角刺60克，僵蚕30克，防风18克，生绿矾45克，白矾45克，伸筋草45克，生姜5片，生甘草9克。上药1剂加水2500或3000毫升。煎开，倒出药汁一小碗，令患者用布盖住头面部，口含药汁一口（含患侧口颊内），让药汽熏患侧面额部，口内徐徐流出药汁，流完再含一口直至含完。第二、三天，继用原药煎开外熏患侧，口内不含药汁。1 剂可熏 7 天。2 次/天，每次 20～30 分钟。

2. 治疗效果 治疗面神经麻痹 10 例，治愈 8 例。好转 2 例。

3. 典型病例 顾某，男性，46 岁，干部。值夜班时冷风吹袭面部，感右面额部麻木，次晨漱口时漏水，嘴角向左斜。医院诊断为右侧面神经麻痹，内服西药，针灸，治疗 7 天，效果不显。来求诊治，投中药外熏，2 剂治愈。

4. 讨论 方中皂角刺消肿托毒，排脓。僵蚕祛风定惊，化痰散结。防风祛风解表，胜湿止痛，止痉定搐。生绿矾燥湿杀虫，补血消积，解毒敛疮。白矾抗菌，收敛。伸筋草祛风散寒，除湿消肿，舒筋活络。生姜温中止呕，解鱼蟹毒，解药毒。甘草补脾益气，止咳润肺，缓急解毒。诸药合用祛风止痉，消肿散结。中药熏蒸有“高热”“高温”作用，可促进局部血液循环，有疏通腠理、通达血脉的作用，同时能增进药物的吸收。另有药理实验研究表明，熏蒸疗法可改善模型动物血液流变学，降低血液黏滞度和改善微循环。故收效良好。

◆◆方法三

1. 药物组成与方法 在针刺治疗的基础上，采用熏蒸疗法。将黄芪 30 克，当归 30 克，荆芥 20 克，防风 30 克，石菖蒲 20 克，半夏 20 克，丹参 20 克，红花 30 克，川芎 30 克，全蝎 10 克，白附子 30 克，僵蚕 20 克，甘草 15 克煎成药液，每次取 300 毫升药液和 1000 毫升水一起放入熏蒸仪内，沸腾后蒸气直接熏蒸患侧面部，以不烫伤为度，每次 20～30 分钟，1 次/天，每 10 次为 1 疗程。

2. 治疗效果 治愈40例，显效11例，好转2例，无效0例，总有效率100%。

3. 讨论 方中黄芪、当归益气养血；荆芥、防风祛风散寒；石菖蒲、半夏燥湿化痰；丹参、红花、川芎活血通络；全蝎、白附子、僵蚕祛风化痰；甘草调和诸药。诸药共奏祛风化痰、活血通络之效。中药熏蒸疗法可促进面部血液循环，携带芳香性药物的成分直达病所，对面神经炎效果显著。

参考文献

[1] 邓江华，胡湘洪，胡启煜. 葱姜汤熏蒸治疗急性鼻炎[J]. 山西中医，2010，26（9）：5.

[2] 张惠. 中药熏蒸治疗鼻炎疗效观察[J]. 包头医学，2008，32（3）：158.

[3] 周文瑾. 中药熏洗在鼻窦炎术后的应用[J]. 四川中医，2007，25（7）：94.

[4] 邱慧杰. 中药熏鼻在复发性鼻息肉术后的应用[J]. 光明中医，2011，26（2）：249.

[5] 李学源. 中医辨证治疗单纯疱疹性角膜炎83例[J]. 福建中医药，2011，42（2）：37.

[6] 吴清波. 中药熏蒸在治疗春季结膜炎中的作用观察[J]. 中国中医眼科杂志，2002，12（2）：115.

[7] 夏承志，阳永明，王旭. 中药内外治结合治疗病毒性结膜炎[J]. 现代中西医结合杂志，2007，16（21）：3012.

[8] 狄秀云. 蒙西药结合治疗结膜炎[J]. 中国民族医药杂志，2008，14（11）：35.

[9] 周爱娟，李学源. 中药熏服治疗早期麦粒肿66例[J]. 四川中

医，2001，19（5）：71.

［10］邓叶芬，夏云开. 中药熏蒸法治疗麦粒肿的疗效观察［J］. 内蒙古中医药，2009，28（8）：29.

［11］魏明俊. 针刺加中药熏蒸治疗面神经炎102例［J］. 中国民间疗法，1999（2）：21.

［12］李祥贤. 中药外熏治疗面神经麻痹［J］. 人民军医，1981（10）：79.

［13］赵冬娣. 针刺加中药熏蒸治疗面神经炎53例［J］. 吉林中医药，2010，30（7）：612.

第九章 肛肠科疾病

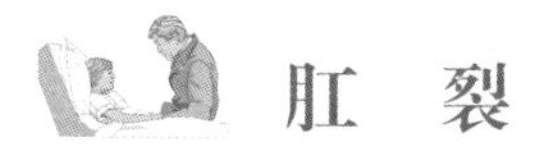

肛 裂

肛裂是以肛门周期性疼痛，即排便时阵发性刀割样疼痛，便后数分钟缓解，随后又持续剧烈疼痛可达数小时，伴有习惯性便秘，便时出血为主要表现的疾病。它有特殊的临床表现，即剧痛、好发于肛后中线、低愈合率、缺乏肉芽组织、裂口皮肤不生长、肛管高压、常伴发肛乳头肥大和哨兵痔。肛裂是一种常见的肛管疾病，好发于青壮年，儿童也可发生，老年人较少。初起仅在肛管皮肤上有一小裂口，有时可裂到皮下组织或直至括约肌浅层。裂口呈线形或菱形，如将肛门张开，裂口的创面即成圆形或椭圆形。早期及时治疗可以痊愈。中医学认为，肛裂是由于大便秘结、排便太过吃力引起肛门皮肤裂损，反复感染邪毒致局部肛管气血运行不畅，创口失去营养所致。因此，中医主张平时应保持大便通畅，肛裂时可选用清热润肠和外用清热解毒、生肌收口的药物进行治疗。

方法一

1. 药物组成与方法 生大黄、黄柏、金银花、延胡索各15克，地榆、白及各20克，乳香15克。加水2000毫升，武火煮沸后再文火煎20分钟，入冰片5克。先蒸熏后坐浴。每日早、晚各1次，每次10分钟，连用10天观察疗效。

2. 治疗效果 共85例，治愈44例，有效40例，无效1例，总有效率99%。

3. 讨论 肛裂属于中医学“钩肠痔”范畴。本病临床特点为剧痛；好发于肛门后正中线，低愈合率。手术治疗效果确切，但术后伤口开放，神经末梢暴露。创口组织微循环瘀滞阻塞，创伤刺激后，肠内肠外细菌增殖，炎症反应明显。选择坐浴，既能减少不良刺激，又能保持局部清洁。有利于减轻切口的疼痛。中药洗剂熏蒸具有清热解毒、消肿止痛、收敛止血、生肌止痒的功效，术后熏洗能减轻疼痛。使创面渗液消失，水肿消退。并可使创面组织蛋白凝固，达到收敛效果，促进创面愈合。

◆方法二

1. 药物组成与方法 黄柏、黄芩、生大黄、苦参各15克，金银花、地榆、白及各30克，延胡索20克，冰片3克。方中除冰片外，其余药物加水1500毫升，文火煎煮20分钟，滤出药液加入冰片使溶解。用A型肉毒素进行内括约肌间注射治疗后，用热药液熏蒸肛门部，待药液变温后坐浴10分钟，每日2次，大便前熏洗为佳。大便后再用原有药液外洗肛门，治疗15天。

2. 治疗效果 治疗组40例，痊愈38例，好转2例，总有效率100%。治疗期间均未出现不良反应。

3. 讨论 慢性肛裂的本质是缺血性溃疡，其发病机制与内括约肌的持续性痉挛有关。常规的治疗方式为肛门内括约肌部分切断术，但是该术式有术后疼痛及可能出现永久性大便失禁的风险。通过此方熏蒸坐浴治疗，使药物直达病所，促进坏死组织脱落，新生肉芽组织生长，配合A型肉毒素注射治疗，缓解括约肌的痉挛，调节括约肌的收缩功能，改善溃疡面的血供，加快溃疡的愈合，减少肉毒素治疗过程中偶发的肛门静息压下降过大而导致的肛门失禁感。

◆◆方法三

1. 药物组成与方法 黄柏20克，苦参20克，虎杖20克，生大黄20克，益母草30克。加水2000毫升煎沸，乘热熏肛门约10分钟，温后坐浴约10分钟。1次/天，连用14天。治疗期间忌辛辣之食，睡眠充足；适当多食蔬菜水果，保持大便通畅，注意局部卫生。

2. 治疗效果 治愈21例，好转14例，总有效率100%。

3. 讨论 本疗法较为简单，方便而有效，首先减轻病人的疼痛和出血的症状，使病人能正常大便，从而逐渐治愈。该方法亦特别适合于产后妇女，产后妇女津血亏虚，肠燥便干，加上料理小儿失去正常的休息，容易产生肛裂。患者一般不愿手术又不想服药怕影响小儿，所以该治疗方法产后妇女更容易接受。

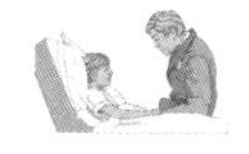

肛门瘙痒症

肛门瘙痒是一种常见的局部瘙痒症。肛门部有时有轻微发痒，如瘙痒严重、经久不愈则成为瘙痒症。它是一种常见的局限性神经机能障碍性皮肤病。一般只限于肛门周围，有的可蔓延到会阴、外阴或阴囊后方。多发生在20~40岁中年、老年，20岁以下的青年较少，很少发生于儿童。男比女多见，习惯安静和不常运动的人多发生这种瘙痒症。继发性瘙痒症有明显致病原因，容易治疗；自发性或原因不明的肛门瘙痒症不易治愈，也常复发，约占全部病人的50%。中医认为，肛门瘙痒的外因主要是感受风、湿、热邪以及虫毒骚扰等，故有“诸痒属虚、属风，热盛则痛，热微则痒”之说，内因常为血虚风燥、肝肾不足、脏腑虚弱、湿热下注等，故前人说：“血虚则生风，风聚则发痒。”

◆◆方法

1. 药物组成与方法 苦参、地肤子、蛇床子各30克，黄柏15克，蝉蜕10克，土槿皮、百部、白鲜皮各50克，白矾30克。上述中药1剂经过仪器加温加压至大量雾气冲出时，患者取左侧卧位，对准肛门周围以不烫为原则熏蒸40分钟，每天1次，1疗程3~7次。

2. 治疗效果 治疗组60例，治愈42例，显效10例，好转5例，无效3例，总有效率87%。

3. 讨论 肛门瘙痒症主要发生于齿线下部肛门移行皮肤及肛门周围皮肤，以局部瘙痒为主要表现的肛门疾病。中药熏蒸治疗肛门瘙痒症，雾气温度及压力可促进局部血液循环，清洁局部，药物或气雾在加温加压下直接作用于患处，使作用力加强，皮肤、黏膜吸收增加。

痔疮

痔疮包括内痔、外痔、混合痔，是肛门直肠底部及肛门黏膜的静脉丛发生曲张而形成的一个或多个柔软的静脉团的一种慢性疾病。临床表现：大便时看到流血、滴血或者粪便中带有血液或脓血，多数是由痔疮引起的；肛裂的出血呈鲜红色，伴有肛门剧痛；大便带血，血色暗红或大便色黑暗，那是消化道出血所致。排便时有肿物脱出肛门，伴有肛门潮湿或有黏液，多数是由内痔脱出或直肠黏膜脱出；如果肛门有肿块，疼痛激烈，肿块表面色暗，呈圆形，可能是患了血栓性外痔；肛门肿块伴局部发热疼痛，是肛周脓肿的症状；触诊肛门有条索状物，并有少量脓液自溃口出，是肛瘘的表现。通常当排便时持续用力，造成此处静脉内压力反复升高，静脉就会肿大。妇女在妊娠期，由于盆腔静脉受压迫，妨碍血液循环常会发生痔疮，许多肥胖的人也会罹患痔疮。

◆◆方法一

1. 药物组成与方法 以金银花 50 克、艾叶 30 克、川椒 30 克、芒硝 30 克为基本方，随症加减。湿热下注加黄柏 15 克，土茯苓 15 克；热伤肠络加旱莲草 15 克，侧柏叶 15 克；气滞血瘀加赤芍 15 克。取上述中药用纯棉布包好，放入盆中，加入煮沸的热水 1000 毫升，用盖子盖住约 5 分钟。揭开盖子，用蒸气熏蒸臀部，待水温不烫手时，坐浴。凉后再加热水，一次坐浴 60～120 分钟。每天 2 次，7 天为 1 疗程。

2. 治疗效果 56 例中，治愈 29 例，显效 18 例，有效 5 例，无效 4 例，总有效率 93%。

3. 典型病例 王某，男，46 岁。自述：因饮酒及食辛辣之物诱发痔疮发作，痔核脱出，不能自行回纳，内服药物及外用栓剂多日，无效，来院就诊。现症见：痔核肿胀，疼痛，质硬，局部有溃疡。诊断：痔疮（Ⅲ期）。建议选择手术治疗。术后给予金银花 50 克，艾叶 30 克，川椒 30 克，芒硝 30 克，赤芍 15 克，外洗熏蒸。坐浴后疼痛明显减轻，患部渗出明显减少，手术后第 7 日伤口基本愈合，第 10 日完全愈合。愈合时间较不予外洗剂治疗者缩短 3～5 天。

4. 讨论 熏洗过程产生的水蒸气直接熏蒸病灶部位，是一种很好的物理疗法。肛周毛细血管和黏膜丰富，药物可直接吸收，不经过肝脏的首过消除，直接发挥作用。对于手术患者，由于伤口位置特殊，极易造成伤口污染，又易摩擦产生疼痛，使伤口难以愈合。使用外洗制剂，既能清除便后污物，又能使药物直接作用于患部，缩短伤口愈合时间。

◆◆方法二

1. 药物组成与方法 荆芥 15 克，蛤蟆草 15 克，马齿苋

15克，透骨草15克，苏木15克，防风12克，金银花12克，连翘12克，苦参12克，槐角12克，生川乌10克，生草乌10克。中药置于砂锅，加水2000毫升，武火沸后转文火煎15分钟，倒入盆中，置于坐浴凳上，患者洗净患处后先用药液熏蒸10分钟，再坐浴20分钟，每日2次，坐浴结束后局部外涂熊胆消痔灵软膏，7天为1疗程。

2. 治疗效果 炎性外痔67例，显效5例，有效13例，无效3例，总有效率95%；炎性混合痔27例，显效12例，有效14例，无效1例，总有效率96%。

3. 讨论 中药熏蒸坐浴疗法是传统中医外治方法，特点是药物直接作用于痔疮部位，利用中药蒸气的温热作用，引起皮肤和患部血管扩张。促进局部和全身血液、淋巴循环，新陈代谢旺盛。改善局部组织营养和全身功能。增强机体免疫能力。促进药物渗透。发挥清热解毒、利湿消肿、抗感染、止痛收敛的作用。

◆方法三

1. 药物组成与方法 大黄20克，黄柏20克，枯矾20克，地榆20克，姜黄20克，蒲公英20克，牡丹皮20克。将上药加水2000毫升，煮沸后再煮15分钟，将药液置盆中，先熏后洗，坐浴时间为10～15分钟，每日1次，10天为1疗程。

2. 治疗效果 治疗组40例，治愈26例，好转14例，好转病例主要是嵌顿痔和血栓性外痔。

3. 典型病例 患者，男，自述5天前开始肛门肿胀疼痛，肛内有物脱出不能回纳，行走坐卧不便，经抗生素治疗未见好转，近2天疼痛加剧。检：肛门呈菊花状外翻，色紫红，上有瘀斑、破溃点，触之疼痛。中药外洗共5剂，每日1剂，先熏后洗。5日后复诊，自述疼痛减半，行走坐卧仍有异物感、摩擦感。检：肛门外翻之内痔已缩小一半左右，触之疼痛感减轻。继续给予坐浴方5剂。三诊时：患者述基本无疼痛，行走坐卧无妨碍。检：肛门外未见外翻内痔，可见环状外痔，后经手术切除而愈。

4. 讨论 肛周炎症虽与感染有关，但它的发生和血液循环不畅有很大的关系，特别是嵌顿痔，炎症使内痔肿胀充血。熏洗能有效改善局部血液循环，并使药力直达患处，西医的抗生素治疗不能有效缓解局部的血液循环不畅，所以疗效较差。外用药膏其药力渗透力较差，效果也不如熏洗法。

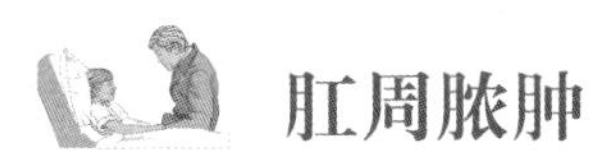

肛周脓肿

肛管、直肠周围软组织内或其周围间隙内发生急性化脓性感染，并形成脓肿，称为肛管、直肠周围脓肿。其特点是自行破溃，或在手术切开引流后常形成肛瘘。肛周脓肿是常见的肛管直肠疾病，也是肛管、直肠炎症病理过程的急性期，肛瘘是慢性期。临床症状：患者先感到肛门周围出现了一个小硬块或肿块，继而疼痛加剧、红肿发热、坠胀不适、坐卧不宁、夜不能眠、大便秘结、排尿不畅成里急后重等直肠刺激症状。并随之出现全身不适、精神疲惫乏力、体温升高、食欲减退、寒战高热等全身中毒症状。发病原因常是多种病菌混合感染，近也有发现与肛线的损伤有关。肛门周围皮下脓肿最常见，多由肛腺感染经外括约肌皮下部向外或直接向外扩散而成。

◆◆方法一

1. 药物组成与方法 苦参30克，金银花30克，黄芩30克，五倍子15克，蛇床子15克，石菖蒲15克。局麻下采取肛周脓肿切开术治疗，术后第2天采用创面熏洗，将加味苦参汤浓缩液100毫升倒入超声雾化熏洗治疗椅药液杯中，患者坐在熏洗椅上，先冲洗1~2分钟，再熏蒸5~6分钟，反复冲洗熏蒸三、四次，每次时间20分钟，熏洗温度控制在42℃，疗程2周。

2. 治疗效果 在创面愈合早期渗出液中的巨噬细胞数量，有明显提高。实验组创面愈合时间为（16.80±1.82）天，对照组为（19.80±1.74）天，创面愈合时间明显缩短。

3. 讨论 肛周脓肿手术不宜进行缝合，伤口内的血肿、异物、坏死组织都会妨碍伤口的愈合。熏洗借蒸腾的药汽熏灼患处。依靠药力和热力的作用，直达病处，促使创面血供恢复正常，气血通畅，气机调和，腠理疏通；坐浴将很多细菌洗涤于药水中，对创面的细菌毒素起到稀释的作用，同时可通过抑制局部炎症反应，促进愈合。加味苦参汤熏洗能很好地解决局部炎症和血液循环两个问题，故能促进创面愈合。

◆◆方法二

1. 药物组成与方法 金银花30克，紫花地丁30克，蒲公英30克，野菊花20克，连翘30克，苦参30克，马齿苋15克，枯矾10克，白芷10克，山栀子15克，地榆20克，三七30克。先将除枯矾以外的各药水煎后倒入盆中，再将枯矾用开水化开后倒入盆中搅拌均匀，先用热蒸气熏患处10分钟，待水温适宜后坐入盆中，浸泡伤口30分钟。每天1剂，早晚2次。后期分泌物少时用玉红纱条换药直至痊愈。随症加减：肛缘水肿者重用芒硝40克，加硼砂20克；少量出血重用侧柏叶60克，加槐花30克；肛周瘙痒加用地肤子30克，白鲜皮20克；伤口愈合迟缓加黄芪60克，当归15克。

2. 治疗效果 单纯手术组一次性治愈142例，有效率为98%；手术配合中药熏洗组一次性治愈153例，有效率为99%。

3. 讨论 一次性根治术后很多患者在伤口愈合阶段往往有伤口水肿、疼痛、瘙痒、局部潮湿等不适症状，延迟了伤口的愈合。术后配合中药熏洗能明显改善患者术后不适症状，缩短疗程。熏洗药浴疗法利用皮肤和黏膜具有较强的吸收功能，患处先受蒸气熏后再浸以药物，使患处血液循环加速，皮肤附属器开放，炎性致病介质和代谢产物排除，增加药物穿透、吸收的通道，使中药有效成分直达病所。

◆◆方法三

1. 药物组成与方法 黄连 30 克，黄芩 30 克，黄柏 30 克，丹参 30 克，苦参 15 克，白术 15 克，延胡索 30 克，白及 30 克，金银花 20 克，五倍子 20 克，生百部 10 克，野菊花 10 克，川芎 10 克。每剂煎汤 200 毫升，100 毫升早晚熏洗坐浴，以清热燥湿、消肿止痛。

2. 治疗效果 治疗 68 例肛周脓肿，全部治愈，无复发、肛门变形及其他并发症。

3. 讨论 中医理论认为，肛周脓肿是由于湿热下注，气血不调，经脉阻滞，热毒壅盛，化腐成脓而成本病。治疗原则是清热利湿、解毒排脓兼活血化瘀、生肌长肉。肛周脓肿发展可形成肛瘘，一次性切开挂线治疗肛周脓肿杜绝了术后后遗肛瘘的可能，术中已给予排脓，术后予中药三黄洗剂熏洗坐浴，通过热和药的作用缓解括约肌痉挛，促进肛周血液循环，以使气血流畅，改善新陈代谢。

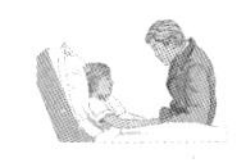

慢性结肠炎

慢性结肠炎是指直肠、结肠因各种致病原因导致肠道的炎性水肿，溃疡、出血的病变。症状为左下腹疼，腹泻，里急后重，便下黏液或脓血，便秘或泄泻交替性发生，时好时坏，缠绵下断、反复发作，伴有腹胀、消瘦、乏力、肠鸣、失眠、多梦、怕冷等症。分为特异性即有明显原因的结肠炎，非特异性即致病原因不明的结肠炎。西医治疗选用抗生素，如思密达、培菲康、整肠生等，有时病情会反复。中医认为其病因为脾肾阳虚，有“肾泻”之称，以健脾补肾、扶正祛邪为原则。中药熏蒸治疗本病收效理想。

◆方法一

1. 药物组成与方法 党参、白术、茯苓、山药、薏苡仁、陈皮、半夏、木香、砂仁、吴茱萸、高良姜、蒲公英各20克，熏蒸神阙穴。1次/天，6次为1疗程。

2. 典型病例 王某，男，60岁，1999年10月10日初诊。患者腹泻腹痛，时有黏液样血便3年余。形体消瘦，面色无华，发作时大便每天5~6次。在医院查有慢性结肠炎。采用中药熏蒸治疗神阙穴，采用上述处方及方法，经上述治疗5疗程，症状全无，大便每日1次，色质正常，面色转润，精神旺盛。

3. 讨论 方中党参补中益气，健脾益肺，为补气健脾之要药，抗溃疡，能增加肠张力、调节胃运动，在调理肠胃制剂中重用党参的肠胃调神剂对溃疡性结肠炎颇有效验。白术、茯苓、薏苡仁、陈皮健脾，燥湿利水。山药补脾养胃，生津益肺。半夏燥湿化痰，降逆止呕，消痞散结。木香行气止痛，健脾消滞，可调胃肠滞气。砂仁行气调中，和胃，醒脾。吴茱萸散寒止痛，降逆止呕，助阳止泻。高良姜消食止痛。蒲公英清热解毒，消肿散结。药理实验表明，白术、砂仁水煎液对小肠有显著的推进功能，陈皮具有增强抗炎的作用，木香水提液、挥发油和总生物碱对小鼠离体小肠先有轻度兴奋作用，随后紧张性与节律性明显降低。诸药合用补气健脾，燥湿利水，止痛消炎。中药熏蒸能疏通腠理、舒张血管、通达血脉、促进血液循环，同时能增进药物的吸收，故治疗理想。

◆◆方法二

1. 药物组成与方法 鲜葎草500克。将鲜葎草用清水洗净，加清水2000毫升，煮沸20分钟，去渣取药液倒入盆中。乘热将双脚置于盆沿上进行熏蒸。待药液温后，嘱患者浸泡洗浴双足，1剂/天，早、晚各洗1次，每次浸洗30分钟，15天为1疗程。隔5天后，再行第2疗程，直至痊愈。

2. 治疗效果 治疗慢性结肠炎50例，痊愈43例，好转6例，无效1例，治愈病人中绝大多数用药2~3疗程。

3. 讨论 方中鲜葎草味甘苦、性寒，清肠利湿，解毒消瘀，药理实验证实有广谱抑菌作用。熏蒸疗法通过熏、蒸将药力和热力有机地结合在一起，促进皮肤和患处对药物的吸收，促进血液和淋巴的循环，加强糖、脂肪和蛋白质的代谢和体内废物的排泄，有利于组织间液的回流吸收，增强白细胞的吞噬能力、调节神经体液，增强机体的抗病能力。

◆◆方法三

1. 药物组成与方法 补骨脂20克，吴茱萸15克，肉豆蔻15克，五味子15克，党参20克，白术20克，干姜10克，诃子肉15克，赤石脂15克。上药加水2000毫升，煎沸20分钟，去渣取药液倒入盆中。乘热将双脚置于盆沿上进行熏蒸。待药液温后，浸泡洗双足，1剂/天，早晚各洗1次，每次浸洗30~40分钟，15天为1疗程。

2. 治疗效果 治疗慢性结肠炎9例，均获得明显疗效。

3. 讨论 方中补骨脂温补肾阳；吴茱萸、肉豆蔻、干姜温中散寒；党参、白术益气健脾；五味子、诃子肉、赤石脂涩肠止泻。全方共达温补肾阳，健脾止泻，固涩收敛之功。中药熏蒸使皮肤毛细血管扩张，促进血液及淋巴液的循环和新陈代谢，并能使体内五脏六腑的“毒气”“邪气”“寒气”通过汗腺迅速排出体外，既扶元固本又消除疲劳，给人以舒畅之感，故能疏通经络、益气养血，调节机体阴阳平衡，从而达到治疗疾病之目的。

参考文献

[1] 徐光兴，姚小峰．手术后辅以中药熏蒸治疗肛裂85例[J]．中国中医急症，2011，20（5）：789.

[2] 李青山，余愿亮，陈林峰．中药熏洗结合注射A型肉毒素治疗慢性肛裂40例[J]．中国中医药现代远程教育，2010，8（7）：51.

[3] 薛志宏．局部封闭加中药熏洗治疗早期肛裂35例[J]．中国中西医结合外科杂志，2008，14（14）：266.

[4] 施雁群．中药熏蒸治疗肛门瘙痒症[J]．浙江中西医结合杂志，2004，14（11）：723.

[5] 吕清华．自拟金艾汤熏蒸治疗痔疮56例[J]．中医外治杂志，2008，17（6）：21.

[6] 阳涛．复方荆芥洗液熏蒸坐浴在痔疮治疗中的护理体会[J]．中国当代医药，2010，17（4）：128.

[7] 魏蓉．自拟中药熏洗方治疗痔疮40例临床观察[J]．中国社区医师，2007，9（13）：103.

[8] 叶玲，黄璇，高尤亮．加味苦参汤熏洗对肛周脓肿术后创面愈合的临床观察[J]．中国现代药物应用，2010，4（2）：134.

[9] 郭胜，杨志军．一次性根治术配合中药熏洗治疗肛周脓肿155例临床观察[J]．甘肃中医，2008，21（5）：20.

[10] 范丽颖．一次性切开挂线术并中药熏洗治疗肛周脓肿68例[J]．实用中医内科杂志，2011，25（4）：64.

病名索引

三　画

四　画

五　画

六　画

七　画

八　画

九　画

十　画

十一画

十二画

十三画

十四画

十五画～二十一画